Onder redactie van:
prof.dr. J.G. Nijhuis
prof.dr. G.G.M. Essed
prof.dr. H.P. van Geijn
prof.dr. G.H.A. Visser

Foetale bewaking

Onder redactie van:
prof.dr. J.G. Nijhuis
prof.dr. G.G.M. Essed
prof.dr. H.P. van Geijn
prof.dr. G.H.A. Visser

Foetale bewaking

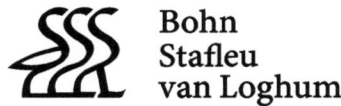
Bohn
Stafleu
van Loghum

Houten, 2016

Eerste druk, eerste oplage, Elsevier/Bunge, Maarssen 1998
Eerste druk, tweede oplage, Elsevier gezondheidszorg, Maarssen 2005
Tweede, herziene druk, Elsevier gezondheidszorg, Maarssen 2008
Tweede druk, tweede oplage, Reed Business Education, Amsterdam 2013
Derde (ongewijzigde) druk, Bohn Stafleu van Loghum, Houten 2016

ISBN 978-90-368-1642-7
DOI 10.1007/978-90-368-1643-4

ISBN 978-90-368-1643-4 (eBook)

© 2016 Bohn Stafleu van Loghum, onderdeel van Springer Media

Alle rechten voorbehouden. Niets uit deze uitgave mag worden verveelvoudigd, opgeslagen in een geautomatiseerd gegevensbestand, of openbaar gemaakt, in enige vorm of op enige wijze, hetzij elektronisch, mechanisch, door fotokopieën of opnamen, hetzij op enige andere manier, zonder voorafgaande schriftelijke toestemming van de uitgever.

Voor zover het maken van kopieën uit deze uitgave is toegestaan op grond van artikel 16b Auteurswet j° het Besluit van 20 juni 1974, Stb. 351, zoals gewijzigd bij het Besluit van 23 augustus 1985, Stb. 471 en artikel 17 Auteurswet, dient men de daarvoor wettelijk verschuldigde vergoedingen te voldoen aan de Stichting Reprorecht (Postbus 3060, 2130 KB Hoofddorp). Voor het overnemen van (een) gedeelte(n) uit deze uitgave in bloemlezingen, readers en andere compilatiewerken (artikel 16 Auteurswet) dient men zich tot de uitgever te wenden.

Samensteller(s) en uitgever zijn zich volledig bewust van hun taak een betrouwbare uitgave te verzorgen. Niettemin kunnen zij geen aansprakelijkheid aanvaarden voor drukfouten en andere onjuistheden die eventueel in deze uitgave voorkomen.

NUR 876, 883
Omslagontwerp en basisontwerp binnenwerk: Martin Majoor, Arnhem

Bohn Stafleu van Loghum
Het Spoor 2
Postbus 246
3990 GA Houten

www.bsl.nl

Redactie en auteurs

Redactie

J.G. Nijhuis / *Gynaecoloog*
  Maastricht Universitair Medisch Centrum

G.G.M. Essed / *Gynaecoloog*
  Maastricht Universitair Medisch Centrum

H.P. van Geijn / *Gynaecoloog*
  Vrije Universiteit Medisch Centrum

G.H.A. Visser / *Gynaecoloog*
  UMC Utrecht

Auteurs 2e druk

J.G. Aarnoudse / *Gynaecoloog*
  UMC Groningen

P.P. van den Berg / *Gynaecoloog*
  UMC Groningen

T.K.A.B. Eskes / *Emeritus*
  UMC St. Radboud

M.C. Haak / *Gynaecoloog*
  VUMC

J. de Haan / *Emeritus*
  Maastricht Universitair Medisch Centrum

A.M. Hamersma / *Gezondheidswetenschapper en beleidsmedewerker*,
  MediRisk, Utrecht

T.H.M. Hasaart / *Gynaecoloog*
  Catharina Ziekenhuis Eindhoven

M.P. Heringa / *Gynaecoloog*
  UMC Utrecht

M.A.H.B.M. van der Hoeven / *Kinderarts-Neonatoloog*
  Maastricht Universitair Medisch Centrum

H.W. Jongsma / *Statisticus-Buitengewoon lid NVOG*
  UMC St. Radboud

A. Kwee / *Gynaecoloog*
  UMC Utrecht

W. Kieboom / *Ambtelijk secretaris Klachtencommissie UMC*
  Maastricht Universitair Medisch Centrum

F.K. Lotgering / *Gynaecoloog*
  UMC St. Radboud

E.J.H. Mulder / *Buitengewoon lid NVOG*
  UMC Utrecht

A.L.M. Mulder / *Kinderarts-Neonatoloog*
  Maastricht Universitair Medisch Centrum

L.G.M. Mulders / *Gynaecoloog*
  Maxima Medisch Centrum Veldhoven

S.E. Nienhuis
  Bronovo Ziekenhuis

O.L. Nunes / *Advocaat*
  KBS Advocaten

P.J.H.M. Reuwer / *Gynaecoloog*
  Sint Elisabeth Ziekenhuis Tilburg

F.J.M.E. Roumen / *Gynaecoloog*
  Atrium Medisch Centrum Heerlen

S.A. Scherjon / Gynaecoloog
   Leids Universitair Medisch Centrum

H.A.M. Vervest / Gynaecoloog
   Sint Elisabeth Ziekenhuis Tilburg

J.S.H. Vles / Kinderneuroloog
   Maastricht Universitair Medisch Centrum

L.S. de Vries / Kinderneuroloog
   UMC Utrecht, Afd. Neonatologie

J.M.G. van Vugt / Gynaecoloog
   Vrije Universiteit Medisch Centrum

Woord vooraf

De invoering van foetale bewaking, en met name de cardiotocografie CTG, heeft een grote invloed gehad op het verloskundig handelen. Ook in Nederland is mede daardoor het aantal keizersneden in de afgelopen jaren sterk gestegen. Zeker is ook dat met name de interpretatie van de verschillende CTG-patronen erg moeilijk kan zijn. Tijdens de bevalling is daarom bij twijfel microbloedonderzoek beslist noodzakelijk.

Op de internationale markt zijn vele uitgaven verschenen over het CTG en andere aspecten van foetale bewaking, maar in Nederland ontbrak een dergelijk boek tot dusver. Wel wordt in de gezondheidszorg in het algemeen en binnen de verloskunde in het bijzonder steeds meer gestreefd naar protocollair handelen met uniforme afspraken, met de gedachte dat hierdoor de kwaliteit van de zorg zal toenemen. In dit kader wordt in Nederland al sedert 1994 een- tot tweemaal per jaar een paog-cursus 'foetale bewaking' verzorgd onder auspiciën van de nvog. Deze cursus is verplicht voor gynaecologen in opleiding, maar werd ook al eens in een wat andere vorm georganiseerd voor gevestigde gynaecologen. Op basis van de ervaringen die in deze cursus werden opgedaan, ontstond de vraag naar een Nederlands boek over foetale bewaking.

Het is niet de bedoeling van de redactie geweest om een Engels handboek te 'vertalen', maar om een praktische leidraad te schrijven voor de dagelijkse klinische praktijk. Inzicht in de (patho-)fysiologische achtergronden van CTG-patronen is voor de interpretatie hiervan onontbeerlijk en daaraan is dan ook veel aandacht besteed. Ook is de foetale bewaking gesplitst in bewaking in tweede en derde trimester, en natuurlijk in antepartale bewaking en bewaking durante partu. Voorts is een flink aantal voorbeelden van CTG's gegeven met een papiersnelheid van 1, 2 en 3 cm/min. De redactie spreekt zich uit voor CTG-registratie met een snelheid van tenminste 2 cm/min.

Om de nadruk te leggen op het belang van het microbloedonderzoek wordt ook deze techniek grondig besproken. In hoofdstuk 14, dat over nieuwe technieken handelt, wordt zichtbaar welke richting de foetale bewaking in de toekomst wellicht zal inslaan en welke nieuwe ontwikkelingen veelbelovend zijn. Tenslotte: anno 1998 mag ook een hoofdstuk over de medicolegale aspecten van foetale bewaking niet ontbreken. Het is goed om vanuit deze achtergrond ook kennis te maken met de juridische terminologie en valkuilen.

Wij hopen dat dit boek in een behoefte zal voorzien en staan open voor op- en aanmerkingen.

De redactie is alle mede-auteurs erkentelijk voor hun medewerking bij het totstandkomen van dit boek. Niet in de laatste plaats gaat veel dank uit naar Ans Bakker, die op voortreffelijke wijze de noodzakelijke secretariële ondersteuning heeft geleverd.

De redactie
najaar 1998

Woord vooraf
Bij de tweede druk

Bij de voorbereiding van deze geheel herziene tweede druk van het boek 'foetale bewaking' wordt ook duidelijk dat de verloskunde in Nederland niet stilgestaan heeft. Zo is het aantal keizersneden verder gestegen, is de forcipale extractie bijna uit beeld verdwenen en wordt, in vergelijking met het uitkomen van de eerste druk, het microbloedonderzoek veel frequenter gebruikt.

Bij het voorwoord van de eerste druk pleitte de redactie voor een vaste registratiesnelheid van 2 cm/min, en inmiddels heeft de NVOG dit in Nederland vastgesteld als de standaard registratiesnelheid In dit boek wordt gemakshalve nog veel gesproken over 'papiersnelheid', maar veelal is de registratie nu digitaal geworden. Dat maakt ook het opslaan van het CTG eenvoudiger.

Inmiddels is de analyse van het foetale ECG-complex (STAN) in veel klinieken toegevoegd aan de normale CTG-registratie tijdens de bevalling. Om die reden is nu een nieuw hoofdstuk opgenomen waarin ruim aandacht wordt besteed aan deze nieuwe methode. Een waarschuwing blijft op zijn plaats: waar nieuwe technieken worden geïntroduceerd, moeten de gebruikers goed geschoold worden opdat met name 'vals-negatieve' uitslagen voorkomen worden.

In deze tweede druk is een nieuw hoofdstuk over amnio-infusie opgenomen en ook een hoofdstuk over het inleiden van de baring. Terwijl onnodig inleiden van de baring tot meer interventies leidt, is het inleiden van de baring regelmatig noodzakelijk. Vanzelfsprekend wordt in dit hoofdstuk ook terughoudendheid geadviseerd als er sprake is van een voorafgaande keizersnede, een 'uteruslitteken'.

Het hoofdstuk over juridische aspecten is geheel herzien. Goede informatie aan de zwangere en een optimale verslaglegging blijven van groot belang. De redactie wijst er nog eens op hoe belangrijk het is om het CTG regelmatig en gestructureerd te beoordelen. Als men een notitie maakt van de boordeling van 5 items (contracties, basale hartfrequentie, variabiliteit, acceleraties en deceleraties), kan op adequate wijze een onderscheid gemaakt worden tussen een 'normaal' CTG en een CTG dat verdere aandacht behoeft. Ook is het dan helder dat het CTG formeel beoordeeld is, iets dat uit de verschillende dossiers lang altijd niet blijkt.

De redactie dankt alle mede-auteurs voor hun bijdrage en blijft openstaan voor op- en aanmerkingen.

De redactie,
najaar 2008.

Inhoud

Inleiding 15

Deel 1 Basisprincipes bij foetale bewaking 21

1 *Regelmechanismen van de foetale hartfrequentie* 23
   1.1 Inleiding 23
   1.2 De autonome controle van de foetale hartfrequentie 24
   1.3 Regulatie van de foetale circulatie tijdens infectie 24
   1.4 Pathofysiologie van variabele deceleraties 26
   1.5 Pathofysiologie van late deceleraties 30
   Literatuur 33

2 *Zuur-base-evenwicht. Van interpretatie naar asfyxie* 35
   2.1 Inleiding 35
   2.2 Foetale oxygenatie 35
   2.3 Maternale en foetale placentadoorstroming 37
   2.4 Foetale hypoxie en intra-uteriene adaptatie 37
   2.5 Het zuur-base-evenwicht en het co_2-transport 37
   2.6 Het foetale co_2-transport 38
   2.7 Maternale factoren 38
   2.8 Hypoxie 39
   2.9 Normale waarden in navelstrengbloed 40
   2.10 Pathologische acidose 40
   2.11 Het afnemen van navelstrengbloed 41
   Literatuur 41

3 *Klinisch-epidemiologische aspecten van foetale bewaking* 43
   3.1 Inleiding 43
   3.2 De waarde van onderzoeken of testen 43
   3.3 Validiteit van de test in een kruistabel 44
   3.4 ROC-curve 47
   3.5 Practice is not perfect 48
   Literatuur 48

4 *Kenmerken van een cardiotocogram* 51
   4.1 Inleiding 51
   4.2 Kenmerken van de foetale hartfrequentieregistratie 51
   4.3 Kenmerken van de weeënregistratie 57
   Literatuur 58

Deel 2 Cardiotocografie 59

5 Technische aspecten van cardiotocografie 61
- 5.1 Inleiding 61
- 5.2 Registratie van de uterusactiviteit 61
- 5.3 Indicaties voor intra-uteriene drukmeting 63
- 5.4 Patronen van uterusactiviteit 63
- 5.5 Kwantificering van uterusactiviteit 64
- 5.6 Registratie van het foetale hartfrequentiepatroon 64
- 5.7 Externe cardiografie met behulp van ultrageluid 65
- 5.8 Directe elektrocardiografie 65
- 5.9 Van hartslagsignaal tot hartfrequentiepatroon 65
- 5.10 Signaalverlies 69
- 5.11 Het effect van de papiersnelheid 70
- 5.12 Valkuilen 73
- 5.13 Configuratie van de apparatuur 75
- 5.14 Centrale en decentrale systemen 76
- Literatuur 76

6 Beoordeling en interpretatie van het antepartum-cardiotocogram 77
- 6.1 Inleiding 77
- 6.2 Het normale ante partum CTG 77
- 6.3 Classificatie van het CTG 79
- 6.4 Computeranalyse van het CTG (sonicaid 8000 & 8002) 81
- 6.5 Het biofysisch profiel 84
- 6.6 Het CTG bij foetale groeirestrictie; relaties met andere bewakingstechnieken 85
- 6.7 Het antepartum CTG bij het gebruik van corticosteroïden 88
- 6.8 CTG-patronen bij overige zwangerschapspathologie 89
- 6.9 Samenvatting 90
- Literatuur 91

7 CTG-patronen en het foetale gedrag 93
- 7.1 Inleiding 93
- 7.2 Het strakke hartfrequentiepatroon 95
- 7.3 De sinusoïdale patronen 95
- 7.4 Biofysisch profiel 95
- 7.5 Conclusie 96
- Literatuur 96

8 Beoordeling en interpretatie van het CTG tijdens de baring 97
- 8.1 Inleiding 97
- 8.2 Foetale nood 97
- 8.3 Het foetale hartfrequentiepatroon tijdens de ontsluiting 98
- 8.4 Bradycardie 99
- 8.5 Tachycardie 102
- 8.6 Variabiliteit 104
- 8.7 Deceleraties 105
- 8.8 Monotonie 112
- 8.9 Het foetale hartfrequentiepatroon tijdens de uitdrijving 112
- 8.10 De klinische betekenis van abnormale hartfrequentiepatronen 113

    8.11   Indicaties voor intrapartum-cardiotocografie   *116*
    8.12   Conclusie   *116*
            Literatuur   *116*

9   *Het foetale ECG als intrapartum bewakingsmethode*   *119*
    9.1   Inleiding   *119*
    9.2   Pathofysiologie   *119*
    9.3   Techniek   *122*
    9.4   Interpretatie   *123*
    9.5   Evidence   *123*
    9.6   Recente ontwikkelingen   *124*
    9.7   Conclusie   *124*
            Literatuur   *125*

10   *Amnio-infusie*   *127*
    10.1   Uitvoering van amnio-infusie durante partu   *127*
    10.2   Amnio-infusie bij dik meconiumhoudend vruchtwater   *127*
    10.3   Amnio-infusie bij variabele deceleraties door (veronderstelde) navelstrengcompressie   *128*
            Literatuur   *128*

11   *Het inleiden van de baring*   *129*
    11.1   Inleiding   *129*
    11.2   Fysiologie van de cervix rond de bevalling   *130*
    11.3   Bepalen van de rijpheid   *131*
    11.4   Inductie bij rijpe cervix   *132*
    11.5   Inductie bij onrijpe cervix   *134*
    11.6   Inductie bij littekenuterus   *136*
    11.7   Wanneer kan het, mag het (niet), moet het?   *136*
    11.8   Complicaties   *137*
            Literatuur   *138*

Deel 3   Doppler-flow-velocimetrie   *141*

12   *Doppler-flow*   *143*
    12.1   Inleiding   *143*
    12.2   Het principe van Doppler-ultrageluid   *143*
    12.3   Doppler-apparatuur   *144*
    12.4   Het signaal   *145*
    12.5   De bloedstroomsnelheidscurve   *146*
    12.6   Parameter/index   *146*
    12.7   Toepassingen   *147*
    12.8   Conclusie   *150*
            Literatuur   *150*

13   *Interpretatie van Doppler-diagnostiek*   *151*
    13.1   Inleiding   *151*
    13.2   Het klinische concept 'placenta-insufficiëntie'   *151*
    13.3   Fysiologische en pathofysiologische achtergronden   *151*
    13.4   De relevante bloedvaten voor Doppler-metingen   *155*

13.5 Indicaties, interpretatie en beleidsoverwegingen *157*
13.6 Kanttekeningen *158*
13.7 Conclusies *159*
     Literatuur *160*

14 Microbloedonderzoek *163*
14.1 Inleiding *163*
14.2 Foetale bewaking met CTG en MBO *163*
14.3 Indicaties voor MBO *166*
14.4 Het afnemen van een foetaal bloedmonster uit het voorliggende deel *167*
14.5 Risico's *167*
14.6 Normale en pathologische waarden en foutenbronnen *167*
14.7 Conclusies *168*
     Literatuur *168*

Deel 4 Overige methoden *169*

15 Reanimatie van pasgeborenen *171*
15.1 Inleiding *171*
15.2 Fysiologische achtergronden[3] *171*
15.3 Basic life support *173*
15.4 Advanced life support *177*
15.5 Bijzondere situaties *178*
15.6 Ethische overwegingen *179*
15.7 De waarde van de Apgarscore *180*
15.8 Ten slotte *180*
     Literatuur *181*

16 Late gevolgen van aangeboren en perinataal verworven stoornissen van het zenuwstelsel *183*
16.1 Inleiding *183*
16.2 Ontwikkeling van het zenuwstelsel *184*
     Literatuur *190*

17 Alternatieve technieken voor foetale bewaking *193*
17.1 Inleiding *193*
17.2 Methodologische en fysiologische overwegingen *193*
17.3 Subcutane en transcutane partiële zuurstofelektrode (po_2) *194*
17.4 Transcutane partiële kooldioxide (pco_2) meting *194*
17.5 Continue ph-meting *195*
17.6 Laser-Doppler-flowmetry *195*
17.7 Doppler-flow *196*
17.8 Foetale ECG-veranderingen *196*
17.9 Pulsoxymetrie *196*
17.10 Near infrared spectroscopy (NIRS) *198*
17.11 Conclusie *199*
     Literatuur *200*

18 Juridische aspecten van foetale bewaking 201
- 18.1 Inleiding 201
- 18.2 De medicolegale waarde en betrouwbaarheid van het CTG 202
- 18.3 Hoe en waar gaat het mis tijdens een bevalling 204
- 18.4 Vigerende wetgeving en klachtenregelingen 207
- 18.5 De rol van een deskundige 213
- 18.6 Vuistregels 214
- 18.7 Aanbevolen literatuur 215
  - Literatuur 215

19 Archivering van CTG's. NVOG-standpunt 217
- 19.1 Uitgangspunt 217
- 19.2 Doel 217
- 19.3 CTG 217
- 19.4 Elektronische opslag 218
- 19.5 Meegeven aan de patiënt 218

Inleiding

T.K.A.B. Eskes

Het belang van CTG

De geschiedenis van de foetale bewaking laat zien dat deze methode in eerste instantie werd geïntroduceerd om foetale sterfte tijdens de baring te voorkomen. Van alle methodieken heeft het CTG mondiaal het duidelijkst een plaats gekregen. Het CTG is een methode waarmee men de hartfrequentie van de foetus meet en in de tijd uitschrijft. Het is niet verwonderlijk dat een techniek die alleen de pols telt niet erg sensitief is voor het opsporen van foetale nood. Soms kunnen specifieke hartfrequentiepatronen wel wijzen op problemen als navelstrengcompressie, verdenking op hypoxie, foetaal gedrag en verstoring van het vegetatieve evenwicht. Omdat het CTG een hoge specificiteit kent (95%) maar een lage sensitiviteit (20%), is bij afwijkende CTG-patronen tijdens de bevalling het microbloedonderzoek van de foetus een noodzakelijk addendum.

De geschiedenis van het CTG

Het was de fysioloog Sir Joseph Barcroft (1872-1947) die in het Engelse Cambridge de basis legde voor het huidige inzicht in de van de foetale hartfrequentie. Ter illustratie hiervan moge het onderzoek dienen dat bij de zwangere geit werd uitgevoerd. In figuur 1 is de foetale hartfrequentie zichtbaar die bij occlusie van de navelstreng een onmiddellijke bradycardie ten gevolge heeft. Wanneer de vaguszenuwen worden doorgesneden treedt eenzelfde type bradycardie op, maar later in de tijd. Deze late bradycardie is een gevolg van hypoxie in de hartspier. Deze waarnemingen kunnen gezien worden als de voorlopers van de variabele en late deceleraties zoals deze door Hon werden beschreven (figuur 2).[12,13]

Nadat Einthoven in 1903 het principe van deelektrocardiografie had ontwikkeld, was Cremer de eerste die een foetaal ECG kon registreren.[7] Door de snelle ontwikkeling van de elektronica tijdens en na de Tweede Wereldoorlog was het vooral de ontwikkeling van de schedelelektrode die een goed foetaal signaal gaf dat, gebruikmakend van de R-top in het foetale ECG, als slagen per minuut kon worden geregistreerd.[13] Deze foetale hartfrequentie kon in de tijd worden gevolgd te zamen met de uit- of inwendige meting van de uterusactiviteit.[2,24]

Hammacher[11] wees op het belang van de variabiliteit van de foetale hartfrequentie, een waarneming die in Amerika was uitgebleven vanwege de gewoonte om bij iedere bevalling te sederen.[10]

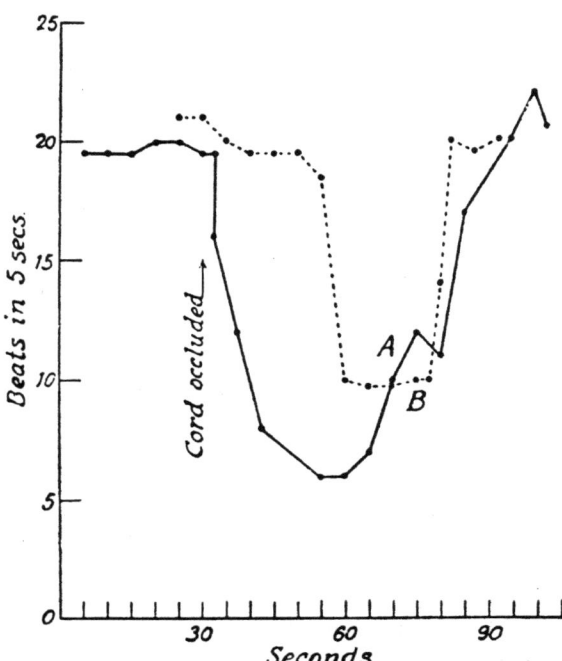

Figuur 1 Analyse van het effect van navelstrengocclusie op de hartslag van een foetale geit van 123 dagen.
Doorgetrokken lijn: nervus vagus intact; A, eerste gasp Stippellijn: nervus vagus doorgenomen; B, eerste gasp Naar Barcroft (1946) 5.

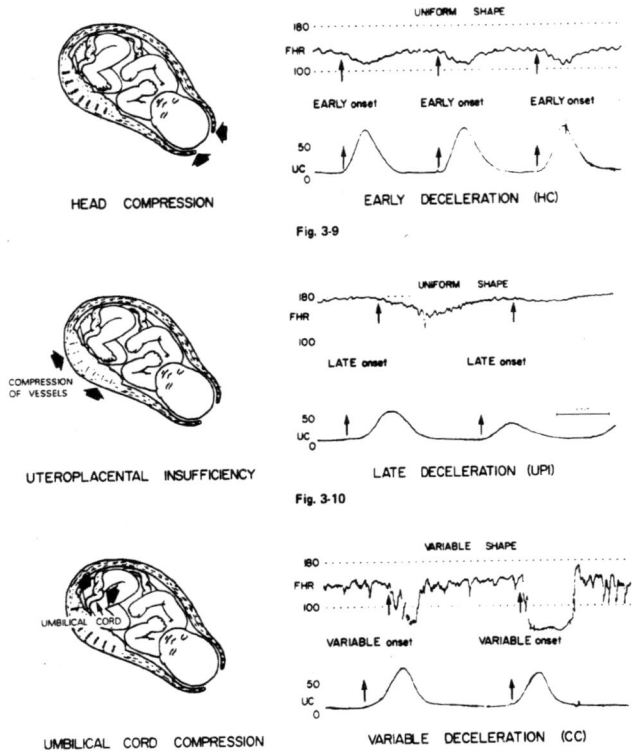

Figuur 2 Originele classificatie van foetale hartfrequentiepatronen volgens Hon.13

De thans in gebruik zijnde beoordelingscriteria van het CTG (de basale hartfrequentie, de oscillaties en de veranderingen van de hartfrequentie in de vorm van acceleraties en deceleraties) berusten grotendeels op de originele bevindingen van Caldeyro-Barcia, Hon en Hammacher.

Verfijning van het CTG

Door toenemende ervaring werd het mogelijk meerdere patronen in het CTG te herkennen en te relateren aan de kliniek. In het volgende hoofdstuk worden de regelmechanismen verder uitgewerkt. Verschillende patronen komen in de volgende hoofdstukken nog aan de orde, maar enkele patronen verdienen in deze inleiding extra aandacht.

Foetale gedragstoestanden. Timor-Tritsch et al. herkenden de effecten van foetale activiteiten op de foetale hartfrequentie.[27] Door de echoscopische mogelijkheid om oogbewegingen van de foetus te registreren[6] kon de rem-slaap (rapid eye movement) van de foetus worden bestudeerd en konden foetale gedragstoestanden worden gedefinieerd.[20]

Het *'zeer strakke'* CTG. Het zeer strakke CTG werd geassocieerd met algehele narcose van de moeder of met foetale decerebratie.[22]

Sinusoïdale patronen. Zo werden sinusoïdale patronen herkend als behorend bij foetale ane-2 Inleidingmie of – minder omineus – bij duimzuigen.[21] De frequentie van de oscillaties bij duimzuigen was 3/min. met een amplitude van 10-30 slagen per minuut.

Het saltatoire patroon. Martin beschreef een sterke toename van de variabiliteit (40-50 slagen/min.) van het CTG tijdens de uitdrijving.[17] Dit wordt een springend of saltatoir patroon genoemd. Dit patroon gaat samen met een sterke perskracht van de moeder en wijst op een acute verstoring van het foetale circulatoire evenwicht (sympathicus-parasympathicus) (figuur 3). In deze situatie kan zich snel acidose ontwikkelen.

De foetale uitkomst

Interesse voor de foetale uitkomst – de pasgeborene – werd vooral gewekt door de orthopeed Little (1861) die aangaf dat de oorzaak van spasticiteit vooral gezocht moest worden in trauma en complicaties bij de bevalling.[15] Freud beweerde in 1897 precies het omgekeerde: '... difficult birth in itself in certain cases is merely a symptom of deeper effects that influenced the development of the fetus ...' Hij bedoelde toen al dat het kind als foetus tijdens de zwangerschap 'beschadigd' is en dat daardoor de complicaties tijdens de bevalling zouden ontstaan.

Behalve met de ontwikkeling en toepassing van de elektronische foetale bewaking hield men zich ook bezig met een kwantificeerbare methode om de uitkomst van de zwangerschap en de baring te meten. Virginia Apgar publiceerde een scoringssysteem dat tot op de dag van vandaag als rapportcijfer wordt gebruikt.[3] Men moet zich echter realiseren dat de onderdelen van de Apgarscore niet onafhankelijk zijn. Zo is de respiratie de dominerende factor in de score en deze zou dan ook meer dan 2 punten verdienen.

Asfyxie

Sykes et al. stelden vast dat slechts 21% van de kinderen met een Apgarscore van minder dan 7 bij 1 minuut en 19% van de kinderen bij 5 minuten een ernstige acidose had.[26] Van kinderen met een ernstige acidose bij de geboorte had 73% een Apgarscore van 7 of meer.

Het zuur-base-evenwicht

Het zuur-base-evenwicht werd als eerste door James et al. in de perinatologie geïntroduceerd in de vorm van een correlatie tussen gasanalyses van navelstrengbloed en depressie van de pasgeborene.[14] Een logische voortzetting hiervan was de ontwikkeling van de methode om bij de foetus tijdens de baring het zuur-base-evenwicht te kunnen meten. Door middel van het z.g. microbloedonderzoek (MBO) kon de conditie van de foetus als neonatus worden voorspeld.[25]

Correlaties: appels en peren?

In de jaren zeventig werd duidelijk dat de foetale hartfrequentie, meconiumhoudend vruchtwater en de bevingen van microbloedonderzoek niet altijd correleerden met Apgarscores, gasanalyses van navelstrengbloed of follow-up van de pasgeborene door middel van gestandaardiseerd onderzoek (Brazelton- of Prechtl-score).[23] Het was dan ook niet verwonderlijk dat Banta en Thacker met behulp van epidemiologische statistische methoden zoals sensitiviteit, specificiteit en predictieve waarden moesten constateren dat het enige effect van elektronische foetale bewaking de stijging van het aantal kunstverlossingen was en niet, zoals verwacht, een sterke daling van de perinatale mortaliteit en morbiditeit.[4] Dit was koren op de molen, ook in Nederland, voor degenen die bij de ontwikkeling van de foetale bewakingstechnieken aan de zijlijn stonden. Grote prospectieve gerando-

Figuur 3 Saltatoir patroon tijdens de uitdrijvingsfase.[9]

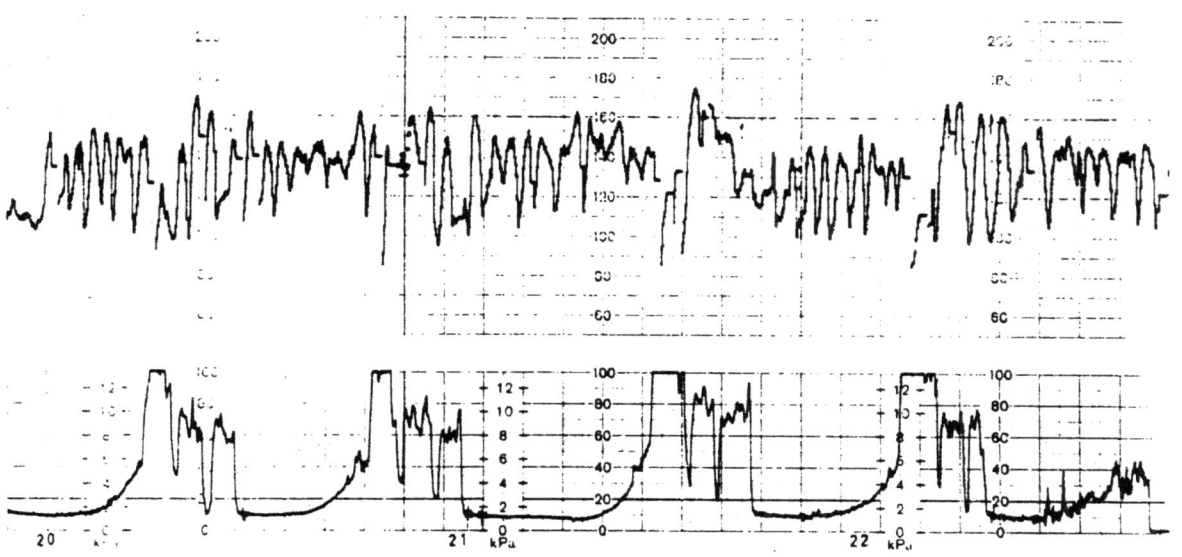

miseerde studies werden opgezet. De grootste van deze, bekend als de 'Dublin trial', liet zien dat er een verhoogd risico bestaat voor neonatale convulsies wanneer intermitterende auscultatie wordt toegepast versus elektronische foetale bewaking (beide met microbloedonderzoek).[16] Het naonderzoek bij de twee groepen kinderen gaf geen neurologische verschillen te zien.

De Apgarscore, het zuur-base-evenwicht in navelstrengbloed, 'multi-organ failure' van de pasgeborene en neurologische morbiditeit zijn maten voor de foetale uitkomst. In vele gevallen zijn deze parameters tijdens zwangerschap of geboorte moeilijk voorspelbaar. Dat neemt niet weg dat hypoxemie of hypoxie van de foetus een centrale plaats kan innemen. Het American College of Obstetricians and Gynecologists definieerde intrapartale foetale nood en/of asfyxie als volgt:[1] een pasgeborene die een hypoxie heeft meegemaakt ernstig genoeg om aanleiding te geven tot hypoxische encefalopathie zal ook een ernstige metabole of metabole/respiratore acidose hebben in het bloed van de navelstrengarterie, een Apgarscore van 0-3 na 5 minuten of langer, convulsies/coma en een of meer functiestoornissen van het cardiovasculaire en gastro-intestinale stelsel, de longen, de nieren of hematologische parameters.

Ook na dit alles te hebben meegemaakt kan de pasgeborene zich nog normaal ontwikkelen. Het syndroom van Little of de spastische di- of tetraplegie kan slechts in 10-20% van de gevallen worden toegeschreven aan accidenten of hypoxie bij de bevalling.[18,19]

De toekomst
Uit deze inleiding mag duidelijk zijn dat de foetale bewaking al een lange geschiedenis kent maar dat wij er nog steeds niet in geslaagd zijn foetale hypoxie en handicaps te voorkomen. In dit boek zal ingegaan worden op nieuwe technieken en wij zullen afwachten of de invoering van deze technieken zal bijdragen aan een vermindering van de perinatale morbiditeit en mortaliteit.

Het is van belang dat de nieuwe techniek pas wordt ingevoerd als de methode voldoende gevalideerd is, om te voorkomen dat opnieuw een verhoging van het aantal interventies ontstaat zonder dat de mortaliteit of morbiditeit vermindert.

LITERATUUR

ACOG Committee opinion. Fetal distress and birthasphyxia. Int J Gynecology and Obstetrics 1994; 45:302-4.

Alvarez H, Caldeyro-Barcia R. Contractility of thehuman uterus recorded by new methods. Surgical Gynecology and Obstetrics 1950; 91: 1.

Apgar V. A proposal for a new method of the newborninfant. Anaesth Analg (Cleve) 1953; 32: 260-7.

Banta DH, Thacker SB. Costs and benefits of electronic fetal monitoring. Obstetrical and Gynecological Survey 1979; 34: 627-42.

Barcroft J, ed. Researches on prenatal life. Oxford:Blackwell, 1946; 124.

Bots RSGM, Nijhuis JG, Martin Jr CB, et al. Humanfetal eye movements: detection in utero by ultrasonography. Early Humam Development 1981; 5:87-94.

Cremer M. Über die directe Abteilung der Aktionstrome des menschlichen Herzens vom Oesophagusund über das Elektrokardiogramm des Fetus. Münch Mediz Wochenschrift 1906; 53: 811.

Freud S, Hrsg. Die infantile Cerebrallähmung. (Translated by LA Russin: Infantile cerebral paralysis.)Wien: Holder, 1897. (Miami: University of Miami Press, 1968.)

Geijn HP van, Copray FJA, eds. A critical appraisalof fetal surveillance. Amsterdam: Excerpta Medica, 1994.

Haan J de, Bemmel JH van, Stolte LAM, et al. Quantitative evaluation of fetal heart rate patterns.ii. The significance of the fetal heart rate during pregnancy and labour. European Journal of Gynecologyand Reproductive Biology 1971: 3: 103-10.

Hammacher K, Hüter KA, Bokelmann J, et al. Foetalheart pregnancy condition of the foetus and newborn. Gynaecologia 1968; 166: 349-60.

Hon EH. The electronic evaluation of the fetal heart rate. Am J Obstet Gynecol 1958; 75: 1215-30.

Hon EH. The classification of fetal heart rate. 1. A working classification. Obstetrics and Gynecology 1963; 22: 137-47.

James LS, Weisbrot IM, Prince CE, et al. The acidbase status of human infants in relation to birthasphyxia and the on set of respiration. J Pediatr 1958; 52: 379-94.

Little WJ. On the influence of abnormal parturition, difficult labour, premature births and asphyxia neonatorum on the mental and physical condition of the child, especially in relation to deformities. Trans Obstet Soc Lond 1861; 3: 293-344.

MacDonald D, Grant G, Sheridan-Pereira M, et al. Dublin randomized controlled trial of intrapartumfetal heart rate monitoring. Am J Obstet Gynecol 1985; 152: 524.

Martin CB. Physiology and clinical use of fetal heart rate variability. Clinics in Perinatology 1982; 9: 2, 339-52.

Nelson KB, Ellenberg JK. Apgar scores as predictors of chronic neurological disability. Paediatrics 1981; 68: 36-44.

Nelson KB, Ellenberg JK. Antecedents of cerebralpalsy: multivariate analysis of risks. New Engl J Med 1986; 315: 81-6.

Nijhuis JG, Prechtl HFR, Martin Jr CB, et al. Are there behavioural states in the human fetus? EarlyHuman Development 1982; 6: 177-95.

Nijhuis JG, Staisch KJ, Martin Jr CB, et al. A sinusoidal-like fetal heart rate pattern in association with fetal sucking-report of two cases. Eur J Obstetr Gynecol and Reprod Biol 1984; 16: 353-8.

Nijhuis JG, Crevels AJ, Dongen PWJ van. Fetalbrain death: the definition of a fetal heart rate patternand its clinical consequences. Obstetrical and Gynecological Survey 1990; 46: 229-32.

Prechtl HFR, ed. The neurological examination of the full term newborn infant. Clinics in Developmental Medicine. London: Heinemann, 1977; 63.

Reynolds SR, Heard OO, Bruns P, et al. A multichannelstrain gauge to codynameter: an instrument for studying patterns of uterine contractions in pregnant women. Bulletin John Hopkins Hospital 1948; 82: 446.

Saling E. Erstmalige Blutgasanalysen und pH Messungenan Feten unter der Geburt und die klinische Bedeutung dieses neuer Verfahrens. Arch Gynäkol 1962; 198: 82.

Sykes GS, Johnson J, Ashworth F, et al. Do Apgarscores indicate asphyxia? Lancet 1982; 1: 494.

Timor-Tritsch IE, Dierker LJ, Hertz RH, et al. Studies of antepartum behavioural state in the human fetus at term. Am J Obstet Gynecol 1978; 132:524-8.

Deel 1 Basisprincipes bij foetale bewaking

1 Regelmechanismen van de foetale hartfrequentie

Pathofysiologie van variabele en late deceleraties

J. de Haan, T.H.M. Hasaart

1.1 INLEIDING

In de verloskunde wordt in het dagelijks taalgebruik de term 'asfyxie' gebruikt om aan te geven dat de foetale conditie bedreigd wordt, dan wel verslechtert. Dit komt doordat de foetale zuurstofvoorziening een zodanig (laag) niveau bereikt dat nadere diagnostiek en/of interventie gewenst of geïndiceerd is. Omdat de letterlijke betekenis van het woord asfyxie 'polsloos' is, zorgt deze term voor verwarring.

Nog groter wordt deze verwarring wanneer we vaststellen dat de definitie van de grens waarbij de integriteit van de foetus bedreigd wordt door zuurstofgebrek, niet met zekerheid is aan te geven. Dit is zowel een gevolg van het feit dat we in de humane obstetrie niet beschikken over de juiste methoden voor het vaststellen van de foetale oxygenatie als van de situatie dat we te weinig weten van de pathofysiologie van de foetale oxygenatie. Dientengevolge is het uitermate moeilijk, zo niet onmogelijk, om precies aan te geven wanneer interventie noodzakelijk is.

Voor het definiëren van foetale asfyxie worden verschillende parameters gebruikt, onder meer parameters uit het zuur-base-evenwicht (pH, pO_2, pCO_2, be) en parameters uit het foetale hartfrequentiepatroon.

Wanneer zich door enigerlei oorzaak een verandering in de bloeddruk en/of daling in de foetale zuurstofvoorziening voordoet, treedt een aantal regulatiemechanismen in werking:
- reflexmechanismen geïnduceerd via chemo- en/of baroreceptoren,
- activatie van de bijnieren met als gevolg productie van (nor)adrenaline,
- endocriene mechanismen met veranderingen in de productie van ACTH, cortisol, arginine, vasopressine,
- lokale processen op cellulair niveau.

Bij de foetale bewaking door middel van simultane registratie van de foetale hartfrequentie en de uterusactiviteit wordt in hoofdzaak gebruikgemaakt van fenomenen die ontstaan ten gevolge van reflexmechanismen, en dus afgeleiden zijn van veranderingen in de foetale bloeddruk en/of de foetale oxygenatie.

De weeën functioneren daarbij als 'trigger' die deze regulatiemechanismen in gang zet en de veranderingen in het tachogram uitlokt. Dit betekent dat bij de foetale bewaking door middel van cardiotocografie in eerste instantie alleen gekeken wordt naar veranderingen die zich voordoen in de macrocirculatie van de foetus. De processen op cellulair niveau – de microcirculatie (bijvoorbeeld de hoeveelheid zuurstof die per tijdseenheid beschikbaar is op cellulair niveau) – zijn met de bewaking door middel van CTG veel moeilijker te registreren en te interpreteren.

Op zeker moment, wanneer er sprake is van zuurstoftekort op cellulair niveau (bijvoorbeeld in het myocard), is de uitsturing van het hartfrequentieregulatiesysteem zodanig dat de veranderingen in het foetale tachogram niet alleen meer rechtstreeks het gevolg zijn van de reflexgestuurde veranderingen in de foetale bloeddruk. Dan doen zich veel ingewikkelder processen voor – zoals de redistributie van het beschikbare foetale hartminuutvolume – die bijvoorbeeld kunnen leiden tot continue tachycardie of voortdurende bradycardie of een kortdurende bradycardie na bijvoorbeeld een variabele deceleratie.

Het foetale tachogram geeft de foetale hartfrequentie weer in slagen per minuut als functie van de tijd. De frequentie per minuut wordt slag op slag berekend op grond van het tijdsverloop tussen twee opeenvolgende hartslagen.

Omdat de foetale bloeddruk bij de mens niet kan worden gemeten, zijn veel gegevens over de regelmechanismen afkomstig uit dierexperimenten, vooral uit het chronische schapenexperiment. Daartoe worden drachtige ooi en foetaal lam voorzien van katheters, occluders en/of Doppler-transducers. Op deze wijze kunnen bloeddrukken (arterieel en veneus), hartfrequentiepatronen, vaatweerstand, bloedstroomsnelheidsprofielen en zuur-base-evenwicht in de foetale circulatie worden geregistreerd tijdens de zwangerschap, waarbij de ooi niet onder narcose is.

1.2 DE AUTONOME CONTROLE VAN DE FOETALE HARTFREQUENTIE

De basishartfrequentie

De basishartfrequentie is de gemiddelde foetale hartfrequentie als functie van de tijd over een tijdsverloop van zeker 10 minuten. Deze kan worden weergegeven als een denkbeeldige gemiddelde lijn door de foetale hartfrequentie zoals die zich presenteert tussen periodieke hartfrequentieveranderingen (acceleraties en/of deceleraties). De normale basishartfrequentie van een foetus varieert tussen 110-150 slagen per minuut.

Het evenwicht tussen de sympathische en de parasympathische activiteit bepaalt uiteindelijk de basishartfrequentie. De slag-op-slagveranderingen (short term variability) worden vooral bepaald door intrinsieke parasympathische activiteit.[11,12] De in de tijd meer langzame veranderingen in het R-R-interval (long term variability) representeren het evenwicht tussen parasympathisch en sympathisch systeem.[11,12]

Reflectoire mechanismen

De baroreceptorreflex. Baroreceptoren zijn onder meer aanwezig in de vaatwanden van de aortaboog, de a.carotis communis dextra en sinistra en in de sinus caroticus. Veranderingen in de bloeddruk veroorzaken prikkeling van deze receptoren die via de afferente zenuwen die meelopen met de n.vagus, signalen geven in de cardiovasculaire centra in de medulla oblongata. Vanuit deze centra lopen de efferente prikkels via de thoracale spinale zenuwbanen en/of de n.vagus naar het hart. Wanneer de bloeddruk stijgt, daalt de hartfrequentie en omgekeerd.

De chemoreceptorreflex. De belangrijkste perifere chemoreceptoren bevinden zich in het glomus aorticum en het glomus caroticum. De afferente prikkels verlopen met de negende en tiende hersenzenuw mee naar de cardiovasculaire centra in de medulla oblongata. Prikkels ontstaan door verandering in de zuurstofspanning (pO_2), de kooldioxidespanning (pCO_2) en de waterstofionen-concentratie (H^+) en stimuleren zowel het ademhalingscentrum als de cardiovasculaire centra in de medulla oblongata. Toename van de chemoreceptoractiviteit kan onder meer leiden tot perifere vasoconstrictie, hoewel dit centraal gestuurde mechanisme per orgaan lokaal overruled kan worden (autoregulatie).

Atrium-rekreceptoren (Bainbridge-reflex). In beide atria, maar ook in de grote toevoerende venen bevinden zich twee typen rekreceptoren. De A-receptoren worden tijdens de atriumcontractie geprikkeld, de B-receptoren worden laat tijdens de ventrikelcontractie resp. door het stijgen van de atriumdruk tijdens de V-golf geprikkeld. B-receptoren reageren meer op passieve rekking. De afferente impulsen van deze receptoren verlopen via de sensorische vezels van de n.vagus naar de cardiovasculaire centra in de medulla oblongata. De lokalisatie van deze receptoren in de atria en grote venen maakt het mogelijk de vullingstoestand van de circulatie goed te registreren, te meer daar ze zeer gevoelig zijn voor geringe veranderingen in deze vullingstoestand.

Prikkeling van de B-receptoren veroorzaakt overeenkomstige effecten als prikkeling van de arteriële drukreceptoren: remming van de sympathicus en versterking van de parasympathische activiteit. Het is niet zeker of de klassieke Bainbridge-reflex (prikkeling van de A-receptoren door verhoging van de druk in het rechter atrium met als gevolg verhoogde sympathische activiteit) in de foetale circulatie op dezelfde manier verloopt als bij de volwassene, waar de reactie ook inconsistent kan zijn. De receptoren in de grote vaten functioneren zeker.

Activatie van de bijnieren. Deze activatie verloopt via het sympathische systeem en resulteert in de productie van (nor)adrenaline. Adrenaline bewerkstelligt via de bètareceptoren in het algemeen een afname van de perifere vaatweerstand, een herverdeling van het hartminuutvolume, een stijging van het slagvolume en toename van de hartfrequentie. Noradrenaline doet de perifere weerstand stijgen (via de alfareceptoren) met een overeenkomstige stijging van de arteriële bloeddruk en daling van de hartfrequentie. Het uiteindelijke effect is mede afhankelijk van de oorzaak van de bijnieractivatie en de verhouding alfa- en bèta-adrenerge receptoren in een bepaald deel van de circulatie.

1.3 REGULATIE VAN DE FOETALE CIRCULATIE TIJDENS INFECTIE

De foetale regulatiemechanismen die in bovenstaande paragraaf beschreven worden, raken deels verstoord tijdens foetale (bacteriële) infectie zoals in dierexperimenten is aangetoond. Gegevens over de foetoplacentaire circulatie van de humane foetus tijdens infectie zijn uiteraard schaars en beperken zich tot enkele waarnemingen van circulatoire collaps zich uitend in plotselinge onverwachte bradycardie en snel intra-uterien overlijden van de foetus die later bij obductie tekenen van sepsis vertoont. Een intrauteriene infectie gaat veelal gepaard met temperatuursverhoging van de moeder en tachycardie van de foetus. Dat onder deze omstandigheden de verdeling van de foetale cardiac output anders verloopt en de redistributie van het hartminuutvolume tijdens hypoxische stress (bijvoorbeeld navelstrengcompressie) voor essentiële organen als hersenen, hart en bijnier dramatisch anders kan zijn, wordt toegelicht aan de hand van gegevens uit dierexperimenten in het chronisch geïnstrumenteerde foetale schaap model. Uit klinische en epidemiologische studies komt naar voren dat pasgeborenen met sepsis of pasgeborenen van moeders met een intra-uteriene infectie een aanzienlijk risico op hersenschade en vooral periventriculaire leukomalacie hebben. Stoffen als endotoxines en cytokines zouden de trait d'union tussen pre- en perinatale infectie en neonatale hersenschade kunnen zijn. Het ontstaan van hersenschade tijdens intra-uteriene infecties is, hoewel nog veel onzeker is, mogelijk het gevolg van een elkaar versterkend effect van het directe cytotoxisch effect van bacteriële lipopolysaccharides en cytokines op het hersenweefsel in combinatie met een verstoorde foetale circulatoire redistributie tengevolge van endotoxine shock met langdurige placentaire hypoperfusie en verminderd cerebraal zuurstofaanbod.[6]

Als paradigma voor foetale infectie wordt in het dierexperiment LPS of endotoxine gebruikt, dat afkomstig is van de celwand van gramnegatieve bacteriën zoals E.Coli.

Toediening van een relatief hoge dosis LPS aan chronisch geïnstrumenteerde foetale lammeren veroorzaakte binnen een uur na toediening een sterke afname van de placentaire doorbloeding met een toename van de doorbloeding van het karkas.[7] Tijdens een korte periode van hypoxie, veroorzaakt door afklemming van de uteroplacentaire bloedvaten, bleek er duidelijk circulatoire decentralisatie op te treden: de doorbloeding van placenta en hersenen nam zeer sterk af, terwijl de doorbloeding van perifere organen als lever, longen, maagdarmstelsel en karkas fors toenam. Tegelijkertijd trad er een langdurige hypoxemie en gecombineerde respiratoire en metabole acidose op. Tijdens endotoxemia trad geen toename in de doorbloeding van de hersenen op, hoewel de zuurstofsaturatie met 50% daalde. Deze bevinding is verrassend omdat er een omgekeerde relatie bestaat tussen de cerebrale doorbloeding en het arteriële zuurstofgehalte. LPS verandert blijkbaar het fysiologische mechanisme dat de respons van de cerebrale circulatie op hypoxie moduleert. LPS veroorzaakte ook hypotensie en een 50% daling van de hersendoorbloeding vergeleken met controle dieren. Zodra de bloeddruk daalt onder 25-30 mm Hg is de cerebrale autoregulatie nagenoeg afwezig en neemt de cerebrale doorbloeding verder af, vooral in het parasigittale hersengebied en in de witte stof. Hoe jonger de foetus is hoe groter het risico dat hij loopt vanwege de nog beperkte mogelijkheid om de cerebrale doorbloeding te verhogen door vasodilatatie.

Ook zeer lage doseringen van LPS veroorzaakten een substantiële en langdurige daling van de umbilicale doorbloeding leidend tot foetale hypoxemie zonder acidosis.[2] De placentaire doorbloeding begon een uur na toediening van LPS af te nemen en was 4 tot 5 uur na LPS op het laagste punt (-30%), terwijl de placentaire weerstand tijdens deze periode met 70% steeg in combinatie met een lichte tachycardie en hypertensie (figuur 1.1 en figuur 1.2). Pas 12 tot 16 uur later waren de cardiovasculaire variabelen weer genormaliseerd.

Het heterogene patroon van vasoconstrictie en vasodilatatie, dat culmineert in een daling van de perifere weerstand tegelijk met maldistributie van de orgaandoorbloeding is dus het kenmerk van endotoxemie en sepsis. Deze door LPS veroorzaakte veranderingen in distributie van orgaandoorbloeding komen deels door NO productie tot stand.[3,8]

Endotoxemia veroorzaakt in het dierexperiment dus een verstoring van de foetale redistributie van het hartminuutvolume tijdens normoxie en hypoxie wat resulteert in verloren gaan van de cerebrale autoregulatie met hypoxisch-ischemische hersenschade als mogelijk gevolg.

Er zijn geen specifieke CTG-kenmerken die uniek zijn voor het bestaan van een foetale infectie. Foetale tachycardie ten gevolge van koorts en veranderingen in het foetale hartfrequentiepatroon als gevolg van hypoxie kunnen uiting zijn van een foetale infectie of sepsis, maar kunnen ook een teken zijn van andere ernstige foetoplacentaire pathologie.

Uiteraard zijn gegevens afkomstig van dierexperimenten niet zonder meer toepasbaar op de mens, maar zij kunnen wel naar analogie ons inzicht vergroten.

1.4 PATHOFYSIOLOGIE VAN VARIABELE DECELERATIES

Vrijwel iedereen kent het verschijnsel variabele deceleraties in het foetale hartfrequentiepatroon. Een variabele deceleratie wordt gekenmerkt door de volgende eigenschappen:[13,14]

- per contractie variabel in vorm en duur; lijkt niet op de vorm van de geregistreerde wee die de deceleratie uitlokt; het begin van de deceleratie is variabel ten opzichte van het begin van de wee en verschilt van wee tot wee;
- de foetale hartfrequentie daalt veelal beneden de 100 slagen per minuut en soms zelfs onder de 50-60 slagen per minuut;
- de basale hartfrequentie ligt veelal in het normale bereik;
- voorafgaand aan en tot slot van de deceleratie kan de foetale hartfrequentie kortdurend in frequentie toenemen;
- voordat tijdens de baring variabele deceleraties zichtbaar worden, doen zich eerder tijdens de baring frequent acceleraties tijdens een wee voor die niet samenhangen met foetale bewegingen.

Aangenomen wordt dat dit type deceleratie ontstaat ten gevolge van belemmering van de navelstrengcirculatie. Hoe komen deze fenomenen nu tot stand?

Simulatie in het chronische dierexperiment is mogelijk door een opblaasbare occluder rond de navelstreng te plaatsen waarmee de arteriële en de veneuze circulatie afzonderlijk kunnen worden afgesloten of de totale navelstreng kan worden afgeklemd.[5]

Het afsluiten van beide navelstrengarteriën gedurende 30 seconden resulteert in een directe stijging van de systolische en diastolische bloeddruk, gevolgd door een zekere stabiele fase waarop tijdens sommige afklemmingen een verdere stijging in de bloeddruk optreedt (vooral in de diastolische bloeddruk) na een

Figuur 1.1   Umbilicale doorbloeding in controle en met endotoxine behandelde lammeren. De LPS dosering bedroeg 100 nanogram. (* = p<0,01 tussen controle en LPS groep)

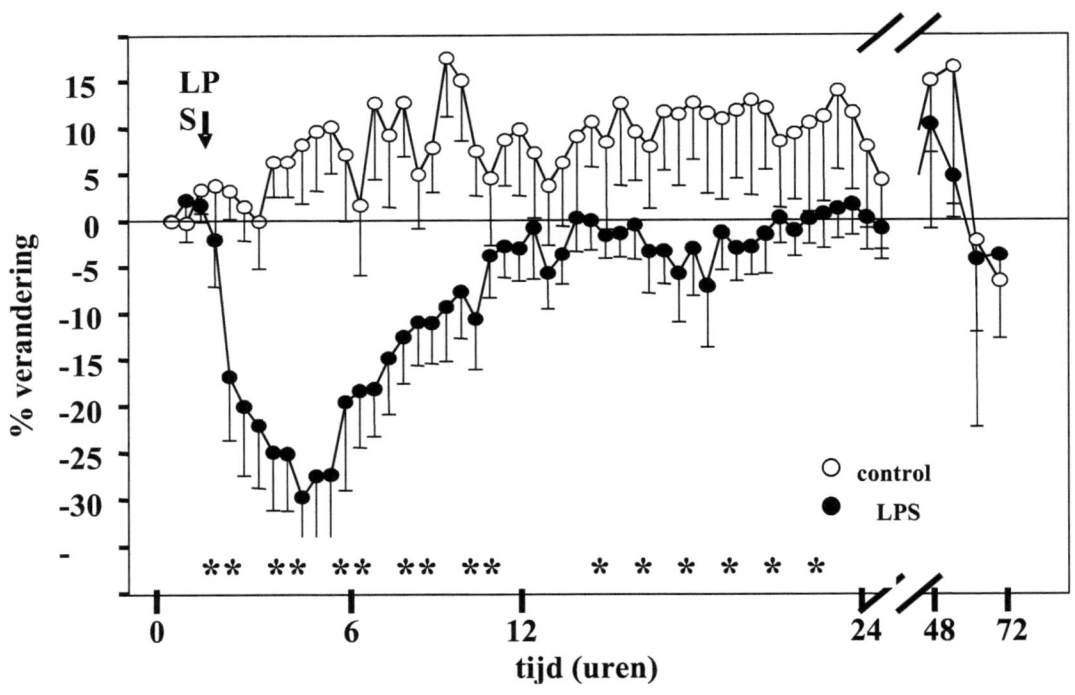

variabel tijdsverloop, maar nog binnen de 30 seconden durende afklemming (figuur 1.3). De foetale hartfrequentie daalt onmiddellijk binnen 1-2 hartcycli tot een zeker niveau; vervolgens treedt een verdere daling op, simultaan met de tweede stijging van de bloeddruk, indien aanwezig.

Het afsluiten van beide navelstrengvenen resulteert pas na enige vertraging in de eerste cardiovasculaire reactie. De toename in de systolische en diastolische bloeddruk wordt voorafgegaan door een 3-5 seconden durende daling van de bloeddruk. De bloeddruk bereikt tenslotte hetzelfde niveau als bij de arteriële afsluiting bereikt wordt.

Ook een tweede stijging in de bloeddruk nadat een zeker niveau van stijging is bereikt kan voorkomen bij veneuze afklemming (figuur 1.3). Bij de veneuze afklemming duurt het bijna 10 hartslagen voordat een daling in de foetale hartfrequentie wordt waargenomen. Ook kan een kortdurende toename in hartfrequentie worden geregistreerd, voorafgaand aan de daling in de hartfrequentie (figuur 1.3 en 1.4). Totale occlusie van de navelstreng komt vrijwel geheel overeen met de arteriële afsluiting ten aanzien van de veranderingen in de bloeddruk en hartfrequentie (figuur 1.5).

Wordt het parasympathische systeem geblokkeerd met atropine, dan blijven de veranderingen in bloeddruk bij alle soorten occlusies bestaan en zijn deze vergelijkbaar met de veranderingen in de bloeddruk bij afsluitingen met een intact autonoom systeem.

De hartfrequentie daalt niet meer, maar blijft gelijk of neemt zelfs toe (figuur 1.6). Bij blokkeren van het alfa-adrenerge systeem trad de eerste bloeddrukstijging wel op; de tweede trap in de stijging van de bloeddruk doet zich echter niet meer voor, maar verandert in een daling van de bloeddruk naar waarden die zelfs lager zijn dan voorafgaand aan de afklemming (figuur 1.7).

Hoe is dit nu te verklaren?[5,10,12] De eerste stijging van de arteriële bloeddruk ten gevolge van het afklemmen van de navelstrengvaten wordt veroorzaakt door een sterke toename van de weerstand in de circulatie door het afsluiten van de placentaire circulatie. De

Figuur 1.2   Placentaire vasculaire weerstand in controle en met endotoxine behandelde lammeren. De LPS dosering bedroeg 100 nanogram. (* = p<0,01 tussen controle en LPS groep)

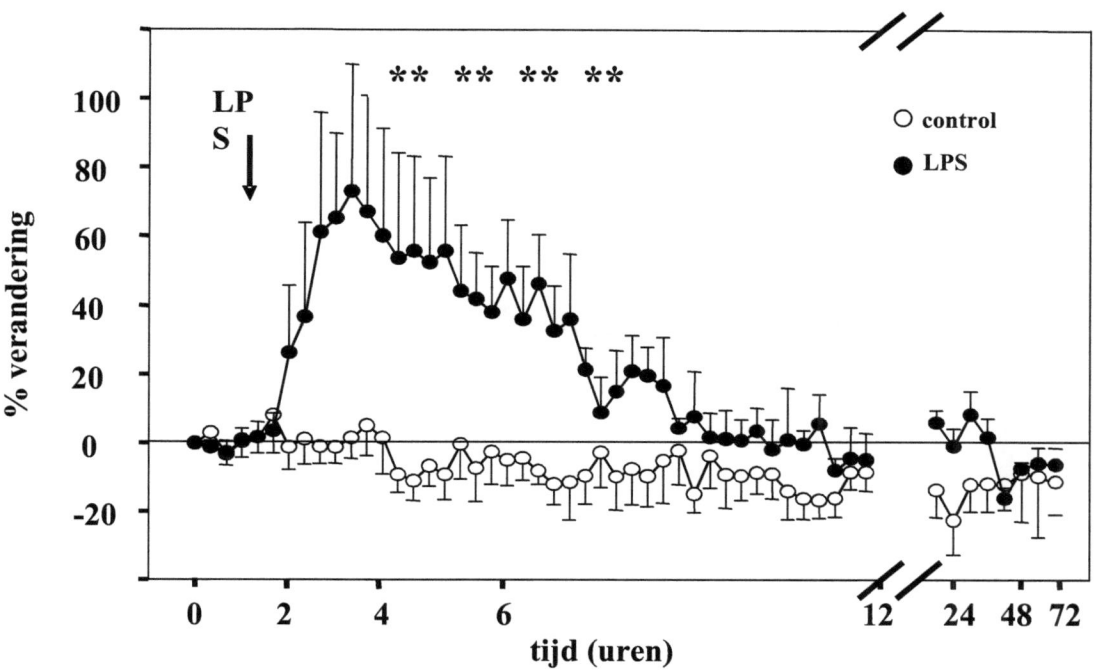

28 FOETALE BEWAKING

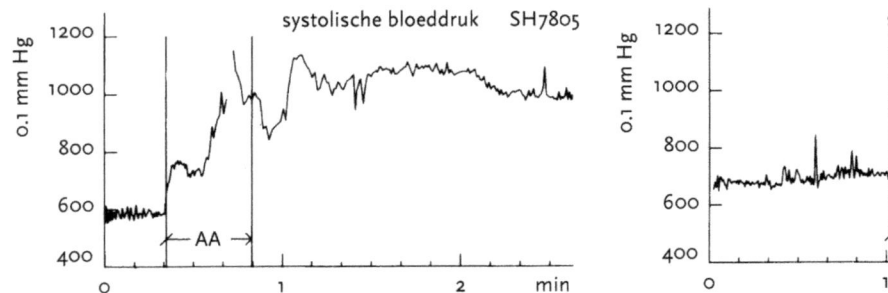

Figuur 1.3 Het verloop van de foetale systolische bloeddruk tijdens een 30 seconden durende afklemming (tussen de verticale lijnen) van de umbilicale arteriële (aa) en de umbilicale veneuze circulatie (vv). Opvallend is het verschil in het verloop van de bloeddruk tussen aa en vv, vooral de initiële daling bij de veneuze afklemming.

baroreceptorreflex zorgt voor een daling in de foetale hartfrequentie, zoals blijkt uit de afsluitingen tijdens blokkade van het parasympathisch systeem.

De tweede stijging in de bloeddruk wordt waarschijnlijk veroorzaakt door perifere vasoconstrictie, een mechanisme dat zorgdraagt voor een redistributie van bloedstromen naar vitale organen, veroorzaakt door een daling in de pO_2 die in deze experimenten afhankelijk van het type occlusie daalt met 20-40%. Dat dit mechanisme actief is blijkt uit het niet meer optreden van deze tweede stijging na blokkering van het alfa-adrenerge systeem met fentolamine (figuur 1.7).

Figuur 1.4 Het verloop van de foetale arteriële bloeddruk, de foetale hartfrequentie, het foetale ECG en de flow in een navelstrengarterie voor, tijdens en na een 30 seconden durende afklemming van beide umbilicale venen (vv). Een gemiddeld positieve arteriële blood flow is aanwezig tijdens de eerste seconden van de afklemming.

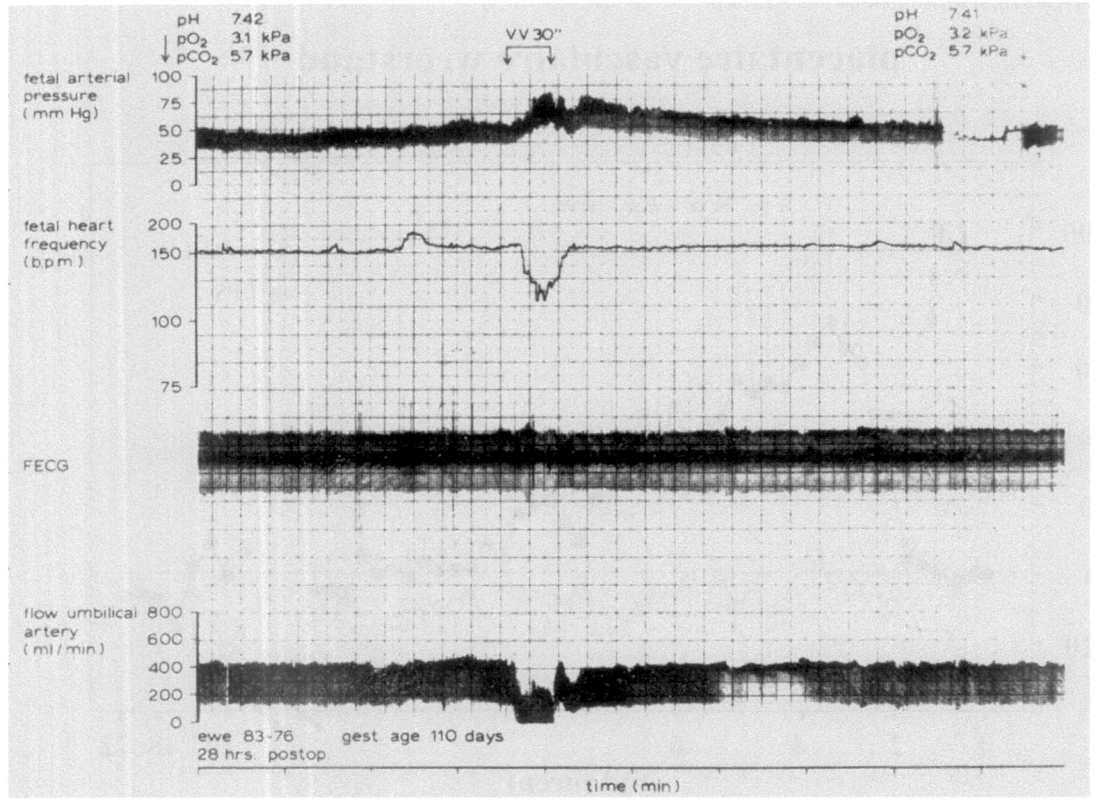

REGELMECHANISMEN VAN DE FOETALE HARTFREQUENTIE 29

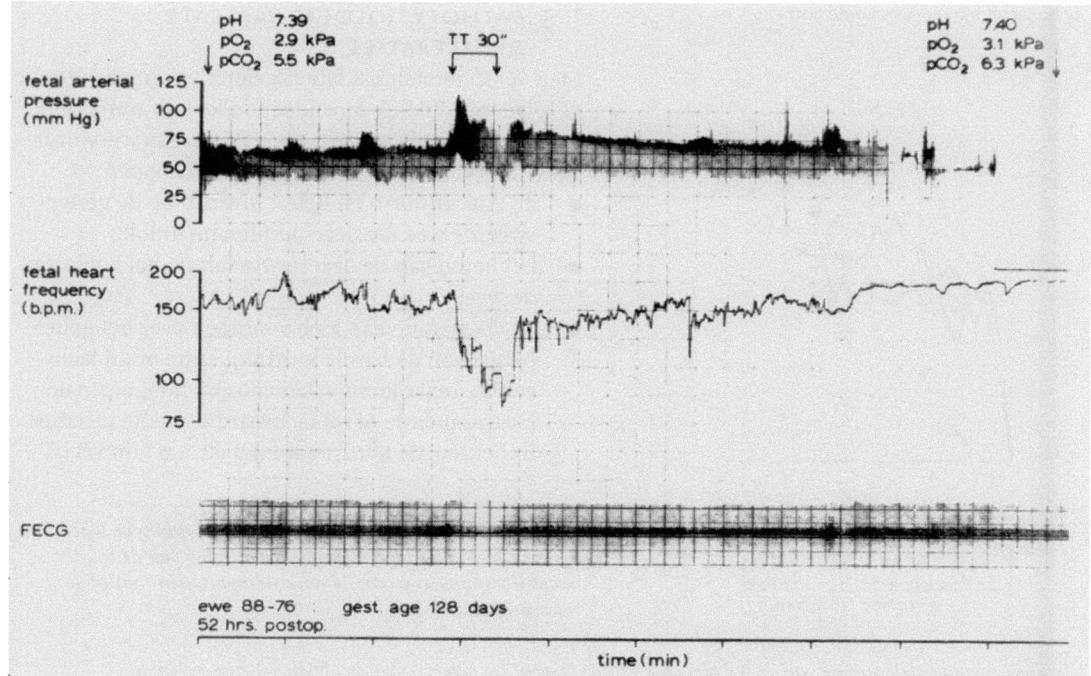

Figuur 1.5 Het verloop van de foetale arteriële bloeddruk, de foetale hartfrequentie en het foetale ECG voor, tijdens en na een 30 seconden durende afklemming van de gehele navelstrengcirculatie (tt).

De aanvankelijke daling in arteriële bloeddruk bij veneuze afklemmingen (en de initiële stijging van de foetale hartfrequentie) wordt veroorzaakt door een initieel verminderde vulling van het foetale hart, doordat een gedeelte van het foetale bloed in de placenta wordt gepompt tot de druk daarin gelijk is aan de arteriële bloeddruk. De umbilicale placentaire circulatie is namelijk geen star systeem, maar een systeem met een zekere compliantie en capaciteit. Uiteindelijk bereikt de bloeddruk bij alle typen occlusies ongeveer dezelfde waarde tijdens een 30 seconden durende afsluiting (figuur 1.8).

De variabiliteit in het fenomeen is hiermee wel verklaard. Niet duidelijk is echter op welk moment dit reflexmatige proces overgaat in directe hypoxie op cellulair niveau in bijvoorbeeld hart en hersenen.

Figuur 1.6 Het verloop van de foetale hartfrequentie tijdens een 30 seconden durende afklemming (tussen verticale lijnen) van de gehele navelstrengcirculatie (tt), voor (bovenste deel van de figuur) en na het blokkeren van het parasympathische systeem (t*).

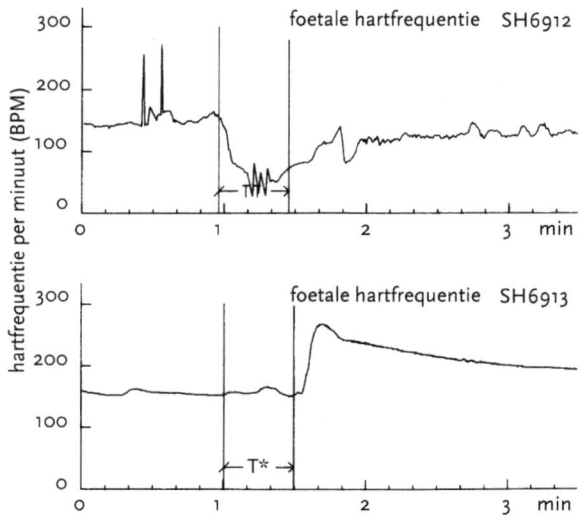

Figuur 1.7 Het verloop van de foetale diastolische bloeddruk tijdens een 30 seconden durende afklemming (tussen verticale lijnen) van de gehele navelstrengcirculatie bij een foetus waarvan het alfa-adrenerge systeem is geblokkeerd (tf).

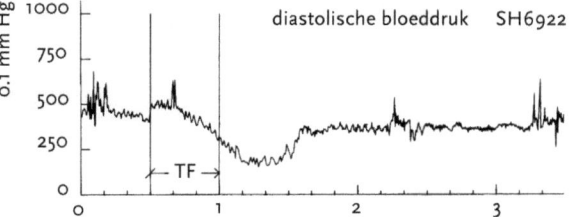

30 FOETALE BEWAKING

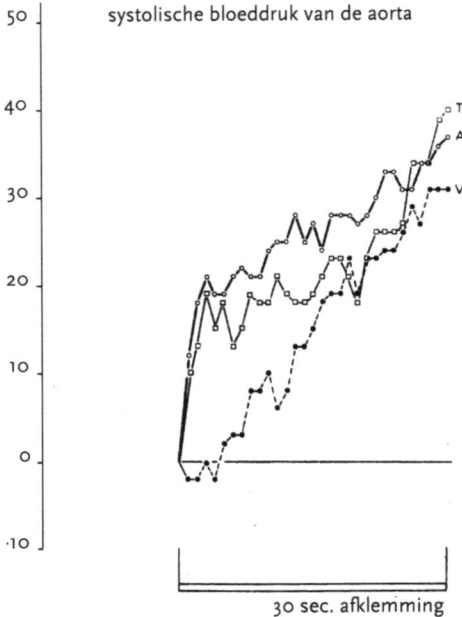

1.5 PATHOFYSIOLOGIE VAN LATE DECELERATIES

Men veronderstelt dat late deceleraties ontstaan ten gevolge van tijdelijk onvoldoende foetale zuurstoftoevoer door weeënactiviteit. Een late deceleratie wordt gekenmerkt door de volgende eigenschappen:[13,14]

- zij zijn uniform en lijken in vorm op de geregistreerde wee die deze deceleratie uitlokt;
- het begin van de deceleratie valt na het begin van de wee;
- de deceleratie kan zich voordoen over het gehele bereik van de basale hartfrequentie of bij tachycardie, maar komt vaker voor bij hoognormale hartfrequentie of bij tachycardie; snelle variaties in het foetale hartfrequentiepatroon zijn veelal

Figuur 1.8 Procentuele verandering in de systolische bloeddruk tijdens een 30 seconden durende afklemming van de totale navelstrengcirculatie (tt), de navelstrengarteriën (aa) of de navelstrengvenen (vv).

Figuur 1.9 Intermitterende afklemming van de a.iliaca communis interna. De cijfers onder de afklemmingen geven de rangorde van de afklemming aan.

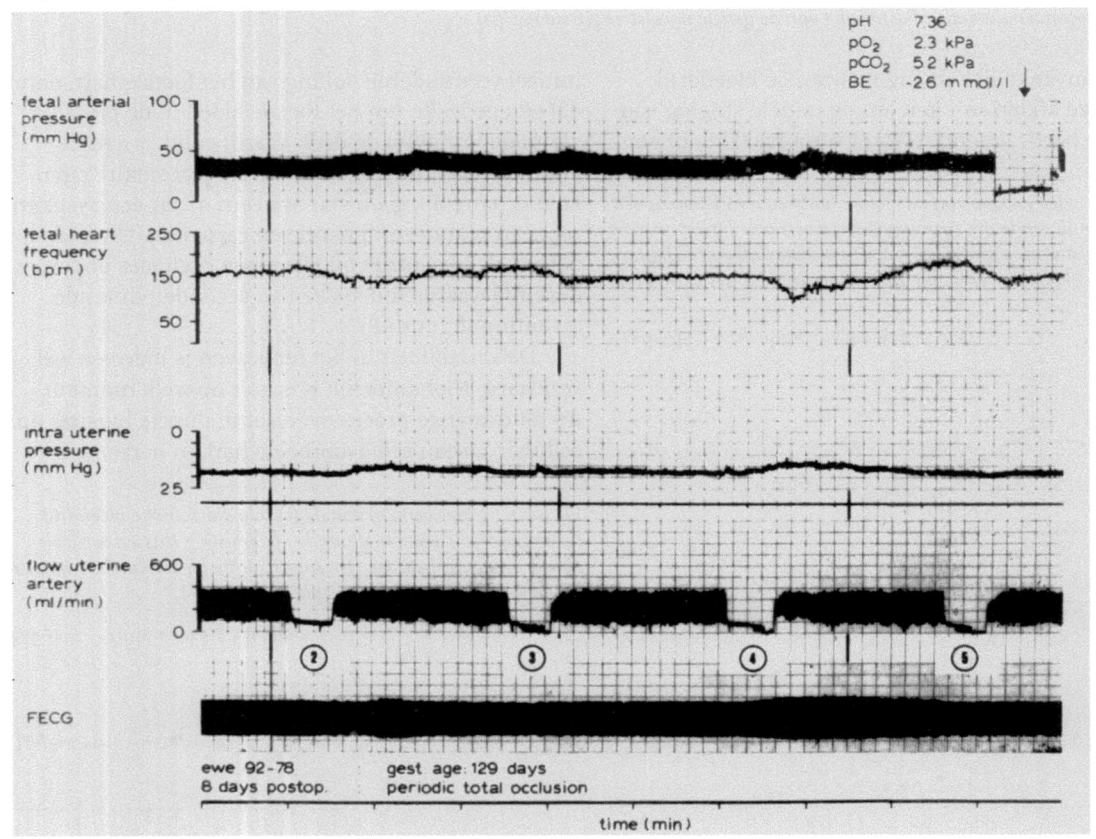

verdwenen; de deceleraties laten soms maar een kleine verlaging in de hartfrequentie zien.

Onvoldoende foetale oxygenatie werd gesimuleerd in het chronische schapenexperiment door intermitterend gedurende 30-60 seconden de hoofdtoevoer van de uteriene arteriële bloedtoevoer af te sluiten. Dit kan bewerkstelligd worden door occluders die rond de a.iliaca interna communis zijn aangebracht, van buitenaf op te blazen, waardoor de moederlijke bloedtoevoer naar de placenta wordt geblokkeerd.[10,12,15] Regelmatig werden foetale arteriële bloedmonsters afgenomen voor de bepaling van het foetale zuur-base-evenwicht. Delen van het autonome zenuwstelsel werden farmacologisch geblokkeerd.

Intermitterende occlusie van de arteriële uteriene bloedtoevoer resulteert tijdens de eerste occlusies in een afname of een toename van de foetale hartfrequentie of in een deceleratie. Vanaf de vierde afsluiting is dit steeds een deceleratie (figuur 1.9).

De tijdsrelatie tussen veranderingen in de foetale bloeddruk en veranderingen in de foetale hartfrequentie varieert. Soms daalt de foetale hartfrequentie al voordat de bloeddruk stijgt. In niet-acidemische foetussen corresponderen de grootste veranderingen in de bloeddruk met die in de foetale hartfrequentie.

Treedt er een progressieve foetale acidose op, dan ontstaat er ook een foetale tachycardie, terwijl de stijging in de foetale bloeddruk zich niet verder manifesteerde.

Beneden een foetale pH van 7,10 daalde de bloeddruk tijdens de deceleratie in de foetale hartfrequentie (figuur 1.10). Alfa-adrenerge blokkade met fentolamine voorkwam het stijgen van de bloeddruk tijdens de occlusie (figuur 1.11). Tijdens blokkade met atropine traden periodieke acceleraties op, die geëlimineerd konden worden door het blokkeren van het

Figuur 1.10 Continue gedeeltelijke afklemming met daarop gesuperponeerde intermitterende afklemmingen van de a.iliaca communis interna. De cijfers onder de afklemmingen geven de rangorde van de afklemmingen aan. Bij dit foetale lam bestaat acidose, waarbij de foetale bloeddruk daalt tijdens de deceleraties in het foetale hartfrequentiepatroon.

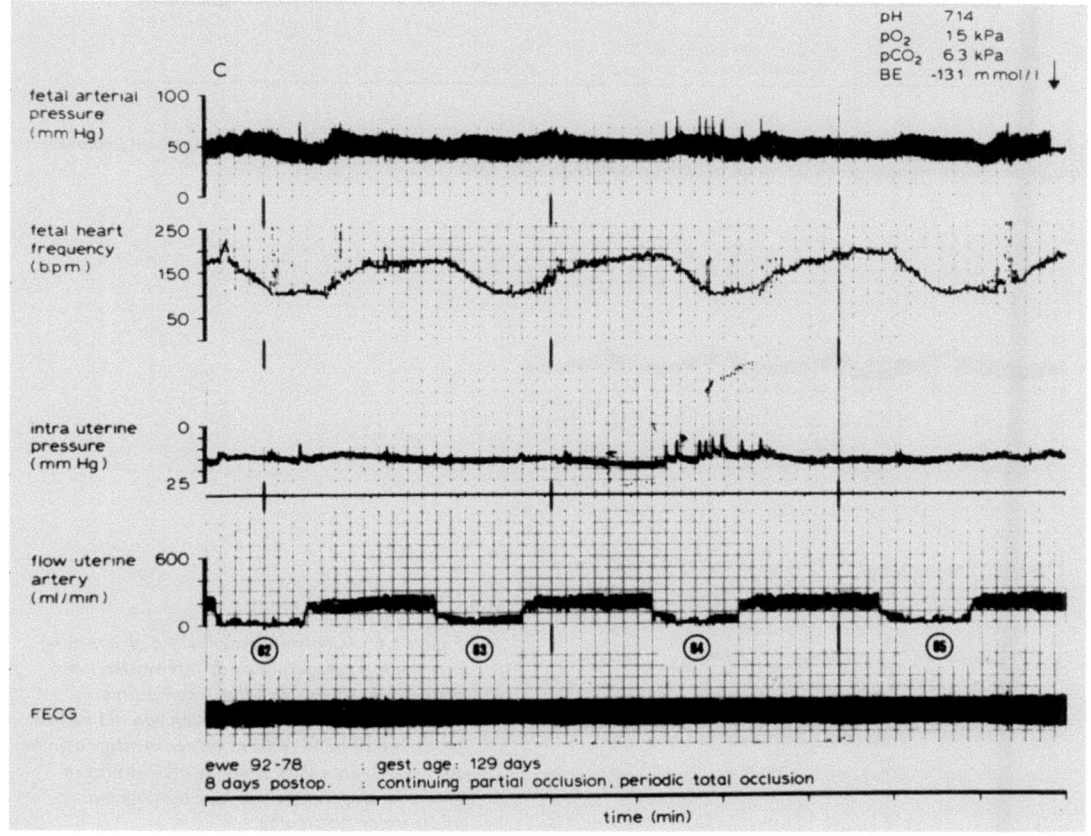

32 FOETALE BEWAKING

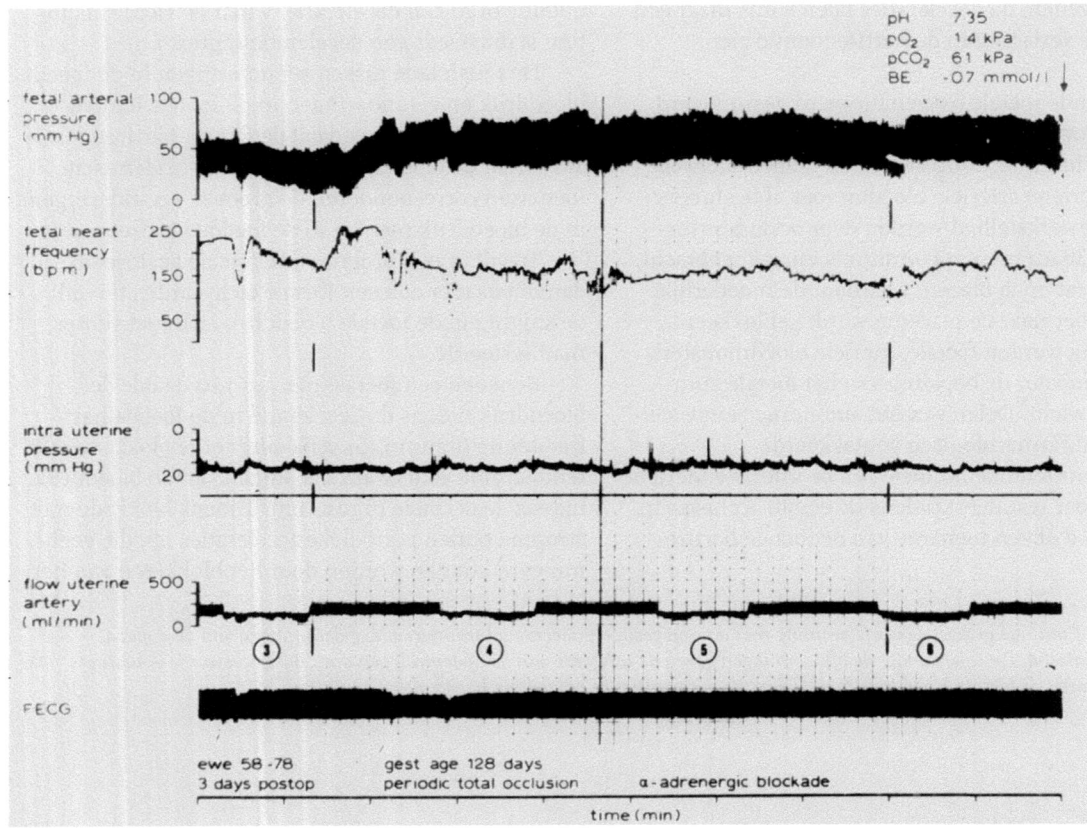

Figuur 1.11   Intermitterende totale afklemming van de a.iliaca comm. interna nadat het foetale **alfa-adrenerge** systeem geblokkeerd is. De cijfers onder de afklemmingen geven de rangorde van de afklemmingen aan.

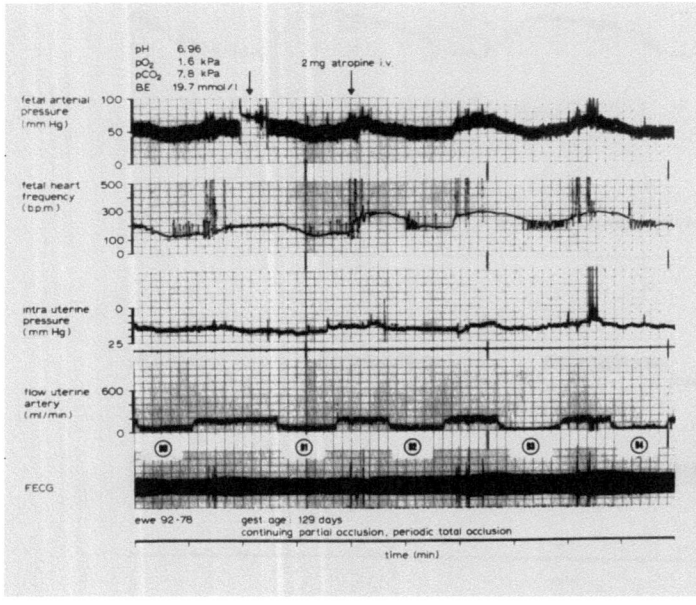

Figuur 1.12   **Continue gedeeltelijke afklemming met daarop gesuperponeerde intermitterende afklemmingen** van de a.iliaca communis interna, voor en na het blokkeren van het foetale parasympathische systeem bij een ernstige acidose (pH 6,96). De cijfers onder de afklemmingen geven de rangorde van de afklemmingen aan: afklemming 90 t/m 94.

bèta-adrenerge systeem, maar niet door blokkade van het alfa-adrenerge systeem.

Toediening van atropine aan een reeds acidotische foetus resulteerde in een toename van de basishartfrequentie, maar de late deceleraties bleven bestaan (figuur 1.12). De beat-to-beat-variatie bleef lang aanwezig en verdween pas bij ernstige foetale acidemie. Bovenstaande veranderingen suggereren verschillende mechanismen bij het ontstaan van late deceleraties. De bij de veronderstelde mechanismen behorende nummering verwijst naar de cijfers in figuur 1.13.

1*, 2 De dominante reflex is de via de chemoreceptoren verlopende vasoconstrictie die bloeddrukverhoging veroorzaakt en daardoor een baroreflex gestuurde foetale hartfrequentiedaling.
1 Een adrenerge cardio-acceleratorreflex is eveneens aanwezig, zoals gedemonstreerd wordt door de stijging van de hartfrequentie bij occlusies tijdens cholinerge blokkade, en blijkt ook uit de accelleraties tijdens de eerste occlusies in het experiment.

2 Directe stimulatie door hypoxemie van de cardiodeceleratorreflex is waarschijnlijk ook mogelijk, daar het begin van de deceleratie vooraf kan gaan aan de toename in bloeddruk. Tevens komt daling in hartfrequentie voor tijdens alfa-adrenerge blokkade.
3 Het laatste mechanisme is een directe hypoxische depressie van het foetale myocard tijdens ernstige foetale acidose, zoals blijkt uit de experimenten tijdens cholinerge blokkade en ernstige foetale acidose.

Het punt waarop de reflexmechanismen die verantwoordelijk zijn voor het ontstaan van late deceleraties, overgaan in late deceleraties veroorzaakt door directe hypoxie van het foetale myocard, kon niet exact worden vastgesteld. Geschat werd dat dit ergens in het pH-traject van 7,20-7,25 optrad. Dit punt is waarschijnlijk ook nog verschillend bij iedere foetus en afhankelijk van de O_2-afgifte op cellulair niveau, de glycogeenvoorraad en bloedglucosespiegels.

In dit verband is een ander aspect van groot belang. Anders dan velen lang gedacht hebben, is het uitermate moeilijk, zo niet onmogelijk de foetale zuurstofvoorziening te schatten uit het foetale hartfrequentiepatroon, zelfs in gecontroleerde chronische dierexperimenten. Daarvoor zijn de optredende regulatiemechanismen blijkbaar te complex of ontbreekt ons nog steeds voldoende inzicht, zeker in de processen die zich voordoen rondom de zuurstofafgifte op cellulair niveau (microcirculatie). Bovendien is het van groot belang te realiseren dat er bij de mens *geen verband bestaat tussen de waarden van het foetale zuurbase-evenwicht zoals bepaald in de navelstrengvaten, en de latere neurologische ontwikkeling*.[4,16,17] Dit is alleen het geval wanneer de pH in de navelstrengarterie beneden 7,0 is gedaald.[1,9]

LITERATUUR

Berg PP van den, Nelen WLDM, Jongsma HW, Nijland R, Kollé LAA, Nijhuis JG, Eskes TKAB. Neonatal complications in newborns with an umbilical artery pH < 7,00. Am J Obstet Gynecol 1996; 175: 1152-7.

Coumans ABC, Garnier Y, Supcun S, Jensen A, Berger R, Hasaart THM. The effect of low-dose endotoxin on the umbilicoplacental circulation in preterm sheep. J Soc Gynecol Investig 2004; 11:289-93.

Coumans AB, Garnier Y, Supcun S, Jensen A, Berger R, Hasaart TH. Nitric oxide and fetal organ blood flow during normoxia and hypoxemia in endotoxin-treated fetal sheep. Obstet Gynecol 2005; 105:145-55.

Figuur 1.13 Mogelijke mechanismen die periodieke veranderingen in het foetale hartfrequentiepatroon kunnen veroorzaken in het geval van hypoxemie-hypoxie (zie de tekst).

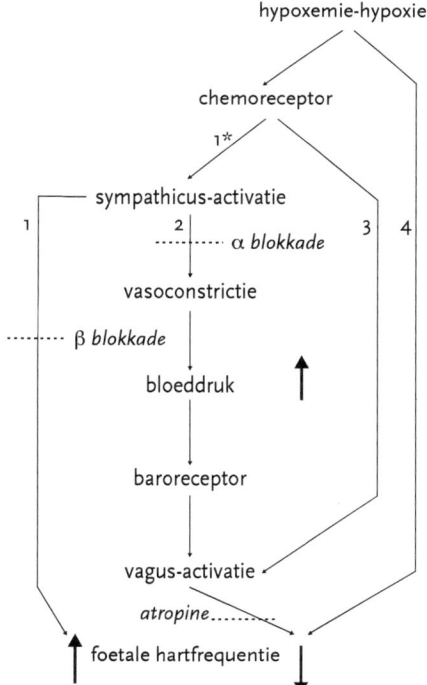

Dennis J, Johnson A, Mutch L, Yudkin P, Johnson P. Acid-base status at birth and neurodevelopmental outcome at four and one half years. Am J Obstet Gynecol 1989; 161: 213-20.

Evers JLH. The cardiac pre-ejection period during prenatal life. Proefschrift. Katholieke Universiteit Nijmegen, 1978.

Garnier Y, Coumans ABC, Jensen A, Hasaart THM, Berger R. Infection related perinatal brain injury: The pathogenetic role of an impaired fetal cardiovascular control. J Soc Gynecol Investig 2003; 10:450-9.

Garnier Y, Coumans ABC, Berger R, Jensen A, Hasaart THM. Endotoxemia severely affects circulation in normoxia and asphyxia in immature fetal sheep. J Soc Gynecol Investig 2001; 8:134-142.

Garnier Y, Coumans ABC, Berger R, Hasaart THM. Pulmonary perfusion during lipopolysaccharide (LPS) induced fetal endotoxemia in the preterm fetal sheep. Eur J Obstet Gynecol Reprod Biol 2006; 124:150-7.

Goldfaber KG, Gilstrap LC, Levens KJ, Dax JS, McIntire DD. Pathologic fetal acidemia. Obstetrics and Gynecology, 1991; 78: 1103-7.

Haan J de, Martin CB, Evers JLH, Jongsma HW. Pathophysiology of variable and late decelerations. J Perinatal Medicine 1981; 9: 7-16, Suppl 1.

Haan J de. De snelle variaties in het foetale hartfrequentiepatroon. Proefschrift. Vrije Universiteit Amsterdam, 1971.

Haan J de, Martin CB, Evers JLH, Jongsma HW. Pathophysiologic mechanisms underlying fetal heart rate patterns. In: Thalhammer PN, Baumgarten K, Pollak W, eds. Perinatal medicine. Stuttgart: Thieme, 1979; 200-16.

Hon EH. The classification of fetal haert rate. i A working classification. Obst Gynec 1963; 22: 137-45.

Hon EH. An atlas of fetal heart rate patterns. New Haven: Harty, 1968.

Martin CB, Haan J de, Wildt B van der, Jongsma HW, Dieleman A, Arts ThM. Mechanisms of late decelerations in the fetal heart rate. A study with autonomic blocking agents in fetal lambs. Eur J Obstet Gynec Reprod Biol 1979; 9: 361-73.

Ruth VJ, Raivio KO. Perinatal brain damage: predictive value of metabolic acidosis and the Apgarscore. Brit Med J 1988; 297: 24-7.

Winkler CL, Hauth JC, Tucker JM, Owen J, Brumfield CG. Neonatal complications at term as related to the degree of umbilical artery acidemia. Am J Obstet Gynecol 1991; 164: 637-41.

2 Zuur-base-evenwicht. Van interpretatie naar asfyxie

Foetale oxygenatie en het zuur-base-evenwicht

P.P. van den Berg, J.G. Aarnoudse

2.1 INLEIDING

Zuurstof is van levensbelang voor de foetus om een aerobe verbranding te waarborgen. De zuurstofspanning in de foetale omgeving is echter laag in vergelijking met na de geboorte. Toch wordt de foetus, dankzij enige aanpassingen door de evolutie, adequaat geoxygeneerd. Zo zijn er bypasses in de foetale circulatie waardoor zuurstofrijk bloed direct naar de vitale organen wordt gevoerd. Bovendien is het foetale bloed in staat om per volume-eenheid meer zuurstof te transporteren. Desondanks kan als gevolg van een acute of chronische afname van de umbilicale en/of uteroplacentaire doorbloeding, onvoldoende oxygenatie optreden tijdens zwangerschap en partus, hetgeen uiteindelijk kan leiden tot cerebrale schade. Het doel van foetale bewaking is dan ook foetale hypoxemie vast te stellen en morbiditeit te voorkomen door tijdige interventies.

De gouden standaard voor de diagnostiek van foetale hypoxie tijdens de partus is nog steeds de pH en bloedgasanalyse. Dit geldt zowel voor het microbloedonderzoek tijdens de bevalling als voor de analyse van het navelstrengbloed direct post partum. Voor een goed begrip en een juiste interpretatie van de foetale pH- en bloedgaswaarden is het noodzakelijk om enig inzicht te hebben in de basisprincipes van het zuur-base-evenwicht. De specifieke foetale situatie in utero, in veel opzichten sterk afwijkend van de omstandigheden na de geboorte, verdient daarbij bijzondere aandacht.

De intracellulaire stofwisseling produceert voortdurend zure afvalproducten: H^+-ionen en CO_2. Als gevolg hiervan zou het intra- en extracellulaire milieu snel 'verzuren' als er geen adequate maatregelen zouden worden getroffen. Voor een optimale celfunctie is het namelijk van essentieel belang dat de pH en de pCO_2 van het interne milieu binnen nauwe grenzen worden gehouden. Dit wordt hoofdzakelijk bereikt door gebruik te maken van de volgende mechanismen: buffering en eliminatie. Voor de eliminatie van deze zure afvalproducten is de foetus vrijwel geheel aangewezen op de placenta, en via de placenta op de maternale circulatie en ventilatie. Hierin wijkt de foetale situatie sterk af van die na de geboorte, wanneer de longen en de nieren een prominente rol spelen bij de eliminatie van respectievelijk vluchtige en niet-vluchtige zuren.

In dit hoofdstuk zullen achtereenvolgens besproken worden de foetale oxygenatie, de fysiologie en de pathofysiologie van het placentaire bloedgastransport, de betekenis van maternale factoren voor het foetale zuur-base-evenwicht, foetale hypoxie en asfyxie, normale en abnormale pH-waarden in het navelstrengbloed en ten slotte de techniek van het afnemen van navelstrengbloed direct na de geboorte.

2.2 FOETALE OXYGENATIE

De foetale ontwikkeling lijkt een paradox wat betreft de oxygenatie. De O_2-consumptie per kg is twee keer die van de volwassene (8 tegenover 4 ml/kg/min.), terwijl de arteriële pO_2 veel lager is. In tabel 2.1 is een aantal relevante verschillen in bloedgassen weergegeven.

Voor een à term kind van 3 kg is de totale O_2-consumptie 24 ml/min, hetgeen met een A-V O_2-verschil van (162-109) = 53 ml/l bij een hartfrequentie van 100 bpm een effectief linkerkamer-slagvolume vraagt van ca. 4,5 ml. Daar het foetale hart nauwelijks tot geen homeometrische (contractiliteit) of heterometrische (Frank-Starling) aanpassingen van het slagvolume bezit, zullen aanpassingen van het hartminuutvolume geheel door aanpassingen van de hartfrequentie tot stand moeten komen. Een verslechtering van de O_2-overdracht in de placenta zal dus gecompenseerd moeten worden door een evenredige verhoging van de hartfrequentie. Een complicerende factor hierbij is natuurlijk het feit dat deze aanpassing alleen 'nor-

Tabel 2.1 Enkele maternale en foetale bloedgaswaarden

grootheid	uterien maternaal		navelstreng foetaal	
	arterieel	veneus	veneus	arterieel
pO_2 (kPa)*	12,7	5,1	4	2,9
sO_2 (%)	98	72	75	50
Hb (mmol/l)	7,5	7,5	9,9	9,9
CO_2 (ml/l)	164	118	162	109
pH	7,42	7,35	7,38	7,34
pCO_2 (kPa)*	4,3	5,3	5,7	6,4

* 1 kPa=7,5 mmHg

Tabel 2.2 PO_2-waarden kPa op zeeniveau en op 5000 m hoogte

meetplaats	lucht	alveolair	arterieel	veneus	v.umb.	a.umb.	cel
zeeniveau	20	13,3	13,1	5,1	4	2,9	<0,1?
5000 m	11,1	10,4	10,4	4,8	3,7	2,8	<0,1?

maal' verloopt als de myocardiale O_2-voorziening zelf niet stagneert.[2]

Gedurende het intra-uteriene verblijf bevindt de foetus zich in een relatief hypoxische conditie, zeker in vergelijking met de situatie na de geboorte. Hoewel het intra-uteriene verblijf wel wordt verge- leken met 'Mount Everest in utero' voor wat betreft de lage zuurstofspanning, blijkt dat door een aantal compensatiemechanismen de foetus amper meer hypoxisch wordt wanneer de moeder werkelijk op grote hoogte verblijft. Uiteraard zijn hierover bij de mens geen metingen bekend en moeten we terugval-

Figuur 2.1 Relatie tussen zuurstofgehalte (CO_2) en zuurstofspanning (pO_2) van foetaal (F) en maternaal (M) bloed. Dit is gelijk aan de zuurstofdissociatiecurve, waarbij rekening is gehouden met het verschil in hemoglobinegehalte van F en M. Door de linksverschuiving (affiniteit) en hogere ligging (hemoglobinegehalte) kan het F-bloed, ondanks de placentaire pO_2-gradiënt toch veel zuurstof opnemen.

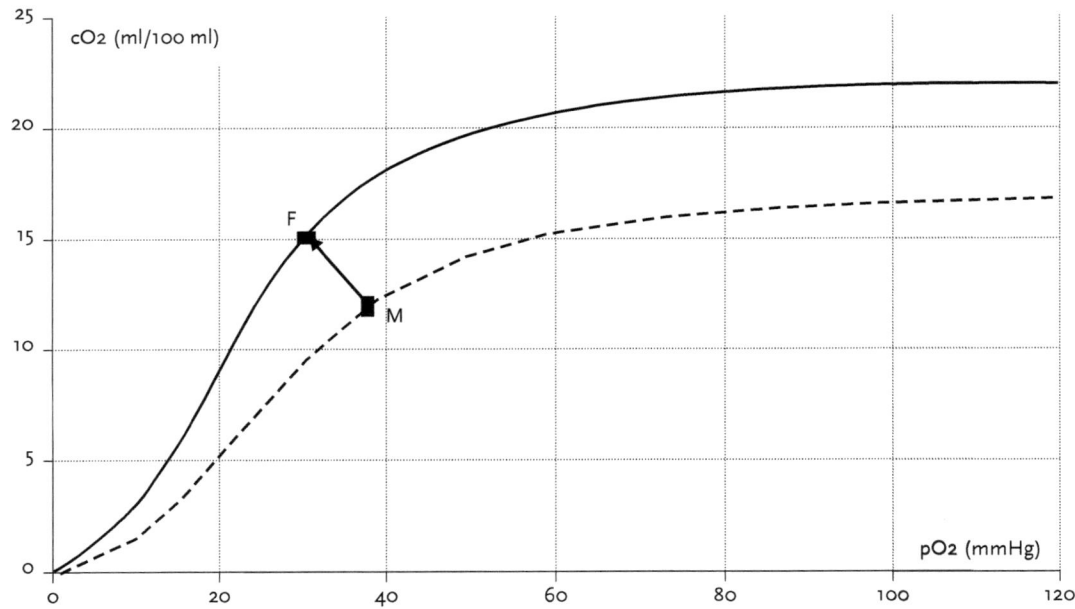

len op diermodellen. In tabel 2.2 is het verloop van de pO_2 van buitenlucht tot foetale cel weergegeven bij verblijf op zeeniveau en op een (gesimuleerde) hoogte van 5000 m.

De metingen zijn uitgevoerd bij drachtige schapen op zeeniveau en geplaatst in een onderdruktank waarbij een hoogte van 5000 m werd gesimuleerd. Het vraagteken bij de pO_2 van de foetale cel slaat op het feit dat de intracellulaire pO_2 natuurlijk niet bekend is. Alleen weten we wel dat de O_2-consumptie van mitochondria nog steeds maximaal is wanneer de pO_2 daarin tot lager dan 1 mmHg daalt. Duidelijk is te zien dat op het niveau van de placentaire gaswisseling (veneus maternaal naar v. umbilicalis foetaal) de verschillen in pO_2 grotendeels zijn genivelleerd.

2.3 MATERNALE EN FOETALE PLACENTADOORSTROMING

In 1651 beschreef William Harvey als eerste de unieke anatomie van de foetale circulatie. Pas veel later, in de 20e eeuw kon door middel van röntgenologische observaties, de fysiologie van dit unieke systeem van *parallelle circulaties* (ductus venosus, foramen ovale, ductus Botalli, navelstreng) aangetoond worden.[1]
De foetale zuurstofsaturatie bereikt nergens in de circulatie het hoge (bijna maximale) niveau van oxygenatie zoals na de geboorte optreedt. Dit is onder meer het gevolg van vermenging van arteriële en veneuze bloedstromen, de zuurstofconsumptie door de placenta en de foeto-maternale gaswisseling die in de placenta minder efficiënt is als in de longen na de geboorte (tabel 2.1). Toch kan het foetale bloed grote hoeveelheden zuurstof van de placenta naar de foetale organen vervoeren. De mechanismen die hieraan ten grondslag liggen zijn:

1 Het grootste gedeelte van die bloedstroom gaat naar de placenta (80-90%).[4]
2 De foetale erytrocyt, met daarin foetaal hemoglobine (HbF), kan bij een zelfde pO_2 meer zuurstof binden dan de volwassen erytrocyt waarin adult hemoglobine (HbA) aanwezig is. Dit komt omdat HbF minder affiniteit heeft voor het 2,3 DPG (difosfoglyceraat), zodat de standaard zuurstofdissociatiecurve (ODC) naar links is verschoven.[3]
Zo is bij een pH van 7,4 het foetale bloed 80% verzadigd bij een pO_2 van 4,53 kPa. Het effect van de linksverschuiving van de foetale ODC ten opzichte van de maternale ODC wordt nog versterkt door het feit dat de foetale hemoglobineconcentratie hoger is dan die van de moeder. Dit wordt geïllustreerd in figuur 2.1, waarin – anders dan gebruikelijk – de Y-as is weergegeven in zuurstofgehalte (CO_2) in plaats van in zuurstofverzadiging. Het links liggen (affiniteit) en het hoger liggen (hemoglobineconcentratie) hebben tot gevolg dat het foetale bloed (F) ondanks de lagere pO_2 veel zuurstof van het maternale bloed (M) kan opnemen, zelfs met de bestaande placentaire pO_2-gradiënt van ruim 1 kPa veroorzaakt door de relatief dikke syncytio-capillaire membraan.[5]

2.4 FOETALE HYPOXIE EN INTRA-UTERIENE ADAPTATIE

Met behulp van bovengenoemde mechanismen zal de foetus zich adapteren bij hypoxie (bijvoorbeeld ten gevolge van verminderde utero-placentaire doorstroming).[6] Deze adaptatie uit zich door:
- verhoging van de hartfrequentie
- stilstand van groei
- afname van de foetale activiteit
- redistributie van de circulatie naar vitale organen (centralisatie)
- toename van het aantal erytrocyten
- anaerobe stofwisseling: metabole acidose
- beschadiging van organen
- dood

2.5 HET ZUUR-BASE-EVENWICHT EN HET CO_2-TRANSPORT

Het zuur-base-evenwicht (H_+-homeostase) wordt voortdurend bedreigd door de continue productie van het kwantitatief belangrijkste zure afvalproduct: CO_2. Daarnaast worden kleine hoeveelheden van sterke niet-vluchtige zuren geproduceerd (H_2SO_4 en H_3PO_4). De zuren worden via de extracellulaire vloeistof en het bloed naar de longen (CO_2) en nieren (niet-vluchtige zuren) getransporteerd en geëlimineerd.

Tijdens dit transport moeten ze gebufferd worden. Het CO_2 wordt in de erytrocyt gebufferd door hemoglobine. Het HCO_3 dat daarbij ontstaat, diffundeert naar het plasma en gaat dienen als buffer voor de andere zuren. De mate van bufferverbruik wordt uitgedrukt als base excess (BE) of base deficit en wordt dus zowel door het hemoglobine als door het HCO_3^- bepaald.[13]

Het zuur-base-evenwicht van zowel de foetus als de neonatus draait om de volgende evenwichtsreactie:
$$CO_2 + H_2O \leftrightarrow H_2Co_3 \leftrightarrow H+ + HCO_3-$$
De pH is dan te berekenen volgens de formule van Henderson-Hasselbach:
$$pH = pk' + \log ([HCO_3^-] / s * pCO_2)$$

Tabel 2.3 Neonatale complicaties bij neonaten met een pH < 7,00 in de a. umbilicalis, vergeleken met een gematchte controlegroep (pH > 7,24)[10]

complicatie	studie (n=84)	controle (n=84)	McNemartest
slechte neonatale conditie	63	10	P<0,001
intubatie	24	2	P<0,001
Apgar < 7 na 5 min.	26	2	P<0,001
neurologisch	19	6	P<0,001
respiratoir	26	9	P<0,001
cardiovasculair	13	7	P<0,001
NICU-opname	27	7	P<0,001

De pk' hierbij is 6,1 en is de -log van de ionisatieconstante van CO_2; s is de oplosbaarheidcoëfficiënt van CO_2 in plasma.

De pH van het bloedplasma hangt dus af van de verhouding bicarbonaat en koolzuurspanning. De bicarbonaatconcentratie kan veranderd worden door de zuurexcretie door de nier aan te passen. Dit is een langzaam verlopend proces. De koolzuurspanning kan snel gevarieerd worden door de CO_2-afgifte in de uitademing te veranderen. Bij volwassenen is onder normale omstandigheden de bicarbonaatconcentratie 24 mmol/l, de pCO_2 5,3 kPa en de resulterende pH 7,4. Het BE varieert van −2 tot +2 mmol/l.

2.6 HET FOETALE CO_2-TRANSPORT

Het ontbreken van de ademhaling als regelmechanisme voor de pH maakt de situatie voor de ongeborene uniek. De foetus is voor de gasuitwisseling afhankelijk van de placentafunctie en de pCO_2-gradiënt tussen foetaal en maternaal bloed. De placenta is in feite de long van de foetus. Figuur 2.1 geeft een schematische voorstelling van deze diffusie van O_2 en CO_2 over de placentabarrière.[8]

In de placenta diffundeert zuurstof naar de foetale kant en wordt het gebonden aan hemoglobine. Hierbij komt H+ vrij dat zich bindt aan HCO_3^- dat vanuit het plasma in de erytrocyt diffundeert. CO_2 wordt gevormd en diffundeert door de syncytio-capillaire membraan van de placenta naar de maternale zijde. Desoxyhemoglobine bindt CO_2 beter dan oxyhemoglobine. Dit verschil in bindingscapaciteit tussen hemoglobine en CO_2, afhankelijk van de oxygenatiegraad, noemt men het Haldane-effect. Doordat de oxygenatie van het hemoglobine aan de foetale zijde toeneemt en aan de maternale zijde juist afneemt, ondersteunt het Haldane-effect de foetale afgifte van CO_2 over de placenta.

De mate van diffusie van CO_2 over de placenta is behalve van de pCO_2-gradiënt tussen foetus en moeder en het Haldane-effect ook afhankelijk van de diffusiecapaciteit. Deze wordt bepaald door twee factoren, namelijk het gaswisselingsoppervlak en de placentaire perfusie. Storingen in de placentaire diffusiecapaciteit kunnen dus optreden door perfusievermindering aan de maternale zijde (verhoging van de vaatweerstand als gevolg van hypertensie) of aan de foetale zijde (bradycardie) en daarnaast door verkleining van het functionele gaswisselingsoppervlak (abruptio placentae, infarcering).

Naast de placenta bepalen ook maternale factoren het zuur-base-evenwicht van de foetus.

2.7 MATERNALE FACTOREN

Tijdens de zwangerschap treedt er een fysiologische verlaging op van de pCO_2 (5,1 → 4,3 kPa) bij de moeder door 'hyperventileren' als gevolg van hormonale veranderingen. Progesteron verlaagt de drempel van de chemoreceptoren voor pCO_2 en leidt tot een toena-

Figuur 2.2 Schematische voorstelling van de diffusie van O_2 en CO_2 over de placentabarrière.

foetus
$H^+ + HCO_3^- \leftrightarrow H_2CO_3 \leftrightarrow H_2O + CO_2$
———————————————— placentair membraan
$H^+ + HCO_3^- \leftrightarrow H_2CO_3 \leftrightarrow H_2O + CO_2$
moeder

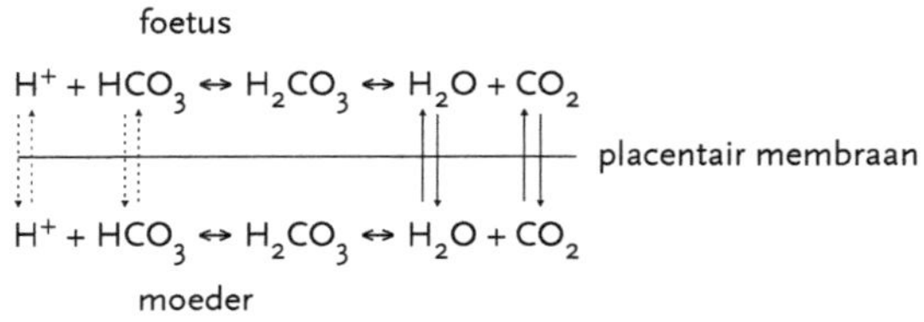

me van de ventilatie. De verlaging van de maternale pCO$_2$ vergemakkelijkt de pCO$_2$-diffusie van de foetus naar de moeder door een gunstiger pCO$_2$-gradiënt. Deze gradiënt bedraagt onder fysiologische omstandigheden 2,4 kPa (normale foetale pCO$_2$ 6,7 kPa).

In het algemeen lopen de pCO$_2$-veranderingen tijdens de zwangerschap bij moeder en kind parallel. De foetale pH is onder normale omstandigheden ca. 0,1 lager dan de maternale arteriële pH. De foetale metabole situatie (lactaatconcentratie) verschilt echter nauwelijks van maternale waarden. Het verschil in pH wordt dan ook toegeschreven aan CO$_2$-retentie als gevolg van een lagere pCO$_2$-gradiënt in de placenta vergeleken bij de long.

Tijdens de partus in de ontsluitingsfase daalt de maternale pCO$_2$ verder door perioden van toegenomen hyperventilatie, als gevolg van pijnlijke contracties, tot waarden van 2,7 tot 3,3 kPa. Om de ontstane respiratoire alkalose te compenseren zullen de nieren in deze periode extra HCO$_3^-$ uitscheiden. Ketoacidose door weinig of geen voedselinname kan leiden tot metabole acidose bij de moeder. Daarnaast ontstaat er bij de vrouw, afhankelijk van de duur van de partus, een zekere mate van metabole acidose als gevolg van spierarbeid door de uterus. Bij persisteren van de metabole acidose kan deze overgaan op de foetus.[7] Rooth et al.[12] wijzen er dan ook op dat het verschil in pH tussen moeder en kind beter de ernst van de foetale hypoxie weergeeft. Daarom wordt ook wel aanbevolen om het verschil tussen de maternale en foetale zuur-base-parameters te bepalen (pH en BE).

2.8 HYPOXIE

Zuurstof is nodig als basis voor de energievoorziening in de cel. In de mitochondria wordt glucose afgebroken tot pyruvaat (Emden-Meyerhof-cyclus). Hierbij komt 2 mol adenosinetrifosfaat (ATP) vrij. Vrij ATP levert energie voor de synthese van proteïnen, de natriumkaliumpomp, spiercontracties etc. ATP wordt gereduceerd tot ADP en weer door de mitochondria opgenomen. Pyruvaat wordt via de citroenzuurcyclus verder aeroob gemetaboliseerd, hetgeen leidt tot een opbrengst van 36 mol ATP per mol glucose.

Indien er voldoende zuurstofaanbod is, wordt pyruvaat afgebroken tot CO$_2$ en H$_2$O. Voldoende oxygenatie hangt af van aanbod (maternale en placentaire factoren) en vraag (foetus: grootte en activiteit). Als vraag en aanbod niet met elkaar in overeenstemming zijn ten nadele van de foetus, ontstaat er een acidose. In geval van acute perfusiestoornissen zal de placentaire diffusie verminderen. De pO$_2$ aan foetale zijde zal dalen en de pCO$_2$ zal stijgen. Hierdoor zal de pH in eerste instantie dalen, zonder verandering van de buffercapaciteit. Dit noemt men een respiratoire acidose: in dit verband verwarrend, want de foetus ademt niet. Houdt de perfusiestoornis aan, dan zal foetale hypoxie optreden. Door centralisatie van het bloed naar vitale organen zoals cerebrum, hart en

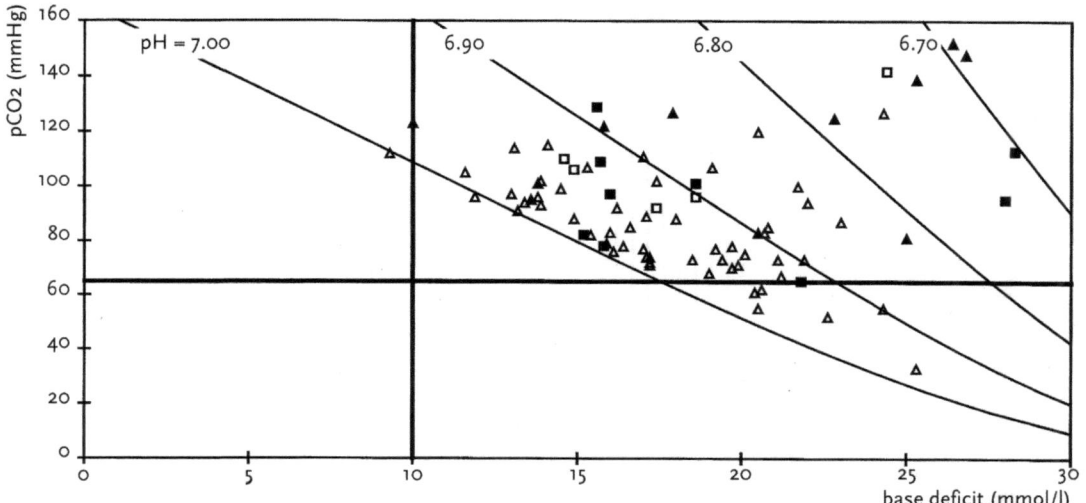

Figuur 2.3 Base deficit versus pCO$_2$ in de a. umbilicalis bij neonaten met of zonder neurologische complicaties. Iso-pH-lijnen zijn getrokken voor pH 7,00, 6,90, 6,80 en 6,70. Zwart blokje: prematuren met neurologische complicatie; wit blokje: prematuren zonder neurologische complicatie; zwart driehoekje: à terme kind met neurologische complicatie; wit driehoekje: à terme kind zonder neurologische complicatie.

bijnieren, wordt de zuurstofbehoefte van de foetus verlaagd. In geval van hypoxie zal het foetale metabolisme de benodigde energie via anaerobe glycolyse dienen te verkrijgen. De pyruvaatproductie neemt toe en er volgt omzetting in lactaat om een snelle glycolyse op gang te houden. Er ontstaat een metabole acidose door een overschot aan van lactaat afkomstige H^+-ionen die gebufferd dienen te worden om de pH zoveel mogelijk constant te houden. De HCO_3^--concentratie daalt ofwel er gaat buffercapaciteit verloren (meer negatieve base excess of een hogere base deficit). De cellulaire energievoorziening wordt op een laag pitje gezet doordat in plaats van 38 mol ATP uit elke mol glucose slechts 2 mol vrijkomt.

Bij de foetus blijkt in een dergelijk geval sprake te zijn van een gecombineerde respiratoire metabole acidose (zie figuur 2.2).[9]

2.9 NORMALE WAARDEN IN NAVELSTRENGBLOED

Bij het vaststellen van de normale waarden van pH en bloedgassen in navelstrengbloed gaan de meeste auteurs ervan uit dat bijvoorbeeld de arteriële pH normaal verdeeld is volgens een Gauss-kromme. Normale waarden zijn dan gedefinieerd als het gemiddelde en de acidosegrens als het gemiddelde minus een of twee standaarddeviaties. Normale waarden in verschillende populaties zijn opgegeven als 7,20 tot 7,30 met een spreiding van 7,04 tot 7,45 (2 sd).

Eskes et al.[10] vonden in een populatie van een academisch ziekenhuis (n = 4667) dat de verdeling niet volgens een Gauss-kromme loopt, maar scheef is naar links (zie figuur 2.3). Het is dan ook nauwkeuriger om percentielen te gebruiken. Enkele waarden uit deze arteriële pH-verdeling zijn p2,3 = 7,06, p25 = 7,19, p50 = 7,24, p75 = 7,28 en p99 = 7,36.

2.10 PATHOLOGISCHE ACIDOSE

Wanneer spreekt men nu van foetale acidose en wat zijn de foetale en neonatale gevolgen?

Saling definieerde een waarde ≤7,20 in de navelstrengarterie als foetale acidose op basis van multipele bloedafnamen uit de foetale schedel tijdens de geboorte met een normaal CTG (zie hoofdstuk 12). Veel studies hebben de relatie tussen de zuur-base-parameters in de navelstrengarterie en de neonatale morbiditeit en mortaliteit onderzocht.

Over een acidosegrens tussen 7,0 en 7,20 worden wisselende relaties gerapporteerd tussen de arteriële navelstreng pH en neonatale morbiditeit alsook neonatale conditie, orgaanschade of neurologische complicaties 14. Als een meer realistisch standpunt voor pathologische acidose wordt door sommigen een grens van een arteriële pH < 7,00 geopperd. Ook het American College of Obstetrics & Gynecology

Figuur 2.4 Distributie van de pH in de a. umbilicalis in een populatie in een academisch ziekenhuis (n = 4667).[4]

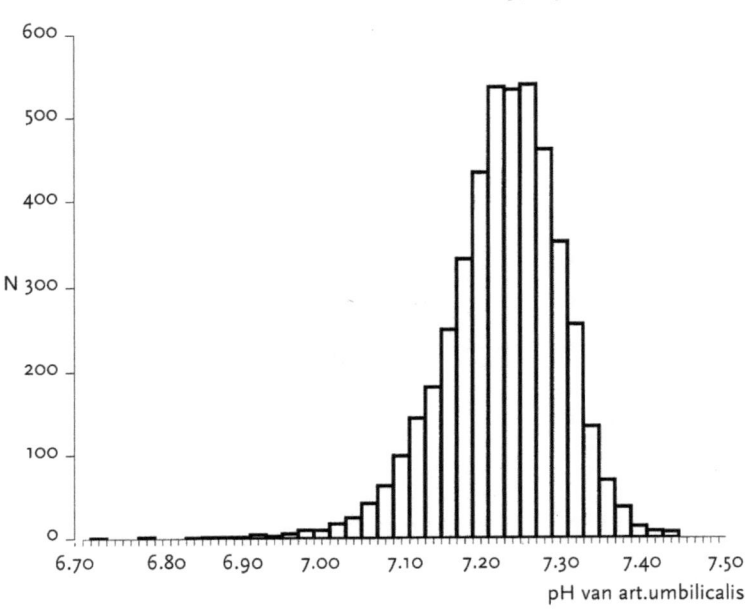

(ACOG) houdt een pH van 7,00 in de umbilicale arterie aan als grenswaarde voor pathologische acidose.

Een onderzoek van Van den Berg et al., waarbij de neonatale morbiditeit wordt vergeleken tussen een studiegroep met een navelstrengarterie pH < 7,00 en een gematchte controlegroep met een navelstrengarterie pH > 7,24 liet significante verschillen zien (tabel 2.1).[9] Ook echter bij een zelfde studieopzet, waarbij acidose was gedefinieerd als een pH tussen 7,00-7,10, waren er significante verschillen in neonatale morbiditeit, vergeleken met een controlegroep > 7,24. Bij een nadere analyse van de resultaten bleek niet zozeer de pH van belang, maar de metabole component van de acidose, omdat deze een indicatie geeft over de duur van hypoxie. Ook anderen wezen op het belang hiervan als maat voor de ernst van de foetale hypoxie, waarbij meestal als grens een BE van -10 tot -16 mmol/l (of een base tot deficit van 10 tot 16 mmol/l) wordt aangegeven.[11,15]

2.11 HET AFNEMEN VAN NAVELSTRENGBLOED

Fysiologisch en anatomisch weerspiegelt de arteriële waarde in de navelstreng het best het zuur-base-evenwicht van de foetus vlak voor de geboorte. De veneuze waarde afkomstig van de placenta zegt o.a. iets over de zuur-base-status van de moeder en de effectiviteit van de gaswisseling over de placenta. Een normaal zuur-base-evenwicht in de navelstrengarterie kan natuurlijk een episode van hypoxie, die langer geleden is en waarvan de foetus zich hersteld heeft, niet uitsluiten. Anderzijds kan een normaal zuur-base-evenwicht de indruk van perinatale hypoxie als gevolg van pathologische foetale hartfrequentiepatronen, meconium of lagere Apgarscores, wel in het juiste licht zetten. Daarom wordt in de literatuur door verschillende auteurs voorgesteld om na elke partus een pH- en bloedgasbepaling in de navelstrengarterie te verrichten. Anderen zijn ervoor dit alleen te doen indien er sprake is van een lage Apgarscore.

Techniek

Gebruik altijd dezelfde methode, zodat de gevonden waarden te vergelijken zijn. De afklemming van de navelstreng geschiedt idealiter voordat de ademhaling van de pasgeborene op gang komt. Gebruik vier kochers voor het afklemmen van een geïsoleerd stuk navelstreng.

- Zet de eerste twee klemmen dicht bij de neonatus om te voorkomen dat de arteriën nog afvloed hebben naar de placenta.
- Zet vervolgens twee klemmen op ten minste 20 cm afstand daarvan. Identificeer de twee arteriën en de vene en neem een arterieel en veneus bloedmonster af. De belangrijkste reden om zowel een arterieel als een veneus bloedmonster af te nemen, is dat door vergelijking van beide gasanalyses gezien kan worden of een van de bloedmonsters ook echt arterieel was. Houd een maximale latentietijd van 30 minuten aan tussen afklemmen en afname.
- Neem anaeroob af en gebruik gestandaardiseerde spuitjes, met het oog op de juiste heparineconcentratie, die de pH kan beïnvloeden. Houd ook de tijd tussen afname en bepaling van het monster zo kort mogelijk: maximaal 30 minuten. In deze tijd zal de anaerobe glycolyse in het bloedmonster leiden tot verhoging van pCO_2 en verlaging van de pH en de BE. Om dit metabolisme te verlangzamen worden de afgenomen bloedmonsters tot aan de analyse ook wel op ijs bewaard.[8]

LITERATUUR

Barclay AE, Franklin KJ, ML Pritchard. The foetal circulation and cardiovascular system and the changes they undergo at birth. Oxford: Blackwell, 1944.

Barcroft J. Researches in prenatal life. Oxford: Blackwell, 1946.

Bauer C, et al. Factors governing the oxygen affinity of human adult and foetal blood. Respiratory Physiology 1969; 7: 271.

Boyd JD, Hamilton WJ. The human placenta. Cambridge: Heffer, 1970.

Brosens IA, Dixon G, Robertons WB. Human placentation. Eur J Obstet Gynecol Reprod Biol 1975; 5: 1-21.

Dawes GS. Foetal and neonatal physiology. Chicago: Yearbook Medical Publications, 1968.

Aarnoudse, JG, Illsley NP, Penfold P, Bardsley SE, Rispens R, Hytten FE. Permeability of the human placenta to bicarbonate: in-vitro perfusion studies. Br J Obstet Gynacol 1984; 91: 1096-1102.

Breart G, Dudenhausen JW, van den Berg PP, Galindo A, Holzgreve W, Ingemarsson I, et al. Guidelines for blood sampling and measurement of pH and blood gas values in obstetrics. Eur J Obstet Gynecol Reprod Biol 1994; 54: 165-75.

Berg PP van den, Nelen WLDM, Jongsma HW, Nijland R, Kollée LAA, Nijhuis JG, Eskes TKAB. Neonatal complications in newborns with an umbilical artery pH 7,00. Am J Obstet Gynecol 1996; 175: 1152-7.

Eskes TKAB, Jongsma HW, Houx PCW. Umbilical cord gases in home deliveries versus hospital-based deliveries. J Reprod Med 1981; 26: 406.

Low JA, Panagiotopoulos C, Derrick EJ. Newborn complications after intra partum asphyxia with metabolic acidosis in the term fetus. Am J Obstet Gynecol 1994; 170: 1081-7.

Rooth G, McBride R, Ivy BJ. Fetal and maternal pH measurements. Acta Obstet Gynecol Scand 1973; 52: 47-50.

West JB, ed. Acid-base balance and regulation of H+ excretion. Physiological basis of medical practice; 12th ed. Baltimore: Williams & Wilkins, Baltimore, 1998.

Victory R, Penava D, Silva O da, Natale R, Richardson B. Umbilical cord pH and base excess values in relation to adverse autcome events for infants delivering at term, Am J Obstet Gynecol 2004; 191:2021-8.

Andres RL, Saade G, Gilstrap LC, Wilkins I, Witlin A, Zlatnik F, Hankins GV. Association between umbilical blood gas parameters and neonatal morbidity and death in neonates with pathologic fetal acidemia. Am J Obstet Gynecol 1999; 181:867-71.

3 Klinisch-epidemiologische aspecten van foetale bewaking

M.P. Heringa, H.W. Jongsma

3.1 INLEIDING

De opkomst van de foetale bewakingstechnieken in de afgelopen decennia heeft er niet toe geleid dat perinatale sterfte of neurologische morbiditeit daardoor minder frequent voorkomen dan met klassieke foetale bewakingstechnieken.[1,11] Toch kent vrijwel ieder werkzaam in de verloskunde individuele casus, waarbij foetale bewaking vrijwel zeker heeft geleid tot een betere uitkomst of het voorkomen van schade. Anderzijds weten we ook dat onnodige interventies samenhangend met foetale bewaking leiden tot morbiditeit bij moeder en kind.[2] Als we inzicht hebben in hoe de waarde (*validity*) van foetale bewakingstechnieken wordt beoordeeld, zijn we beter in staat tot verantwoorde toepassing. Het gaat erom te weten in welke specifieke situaties het gebruik leidt tot 'meer goed dan kwaad' voor patiënten.

Om een testuitslag bij een individuele patiënt te interpreteren, gegevens in de literatuur op waarde te schatten en om van de uitkomsten van eigen zorg te leren, is kennis van klinische epidemiologische aspecten van foetale bewaking noodzakelijk.[3,4,5] Die praktische behoefte ligt aan dit hoofdstuk ten grondslag.

3.2 DE WAARDE VAN ONDERZOEKEN OF TESTEN

Het doel van foetale bewaking is het opsporen van (risicofactoren voor) foetale nood, met het oogmerk om door interventie de kans op blijvende, met name neurologische morbiditeit en op sterfte te verkleinen.[6] Het gaat dan om de voorspellende waarde van een onderzoek of test voor bepaalde (ongewenste) uitkomsten (zogenoemde *concurrent* of *predictive validity*).

Foetale bewaking maakt gebruik van metingen van biologische variabelen (bijvoorbeeld foetale harttonen met frequentie en regelmaat, flowprofielen in foetale bloedvaten, directe foetale hartfrequentie en variabiliteit in relatie tot de tijd en tot uterus activiteit bij het CTG). Die metingen of tests zijn alleen bruikbaar als ze (technisch) betrouwbaar en voldoende nauwkeurig zijn. De variatie in de interpretatie, zowel intra- als interindividueel, moeten bekend zijn en niet te groot. In de praktijk valt die variatie erg tegen, zelfs nadat beoordelaars dezelfde gedegen training hebben gehad.[7] Daarom worden hulpmiddelen zoals beoordelingsscores toegepast. Gebruik van bijvoorbeeld de Fisher-score voor beoordeling van een CTG draagt echter niet werkelijk bij tot een afname van de interindividuele variatie bij de interpretatie van een CTG.[8,9] Met computeranalyse wordt wel deels aan dit probleem tegemoetgekomen.[10] Deze beoordelingstechnieken zijn wel aanvullend, maar kunnen de klinische beoordeling niet vervangen.

Een voorwaarde voor klinische bruikbaarheid van een test is dat er een biologisch plausibel, en statistisch significant, verband bestaat tussen de uitslagen van een onderzoek en het pathofysiologische proces waar het om gaat (de zogenoemde construct en content validity). Bij het CTG denken we aan de verandering van hartactievariabiliteit door hypoxaemie en de relatie van hypoxaemie met foetale neurologische schade. Een valkuil bij de individuele patiënt is dat ook andere pathofysiologische processen kunnen spelen. Een strak CTG kan ook optreden bij anemie of maternaal medicatiegebruik. Dat maakt de betekenis van het onderzoeksresultaat direct anders en vraagt ook om een andere behandeling. In elke situatie moet men zich dan ook afvragen welk pathofysiologisch verband tussen de bevindingen en de werkelijke toestand van de foetus het meest waarschijnlijk is.

Onderzoeken worden met uiteenlopende vraagstelling gebruikt, bijvoorbeeld voor screening (opsporen), voor diagnostiek en voor het bepalen van de ernst of het verloop van de foetale conditie. Afhankelijk van de indicatie stellen we bepaalde eisen aan de test en zijn er specifieke voor- en nadelen. De vraag is telkens welke test voor welke situatie het meest geschikt en bijdragend is en het beste resultaat geeft. Bij de introductie van een nieuwe test, zoals die met analyse van directe foetale ECG-signalen (zogenoemde ST-analyse, zie hoofdstuk 9), is de vraag hoe te beoordelen of deze beter is dan andere.

In dit hoofdstuk komt hierover het volgende aan de orde:
1 In welke mate ontdekt de test de conditie die zij zou moeten voorspellen? Voorbeeld: voorspelt het CTG foetale nood? Welke factoren zijn van belang voor het bepalen van de kans op een slechte uitkomst?
2 Voegt de test iets toe vergeleken met de bestaande alternatieven? Hoe kan ik het onderscheidende vermogen van testen met elkaar vergelijken?
3 Wat is de bijdrage van het gebruik van de test in de praktijk aan het voorkomen van adverse outcomes? Zijn foetale morbiditeit en/of mortaliteit lager bij gebruik van het CTG durante partu?
4 Welke factoren spelen er mee als blijkt dat het resultaat toch anders uitpakt dan ik had verwacht? Na een kunstverlossing wegens een slecht MBO bij een verdacht CTG wordt een kind in blakende conditie geboren. Wat nemen we in beschouwing bij de beoordeling of al dan niet juist is gehandeld.

3.3 VALIDITEIT VAN DE TEST IN EEN KRUISTABEL

De voorspellende waarde (*predictive validity*) van een test wordt vastgesteld door de resultaten te vergelijken met die van een andere test, die als 'gouden standaard' de werkelijkheid het beste benadert. Vereist is dat er duidelijkheid is over wanneer we een test als afwijkend beschouwen (afkappunt), zodat we een twee-bij-twee tabel kunnen construeren, zoals in het voorbeeld (tabel 3.1). We zien in de cellen een abnormale test en foetale nood aanwezig (*true positives, tp*), een abnormale test en foetale nood afwezig (*false positives, fp*), een normale test en foetale nood aanwezig (*false negatives, fn*) en een normale test en foetale nood afwezig (*true negatives, tn*). Verticaal gelezen wordt uitgegaan van volledige informatie achteraf, waarbij het testresultaat wordt uitgezet tegen dat van de 'gouden standaard'. Vaak hebben we niet de beschikking over een gouden standaard, maar gebruiken we een wel beschikbare tussenuitkomst als beste benadering ('zilveren standaard'). Bijvoorbeeld in de volgende tabel 3.2 gaat het om de waarde van een (afwijkend) CTG durante partu voor het vinden van perinatale asfyxie, hier gedefinieerd met een navelstreng arterie pH -/- van < 7,15.

In tabel 3.1 is a + c (*tp+fn*) het totaal aantal ziektegevallen, b + d (*fp+tn*) het aantal casussen zonder ziekte, a + b (*tp+fp*) het aantal abnormale testresultaten en c + d (*fn+tn*) het aantal normale testuitslagen. Het totale aantal patiënten in de onderzochte populatie is Σ = a + b + c + d (=*tp+fp+fn+tn*). De prevalentie van ziekte is (a + c) / Σ.

Om vast te stellen of een testuitslag positief (abnormaal) of negatief (normaal) is, is een grenswaarde of afkappunt (*cut-off point*) nodig. Men kan bijvoorbeeld bij Doppler-ultrageluidstudies voor de pulsatiliteitsindex als grenswaarde 3 standaarddeviaties boven het gemiddelde in een normale populatie nemen (zie

Kruistabel 3.1 Testuitslag uitgezet tegen uitkomst gemeten met 'gouden standaard'.
Voorkomen = prevalentie = vooraf kans = (a + c) / Σ; sensitiviteit = TP-rate = a / (a + c); specificiteit= TN-rate = d / (b + d); positief voorspellende waarde (PPV) = a / (a + b); negatief voorspellende waarde = d / (c + d).

		ziekte aanwezig	ziekte afwezig
test	positief	TP	FP
test	negatief	FN	TN

hoofdstukken 12 en 13). Een positieve Doppler-test is dan een uitslag met PI > 3 sd. Uitgaande van zo'n 2 × 2-tabel worden in de volgende paragrafen verschillende testkarakteristieken berekend.

Voor sommige onderzoeken kan men, afhankelijk van het doel van de test, een ander afkappunt kiezen. Het is dan mogelijk een tabel te maken met meerdere afkappunten (*contingency-table*). Voor elk afkappunt kan dan de sensitiviteit en specificiteit worden berekend. Deze kunnen worden uitgezet in een grafiek, waarmee het optimale afkappunt kan worden vastgesteld (zogenoemde ROC-curve, zie 3.4).

Sensitiviteit en specificiteit

De sensitiviteit is het vermogen van een test om (in deze context) foetale nood te voorspellen, als die werkelijk aanwezig is. De specificiteit is het vermogen van een test om het afwezig zijn van foetale nood terecht aan te geven (tabel 3.2). Een ideale testen heeft zowel een zeer hoge sensitiviteit als een zeer hoge specificiteit (100%). Maar ideale testen bestaan niet. Veelal gaat het stijgen van de ene waarde met een daling van de andere gepaard.

Sensitiviteit en specificiteit karakteriseren een test onafhankelijk van het voorkomen (de prevalentie of incidentie) van de conditie. De sensitiviteit en specificiteit van verschillende testen kunnen we daarom met elkaar vergelijken om te beoordelen welke de beste is voor een bepaalde klinische situatie of vraagstelling.

Voorspellende waarde

In de klinische praktijk gaat het niet om achteraf, maar juist om vooraf aan de hand van een test uitslag te bepalen wat er aan de hand is. We lezen de tabel niet meer verticaal, maar horizontaal. Het gaat om de vraag hoe groot de kans is dat er werkelijk foetale nood is, wanneer de test daarop wijst. Dit noemen we de positief voorspellende waarde van de test (*positive predictive value, ppv*). Deze kan worden berekend in de tabel als a/a+b. Analoog is de vraag wat is de kans dat de foetale conditie goed is als het testresultaat normaal is. Dit is de negatief voorspellende waarde (*negative predictive value, npv*). Deze is te berekenen in de tabel als d/c+d.

Het gaat nu om kansen op het vóórkomen van foetale nood. De kans is dan zowel afhankelijk van de prevalentie of incidentie (het voorkomen van het probleem) en als van de testkarakteristieken. Wanneer de sensitiviteit en specificiteit van een test bekend zijn en ook het voorkomen van het probleem in een bepaalde patiëntengroep, dan kan men deze kruistabel construeren en de PPV en NPV berekenen.

Het volgende rekenvoorbeeld betreft de validiteit van intrapartum foetale CTG-bewaking voor het vaststellen van foetale nood: in het Universitair Medisch Centrum Nijmegen werd in 1995 bij 83 (a+b) van de 908 (Σ) foetussen een kunstverlossing verricht op de indicatie vermoeden foetale nood (en bij 825 (c+d) partussen niet). Van de 83 per kunstverlossing geboren kinderen hadden er 21 (a) werkelijk een acidose (pH a.umbilicalis < 7,15) en 62 (b) niet. Bij de overige partussen hadden 52 (c) kinderen een pH < 7,15 en 773 (d) niet. Uit de 2 × 2-tabel kan dan worden berekend (verticaal):

sensitiviteit = 100 × a/a+c=100 × 21/73 = 28,8%
specificiteit = 100 × d/b+d=100 × 773/835) = 92,6%

In dit voorbeeld is dan te berekenen dat bij een prevalentie van foetale nood in die populatie van a+c/Σ = 100 × 73/908 = 8% de voorspellende waarde van de test gelijk is aan:

ppv = 100 × a/a+b = 100 × 21/83 = 25,3%
npv = 100 × d/c+d = 100 × 773/825 = 93,7%

Vooral de sensitiviteit (ook wel *detection rate*) valt gevoelsmatig wat tegen voor de meeste praktisch actieve clinici, omdat uit deze cijfers naar voren komt dat de meeste gevallen van asfyxie *niet* met het CTG kunnen worden ontdekt (veel fout-negatief). Vermoedelijk komt dat doordat atypische en suspecte CTG's niet voldoende als pathologisch worden herkend. Ook is de positief voorspellende waarde van een afwijkend CTG laag (veel fout-positieven), doordat niet alle foetussen in goede conditie een normaal CTG hebben (specificiteit minder dan 100%).

De Regel van Bayes

De bovenbeschreven werkwijze met de kruistabel is niet erg praktisch en biedt ook geen inzicht in de afhankelijkheid van voorkomen en voorspellende waarde van testen. Met de Regel van Bayes komen we verder. De regel geeft het verband aan tussen het vóórkomen (prevalentie/incidentie) van het probleem (foetale nood) en de voorspellende waarde van de test. Het theorema van Bayes (Engeland 1702) wordt ook wel de 'omkeerformule' genoemd, omdat je vanuit bekende (vooraf-)kansen, een afhankelijke (achteraf-kans) kunt berekenen. Met andere woorden, als vóórkomen en validiteit van een onderzoek bekend zijn, kan de voorspellende waarde snel worden berekend of geschat. We gaan bij de kansrekening uit van de bovenstaande kruistabel (3.1, waarbij $p(\Sigma)=1$). Tevens introduceren we hier de begrippen *likelihoodratio* (waarschijnlijkheidsindex) en *odds* (een andere notatie van de kans (p)), waarmee gemakkelijker gerekend kan worden). Deze begrippen komen ons verderop in dit hoofdstuk nog van pas.

De gegevens in de kruistabel zijn ook te beschrijven als de kansen, bijvoorbeeld op een positieve testuitslag p(T) en op asfyxie p(D) of afwezigheid van asfyxie p(D-).
De sensitiviteit is af te leiden uit de kans p(D en T) = a/Σ en de kans op asfyxie als p(D) = (a+c)/Σ. Dan is de sensitiviteit ook p(T|D) = a/(a+c) = p(D en T)/p(D), dus p(T|D) x p(D) = p(D en T). Analoog geredeneerd via de kans op een afwijkend CTG als p(T) = (a+b)/Σ en de positief voorspellende waarde is: p(D en T) = p(D|T) x p(T). Daaruit volgt dat p(D|T) x p(T) = p(T|D) x p(D). Dit is de omkeerregel van Bayes. Evenzo is af te leiden: p(D-|T) x p(T) = p(T|D-) x p(D-).

Wanneer deze beide formules gecombineerd (gedeeld) worden leidt dit tot de kansbeschrijving:

$$\frac{p(D|T)}{p(D-|T)} = \frac{p(T|D)}{p(T|D-)} \times \frac{p(D)}{p(D-)}$$

De kans op de aandoening, gegeven een afwijkend testresultaat, is gelijk aan het product van de waarschijnlijkheidsindex en de vooraf-kans of anders: *posterior odds = likelihoodratio x prior odds.*

De odds is de verhouding tussen twee elkaar uitsluitende kansen (som gelijk aan 1): odds = p(D)/p(D-) = p/1-p. Bij voorbeeld p=0,2, dan is *odds* = 0,2/0,8 = 0,25. Terugrekenen kan als volgt: p = *odds*/(1+*odds*), p = 0,25/(1+0,25) = 0,2.

De waarschijnlijkheidsindex of likelihoodratio voor een positieve testuitslag (LR$^+$) is het quotiënt van tp en fp, dus van sensitiviteit/(1-specificiteit). De LR is een maat voor de informatieve waarde van een testuitslag. Voor een negatieve testuitslag kan zo ook de negatief voorspellende waarde worden berekend. Dan is de likelihoodratio het quotiënt van TN/FN. Met de likelihoodratio kan de onderscheidende waarde van verschillende testen nog beter met elkaar worden vergeleken.

Op deze wijze wordt inzichtelijk dat de voorspellende waarde direct wordt beïnvloed door het voorkomen of de waarschijnlijkheid van de aandoening in een gegeven situatie. Vaak is wel bekend of die kans hoog of juist klein is. Bij aanwijzingen voor placenta-insufficiëntie is de kans op intra-uteriene asfyxie veel groter dan bij een ongecompliceerde zwangerschap. Wanneer in het eerste geval een suspect CTG wordt gevonden is de kans (ppv, positief voorspellende waarde) aanzienlijk groter dat er daadwerkelijk wat aan de hand is dan in het tweede geval. Anderzijds wordt zo inzichtelijk dat bij een lage prevalentie of incidentie de kans op fout-positieve testresultaten relatief groot is. Dat is in de verloskunde een reëel risico omdat doorgaans wordt gescreend in een relatief laag-risico populatie, ernstige perinatale asfyxie met als gevolg neurologische schade of sterfte is immers zeer zeldzaam. Echter erop rekenen dat een afwijkende test

Tabel 3.2 Kruistabel: vermoede asfyxie op basis van CTG tijdens de uitdrijving en asfyxie bij geboorte gedefinieerd als pH art. umbilicalis < 7,15 (cijfers Universitair Medisch Centrum Nijmegen 1995).

test	Foetale nood wel	Foetale nood niet	
Positief afwijkend	21 (tp)	62 (fp)	83
Negatief niet afwijk.	52 (fn)	773 (tn)	825
totaal	73	835	908

heel vaak vals alarm is, kan de test-mens-combinatie ook nog tot een minder veilige maken.[13]

Bij deze Bayesiaanse kansrekening wordt uitgegaan van al bekende vooraf kansen op basis van eerder onderzoek. Bij gebrek daaraan kan het oordeel van een deskundige worden gebruikt, die een bepaalde waarschijnlijkheid toekent aan gebeurtenissen, door het vóórkomen of de kans erop te schatten.

3.4 ROC-CURVE

Als de afkapwaarde van een test gevarieerd kan worden, kan bij iedere grenswaarde een 2 × 2-tabel worden opgesteld en een bijbehorende sensitiviteit en specificiteit worden berekend. Deze waarden worden dan uitgezet (figuur 3.1) als een zogenoemde ROC-curve (*ROC = receiver operating characteristic*). De uiteinden van de ROC-curve representeren de volgende twee situaties: indien een CTG op basis van de variabiliteit altijd als normaal wordt beoordeeld (tp = 0 en fp = 0) is de sensitiviteit 0% en de specificiteit 100%; indien het CTG altijd als abnormaal wordt beoordeeld (fn = 0 en tn = 0) is de sensitiviteit 100% en de specificiteit 0%. Als de curve te dicht bij de diagonaal loopt betekent dit dat voor elke wijziging in afkapwaarde de sensitiviteit evenveel toe neemt als de specificiteit afneemt. Dat wil zeggen dat de informatieve waarde van de test nul is bij elk afkappunt. De test voegt dan niets toe.

De ROC-curve is de gemakkelijkste manier om de onderscheidende waarde van verschillende testen te vergelijken. Realiseer je ook dat deze curve de grafische weergave is van de *likelihoodratio* (voor een positief testresultaat). Op de diagonaal is de waarde van LR+ gelijk aan 1. Dat betekent volgens de regel van Bayes *(posterior odds = likelihoodratio x prior odds)* dat de voorspellende waarde gelijk is aan de vooraf-

Figuur 3.1 Vergelijking van de ROC-krommen van de drie verschillende test voor predictie van acidose na een bevalling na 41 weken zwangerschap.

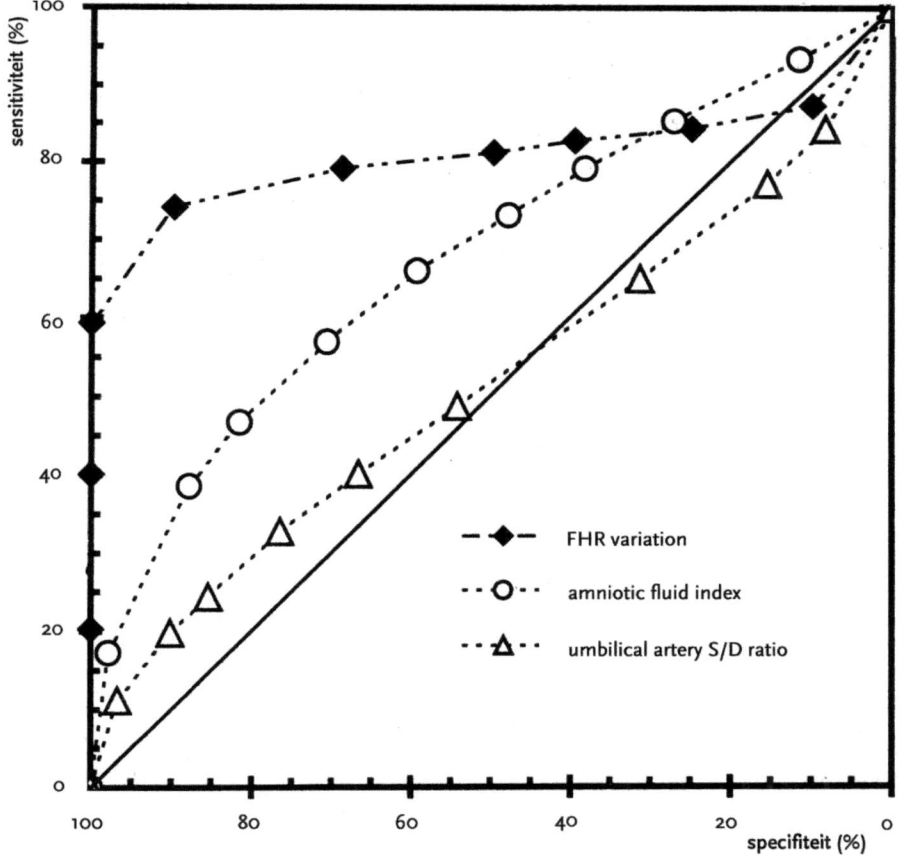

kans. Dan heeft gebruik van de test geen zin in die situatie.

Met behulp van ROC-curven kan de validiteit van verschillende testen worden vergeleken. In het voorbeeld van figuur 3.1 is nagegaan of numerieke analyse van het antepartum foetale hartfrequentiepatroon met het *Sonicaid System 8000* de foetale bewaking van postterme zwangerschappen kan verbeteren.[12] Uit het vergelijken van de ROC-curven blijkt dat de hartfrequentievariabiliteit zowel een hogere sensitiviteit als een hogere specificiteit heeft, vergeleken met de andere twee gebruikte testmethoden.

3.5 PRACTICE IS NOT PERFECT

De uiteindelijke betekenis van een diagnostische of screeningtest wordt mede bepaald door de consequenties die de testresultaten hebben. Veel testen, waaronder het CTG durante partu, werden al in de praktijk toegepast zonder dat goede evaluatiestudies hebben plaatsgehad.[11] De werkzaamheid *(efficacy, can it work?)* en de doeltreffendheid of effectiviteit *(effectiveness, does it work in practice?)* worden idealiter vastgesteld in *randomized clinical trials (rct's)*. Dan volgen meta-analyses van de beschikbare rct's waarin op systematische wijze de beschikbare onderzoeksgegevens worden geanalyseerd. Voor foetale bewaking zijn er een aantal gepubliceerd in de Cochrane Library. De conclusies van enkele reviews laten zien dat de waarde van foetale bewaking op populatie niveau beperkter is dan de ervaring in de dagelijkse zorg doet vermoeden. Zo wordt over het gebruik van continue foetale CTG-bewaking durante partu het volgende geconcludeerd:

'*Continuous cardiotocography during labour is associated with a reduction in neonatal seizures, but no significant differences in cerebral palsy, infant mortality or other standard measures of neonatal well-being. However, continuous cardiotocography was associated with an increase in caesarean sections and instrumental vaginal births. The real challenge is how best to convey this uncertainty to women to enable them to make an informed choice without compromising the normality of labour*'.[17]

De samenvattingen van de analyses van de Cochrane Database of Systematic Reviews van de Pregnancy and Childbirth Group zijn te raadplegen via het volgende webadres op het internet: http://mrw.interscience.wiley.com/cochrane/cochrane_clsysrev_crglist_fs.html. Over foetale bewaking komen onder andere aan de orde:

- *Fetal movement counting for assessment of fetal well being.*
- *Biophysical profile for fetal assessment in high risk pregnancies.*
- *Doppler ultrasound for fetal assessment in high risk pregnancies.*
- *Cardiotocography for antepartum fetal assessment.*
- *Fetal vibroacoustic stimulation for facilitation of tests of fetal wellbeing.*
- *Continuous cardiotocography (CTG) as a form of electronic fetal monitoring (EFM) for fetal assessment during labour.*
- *Fetal electrocardiogram (ECG) for fetal monitoring during labour.*
- *Fetal pulse oximetry for fetal assessment in labour.*

Op grond van de bevindingen in deze reviews moeten we ons realiseren dat de effectiviteit van ons handelen in de dagelijkse praktijk de resultante is van diagnostische precisie, werkzaamheid van de (be)handeling, compliance met protocollen door de arts en compliance met adviezen door de patiënt *(effectiveness = f(Dx-accuracy + Rx-efficacy + doctor's & patiënt's compliance)*. De praktijk van alledag is niet zo perfect als de omstandigheden in goed opgezette onderzoeksprojecten. Dat betekent doorgaans dat de verhouding tussen voor- en nadelen van screening, diagnostiek en interventies als het ware verdund worden en minder gunstig zijn dan we op grond van de literatuur hopen. Ook bij evaluatie en analyse achteraf van ons handelen is het goed om dat te beseffen. Immers dat een kind al of niet in goede toestand ter wereld is gekomen, kan evenzeer dankzij, als ondanks ons handelen zijn. Om toch te kunnen leren van onze eigen ervaringen, kan gebruik gemaakt worden van het in dit hoofdstuk verworven inzicht in de klinisch-epidemiologische aspecten van het diagnostische en therapeutische proces.

LITERATUUR

Shy KK, Luthy DA, Bennett FC, Whitfield M, Larson EB, van Belle G, Hughes JP, Wilson JA, Stenchever MA. Effects of electronic fetal-heart-rate monitoring, as compared with periodic auscultation, on the neurologic development of premature infants. N Engl J Med. 1990 Mar 1; 322(9):588-93.

Thacker SB, Stroup D, Chang M Continuous electronic heart rate monitoring for fetal assessment during labor. The Cochrane Database of Systematic Reviews: Reviews 2001 Issue 2 John Wiley & Sons, Ltd Chichester, UK DOI: 10.1002/14651858.CD000063.

Peipert JF, Sweeney PJ. Diagnostic testing in obstetrics and gynecology: a clinician's guide. Obstet Gynecol 1993; 82: 619-23.

Richardson DK, Schwartz JS, Weinbaum PJ, Gabbe SG. Diagnostic tests in obstetrics: a method for improved evaluation. Am J Obstet Gynecol 1985; 152: 613-8.

Stempel LE. Eenie, meenie, minie, mo ... What do the data really show? Am J Obstet Gynecol 1982; 144: 745-52.

NVOG Richtlijn nr 54 Foetale bewaking, Utrecht 2004, NVOG.

Interobserver agreements in assessing 549 labor admission tests after a standardized training program. Blix E, Oian P. Acta Obst Gynaecol Scand 84; 2005:1087-92.

Fischer WM, Stude I, Brand H. Ein Vorschlag zur Beurteilung des antepartualen Kardiotokograms. Geburtsh Perinat 1976; 48: 19-26.

Hammacher K, Brun del Re R, Gaudenz R, et al. Kardiotographischer Nachweis einer fetalen Gefährdung mit einem CTG-Score. Gynäkol Rundsch 1974; 14: 61.

Keith RD, Beckley S, Garibaldi JM, et al. A multicentre comparative study of 17 experts and an intelligent computer system for managing labour using the cardiotocogram. Br J Obstet Gynaecol 1995; 102: 688-700.

Banta DH, Thacker SB. Historical controversy in health technology assessment: the case of electronic fetal monitoring. Obstet Gynecol Surv. 2001 Nov; 56(11):707-19.

Weiner Z, Farmakides G, Schulman H, Kellner L, Plancher S, Maulik D. Computerized analysis of fetal heart rate variation in postterm pregnancy: prediction of intrapartum fetal distress and fetal acidosis. Am J Obstet Gynecol. 1994 Oct; 171(4): 1132-8.

Royston GHD. Fetal heart monitroing: a systems view. Lancet. 1982 Apr 10; 1(8276): 861.

Neilson JP, Alfirevic Z. Doppler ultrasound for fetal assessment in high risk pregnancies. The Cochrane Database of Systematic Reviews: Reviews 1996 Issue 2 John Wiley & Sons, Ltd Chichester, UK DOI: 10.1002/14651858.CD000073.

Tan KH, Smyth R. Fetal vibroacoustic stimulation for facilitation of tests of fetal wellbeing. The Cochrane Database of Systematic Reviews: Reviews 2001 Issue 1 John Wiley & Sons, Ltd Chichester, UK DOI: 10.1002/14651858.CD002963.

Pattison N, McCowan L. Cardiotocography for antepartum fetal assessment. The Cochrane Database of Systematic Reviews: Reviews 1999 Issue 1 John Wiley & Sons, Ltd Chichester, UK DOI: 10.1002/14651858.CD001068.

Alfirevic Z, Devane D, Gyte GML. Continuous cardiotocography (CTG) as a form of electronic fetal monitoring (EFM) for fetal assessment during labour. Cochrane Database of Systematic Reviews 2006, Issue 3. Art. No.: CD006066. DOI: 10.1002/14651858.CD006066.

East CE, Chan FY, Colditz PB. Fetal pulse oximetry for fetal assessment in labour. Cochrane Database Syst Rev. 2004 Oct 18;(4):CD004075.

4 Kenmerken van een cardiotocogram
Definities

G.G.M. Essed, J.G. Nijhuis, H.P. van Geijn, G.H.A. Visser

4.1 INLEIDING

cardio (*kardia* = hart): met betrekking tot de hartfrequentie
toco (*tokos* = baring): met betrekking tot de baarmoedercontracties
grafie (*graphein* = schrijven): met betrekking tot de afbeelding

Cardiotocografie is de simultane registratie van de foetale hartfrequentie en de myometriumcontractiliteit. De beoordeling van een cardiotocogram (CTG) vindt plaats volgens een vaste systematiek. Hierbij worden de verschillende aspecten van het CTG beoordeeld en in samenhang geïnterpreteerd. In dit hoofdstuk zullen deze aspecten van het CTG worden genoemd, gedefinieerd en kort besproken. Aan de orde komen achtereenvolgens de kenmerken van de foetale hartfrequentieregistratie en van de weeënregistratie.

Kenmerken van de foetale hartfrequentieregistratie
basisfrequentie
variabiliteit
acceleraties
deceleraties
vroege deceleraties
variabele deceleraties
late deceleraties
tachycardie
bradycardie
foetale aritmie
saltatoir patroon
sinusoïdaal patroon

Kenmerken van de weeënregistratie
weeënfrequentie
vertraagde relaxatie
polysystolie
bigeminie
tachysystolie
Montevideo-eenheid
rusttonus
hypertonie

De in dit hoofdstuk voorgestelde definities zijn voor een deel arbitrair. De eerste gezaghebbende definities van de kenmerken van een CTG-registratie kwamen eind jaren vijftig van de hand van Hon (New Haven, Connecticut) en van Caldeyro Barcia (Montevideo, Uruguay). Tijdens het vijfde wereldcongres in 1967 te Sydney besloten beiden hun eigen terminologie te verlaten ten gunste van een algemeen geaccepteerde naamgeving. In 1986 werd deze terminologie onder auspiciën van de figo tijdens een internationale expertmeeting herzien.[13] Uit een onderzoek onder vijftien vooraanstaande Noord-Amerikaanse perinatologische centra blijkt dat er anno 1996 in de definitie van foetale hartfrequentiepatronen nog steeds een zekere mate van inconsistentie bestaat.[12] Zo wordt, afhankelijk van het perinatologisch centrum, foetale bradycardie gedefinieerd als een hartfrequentie van < 90 slagen/minuut (7%), < 110 slagen/minuut (43%) of < 120 slagen/minuut (50%), gedurende 2 minuten (29%), 3 minuten (29%), 5 minuten (7%) of 10 minuten (36%).

4.2 KENMERKEN VAN DE FOETALE HARTFREQUENTIEREGISTRATIE

Basisfrequentie (baseline fetal heart rate)
De foetale hartfrequentie wordt bij de CTG-registratie van slag op slag berekend en uitgedrukt in aantal slagen per minuut (spm of bpm = beats per minute). Onder fysiologische omstandigheden staat de hartfrequentie steeds onder invloed van zowel de parasympathische als de orthosympathische activiteit van de foetus. De basishartfrequentie vertoont als gevolg hiervan voortdurend kleine schommelingen van 5-15 slagen per minuut. Bij het beoordelen van de

basishartfrequentie wordt een schatting gemaakt van de frequentie waaromheen deze variaties optreden in een stabiele fase van de registratie. Langer durende hartfrequentieveranderingen zoals acceleraties en deceleraties worden niet bij de beoordeling van de basisfrequentie betrokken. Onder fysiologische omstandigheden ligt de basisfrequentie à terme tussen 110 en 150 slagen/minuut; pre terme ligt dat een fractie hoger.

Variabiliteit (short term variability, beat to beat variability, long term variability)
Snelle variaties in het hartfrequentiepatroon zijn de schommelingen rond de basale hartfrequentie van de foetus die optreden wanneer de hartfrequentie continu van slag op slag wordt berekend en geregistreerd. Deze zijn gesuperponeerd op de langzame(re) variaties, de golvende schommelingen rond de basisfrequentie die drie- tot vijfmaal per minuut kunnen optreden. De variabiliteit in het foetale hartfrequentiepatroon is het gevolg van het dynamisch evenwicht tussen parasympathische en orthosympathische invloeden bij een volgroeid foetaal autonoom zenuwstelsel. De variabiliteit (bandbreedte) wordt gewoonlijk bepaald tijdens perioden zonder acceleraties of deceleraties. Onder fysiologische omstandigheden bedraagt deze variatie gewoonlijk 5-15, durante partu soms wel tot 25 slagen per minuut. Een variatiebreedte van minder dan 5 slagen/minuut ('strak' CTG), vormt aanleiding tot nadere evaluatie. Meestal is er sprake van een fysiologisch fenomeen, namelijk foetale gedragstoestand 1F, non-remslaap. Indien het CTG niet binnen 45 minuten acceleraties of herstel van variabiliteit registreert, is het dynamisch evenwicht tussen parasympathische en orthosympathische invloeden tijdelijk (bijvoorbeeld als gevolg van medicatie of hypoxie/acidose) of permanent (bijvoorbeeld bij beschadiging van het centrale zenuwstelsel) verstoord.

Tachycardie gaat over het algemeen gepaard met verlies van variabiliteit. Een uitzondering vormen de acceleraties en tachycardie bij een langdurige periode (30-45 minuten) van frequente kindsbewegingen, foetale gedragstoestand 4F ('jogging fetus'): een fysiologisch fenomeen.

Pseudo-variabiliteit kan voorkomen bij uitwendige CTG-registratie (zie ook hoofdstuk 5). Door het plaatsen van een schedelelektrode kan in geval van twijfel een meer accurate registratie worden verkregen (figuur 4.1).

De aanwezigheid van goede variabiliteit is indicatief voor een goede foetale conditie.

Acceleraties
Een acceleratie is een periode van toename van de hartfrequentie met meer dan 15 slagen per minuut boven de basisfrequentie, gedurende minimaal 15 seconden (figuur 4.2). Voor de 35^e week is de amplitude van de acceleraties echter veelal kleiner. Het hart van een gezonde foetus acceleereert tijdens foetale bewegingen zoals tijdens de remslaap. Net als goede variabiliteit zijn acceleraties indicatief voor een goede foetale conditie.

Deceleraties
Een deceleratie is een periode van afname van de hartfrequentie met meestal meer dan 15 slagen per minuut onder de basisfrequentie gedurende minimaal 10 seconden. Deceleraties zijn doorgaans gerelateerd aan een contractie en soms aan een voorafgaande acceleratie.

Deceleraties kunnen het gevolg zijn van uiteenlopende pathofysiologische verschijnselen en moeten zorgvuldig beschreven en geduid worden. In de meeste classificaties zijn drie typen deceleraties te onderscheiden: vroege, variabele en late deceleraties. Subtypering is mogelijk ten aanzien van variabele deceleraties. Prognostisch is het type deceleratie van meer betekenis dan de amplitude.

Deceleraties kunnen alleen goed worden beoordeeld in relatie tot de myometriumcontractiliteit.

Vroege deceleraties
Dit type deceleratie wordt gekenmerkt door uniformiteit en het feit dat begin, maximale amplitude en einde van de deceleratie samenvallen met het begin, hoogtepunt en einde van de wee. De amplitude bedraagt minder dan 40 slagen/minuut. De hartfrequentie daalt zelden onder de 100 slagen/minuut

Zuivere vroege deceleraties ontstaan als reactie op een vagale stimulus, waarschijnlijk door compressie van het caput tijdens een wee ('simultane' deceleratie zou wellicht een betere benaming zijn; vergelijk 'late' deceleratie, na het begin van de wee, en 'variabele' deceleratie op wisselende tijdstippen ten opzichte van de wee).

Zuivere vroege deceleraties hebben in het algemeen weinig of geen klinische betekenis.

KENMERKEN VAN EEN CARDIOTOCOGRAM

Figuur 4.1 Pseudo-variabiliteit tijdens de uitwendige registratie. Het CTG toont een hartfrequentie van ongeveer 140 slagen/min. met ogenschijnlijk goede variabiliteit. Na 5 minuten wordt de registratie met een schedelelektrode vervolgd, waarbij er geen variabiliteit aanwezig blijkt te zijn.

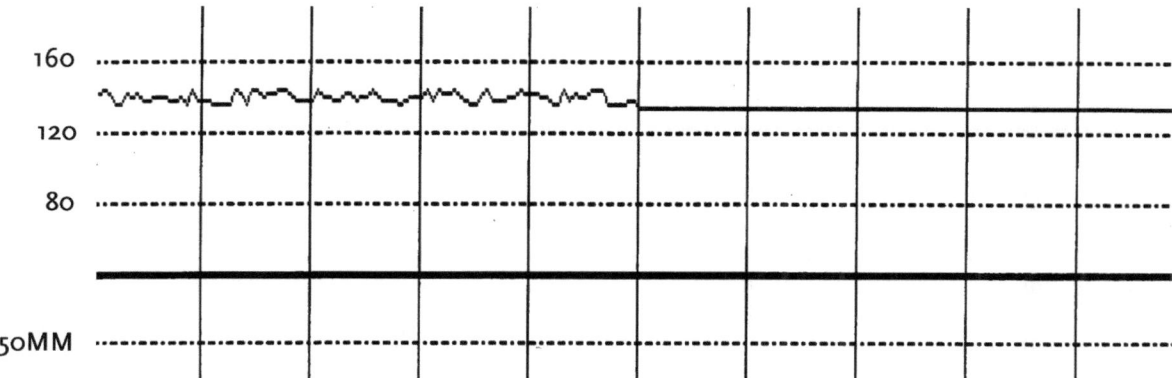

Figuur 4.2 Dit CTG toont onder meer acceleraties bij een hartfrequentie van ongeveer 135 slagen/min. met goede variabiliteit. Tevens zijn er diverse gemiste slagen ('dropped beats') te zien.

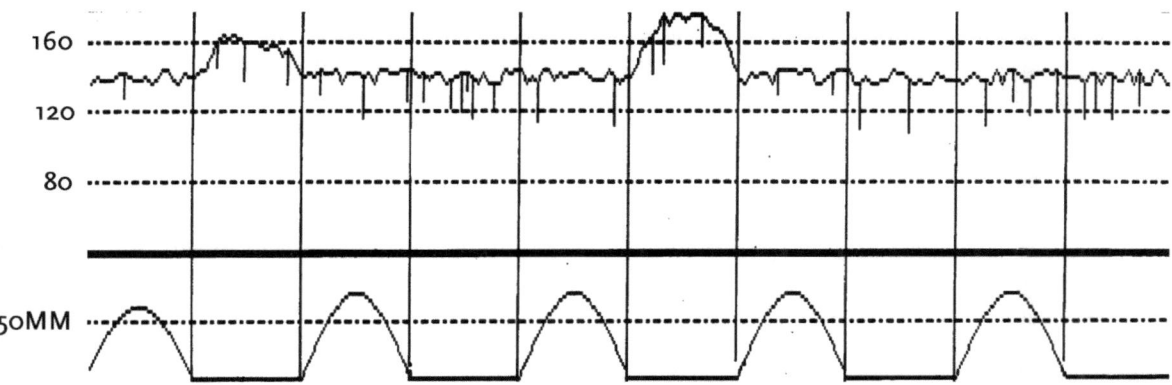

Figuur 4.3 Dit CTG toont onder meer variabele deceleraties tijdens de weeën bij een hartfrequentie van ongeveer 145 slagen/min. met goede variabiliteit. Tevens zijn er vele supraventriculaire extrasystolen te zien. Deze zijn gekenmerkt door de één slag durende verhoging van de hartfrequentie die niet wordt gevolgd door een één slag durende verlaging van de hartfrequentie (compensatoire pauze).

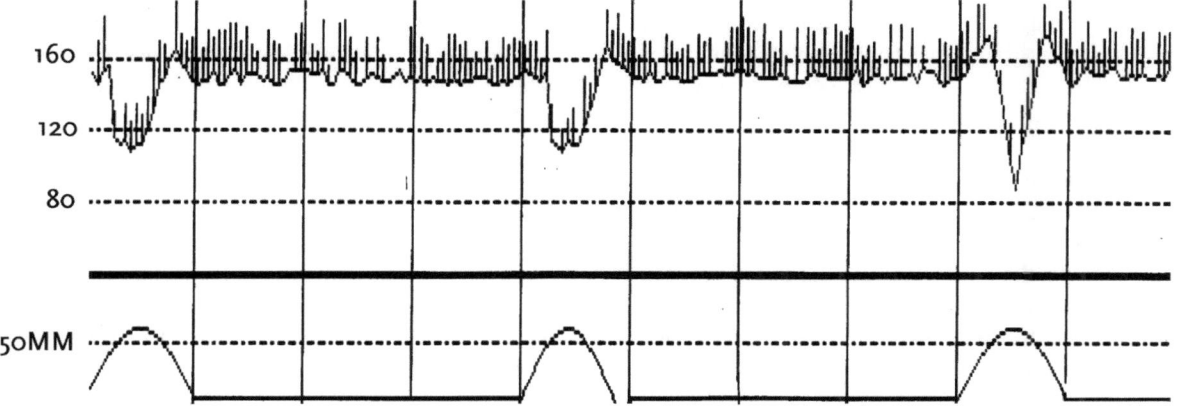

Variabele deceleraties

Variabele deceleraties worden gekenmerkt door een acute daling (binnen enkele hartslagen) van de hartfrequentie met meer dan 15 slagen/minuut, een duur van minder dan 10 minuten en een acuut herstel tot de basisfrequentie (figuur 4.3). Dit type deceleratie is meestal het gevolg van circulatoire reflexen die optreden tijdens compressie van de navelstreng, maar ook vagale prikkeling door compressie van het caput tijdens een wee vormt een mogelijke oorzaak. Vaak ziet men aan het begin en aan het einde van een variabele deceleratie een korte toename van de foetale hartfrequentie. Dit is te verklaren doordat de navelstreng-vene bij lagere compressiedruk wordt dichtgedrukt dan de navelstreng-arteriën. Bij toenemende compressie tijdens de wee zal aanvankelijk eerst de bloedstroom in de navelstrengvene stagneren met als gevolg een abrupte afname van de veneuze terugvloed naar het foetale hart. Door prikkeling van de baroreflectoren ontstaat onmiddellijk een reflectoire hartfrequentieversnelling (als bij hypovolemische shock). Deze wordt direct gevolgd door een deceleratie op het moment dat ook de navelstrengarteriën worden gecomprimeerd. Deze deceleratie hangt samen met de bloeddrukstijging die in de foetale circulatie ontstaat doordat het hart plotseling geen bloed meer door de navelstrengarteriën kan pompen en blijft bestaan zolang de navelstrengarteriën gecomprimeerd blijven. Tijdens afname van de compressiedruk zal om dezelfde reden opnieuw een kortdurende toename van de foetale hartfrequentie optreden als de bloedstroom door de arteriën al wel, maar die door de vene nog niet hersteld is.

Een variabele deceleratie is een uiting van een reflectoire reactie op een navelstrengcompressie of vagale stimulus van andere herkomst, en kan – afhankelijk van verandering van de positie van de navelstreng – bij een volgende wee opnieuw, in andere mate, of niet meer optreden. Aan het feit dat de deceleratie zich niet tijdens iedere wee (in dezelfde mate) hoeft voor te doen dankt dit type zijn naam, alsook aan de variabele tijdsrelatie tot de betreffende wee. Variabele deceleraties worden beoordeeld als gering, matig of ernstig, afhankelijk van amplitude en tijdsduur.

Een variabele deceleratie is het gevolg van een cardiovasculair reflexmechanisme en op zich geen teken van chronische foetale hypoxemie of acidemie. Als gevolg van de herhaalde onderbreking van de navelstrengcirculatie en de gedeprimeerde foetale circulatie tijdens de deceleratie, zal – indien variabele deceleraties zich bij iedere wee voordoen – na enige tijd toch acidemie bij de foetus optreden. Hoe snel deze acidemie ontstaat, is afhankelijk van de weeënfrequentie (enige recuperatietijd tussen de deceleraties is nodig voor de aanvulling van het zuurstoftekort en de afvoer van de producten van de anaerobe glycolyse) en de foetale reserves (verminderd bij dysmaturiteit, serotiniteit). Op den duur kunnen, wanneer de foetus acidemisch wordt, zogenaamde atypische variabele deceleraties ontstaan die in toenemende mate kenmerken vertonen van de thans te definiëren late deceleraties (figuur 4.4, zie ook hoofdstuk 7).

Late deceleraties

Late deceleraties zijn uniforme, bij iedere contractie optredende deceleraties. Dit type deceleratie wordt gekenmerkt door het feit dat begin, maximale amplitude en einde steeds na begin, hoogtepunt en einde van de wee vallen. De amplitude kan gering zijn. Deze deceleraties hebben meestal een glooiend aspect als van een afgeplatte wee (figuur 4.5). Late deceleraties zijn uitingen van hypoxische stress van een wee bij reeds bestaande acidemie bij de foetus. Meestal zal het CTG gerelateerde kenmerken laten zien zoals een verlies van variabiliteit.

De pathofysiologische verklaring voor het voorkomen van late deceleraties is gecompliceerd en omvat naast circulatoire reflexmechanismen ook hypoxische depressie van het foetale myocard. Anders dan bij variabele deceleraties is de ernst niet gerelateerd aan de amplitude, integendeel: naarmate de acidemie toeneemt, zwakt de vagale component vaak af en blijft alleen de myocarddepressie over. De late deceleratie wordt minder diep maar wel meer langgerekt. Dit resulteert in een zeer strak hartfrequentiepatroon met flauwe late deceleraties, dat vrij abrupt kan overgaan in een terminale bradycardie.

De aanwezigheid van late deceleraties wijst op foetale hypoxemie en acidemie, ook (juist) bij geringe amplitude van de deceleratie.

Tachycardie

Van tachycardie spreekt men indien de foetale hartfrequentie gedurende langer dan 10 minuten 150 slagen/minuut of hoger bedraagt. Tachycardie ontstaat wanneer de orthosympathische invloeden de parasympathische overvleugelen. Hierbij neemt de subtiele dynamiek tussen ortho- en parasympathische activiteit af, wat gepaard gaat met verlies van

KENMERKEN VAN EEN CARDIOTOCOGRAM 55

Figuur 4.4 Dit CTG toont variabele deceleraties met vertraagd herstel van de hartfrequentie na het einde van de wee. De deceleraties ontstaan abrupt aan het begin van de wee zoals een reflectoire variabele deceleratie, maar eindigen met een geleidelijke frequentieverhoging tot de basishartfrequentie van ongeveer 150 slagen/min. Er is nog goede variabiliteit aanwezig.

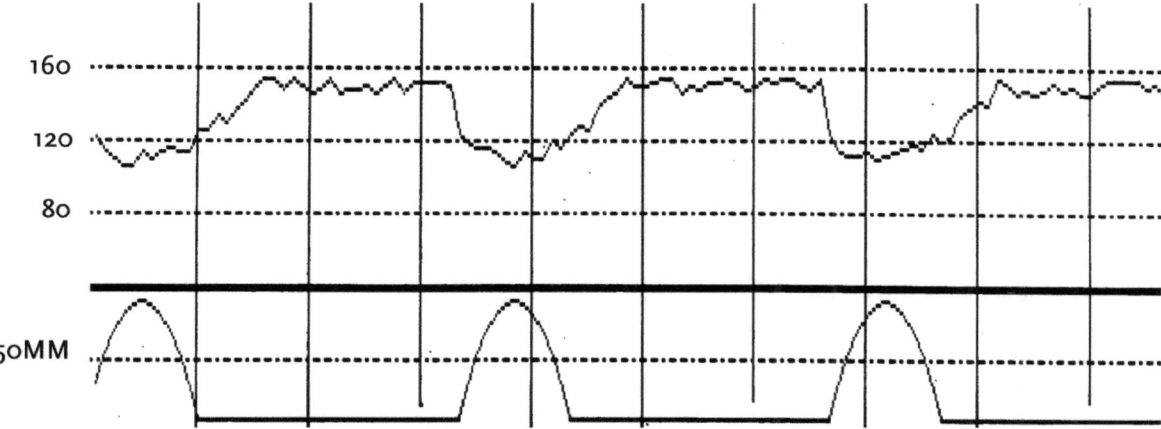

Figuur 4.5 Dit CTG toont late deceleraties tijdens de weeën bij een hartfrequentie van ongeveer 145 slagen/min. met (nog) matige variabiliteit. Tevens zijn in deze registratie gepaarde contracties (bigeminie) te zien.

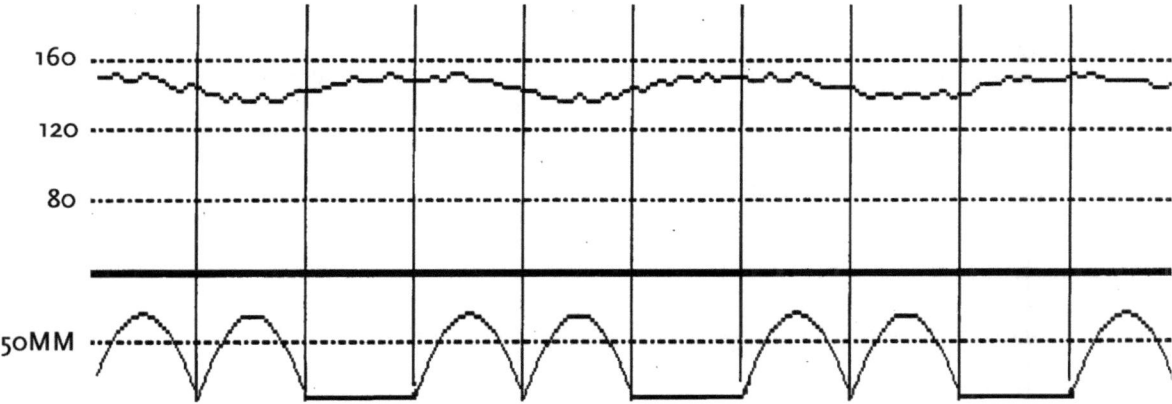

Figuur 4.6 Dit CTG toont late deceleraties tijdens de weeën; let op het glooiende aspect van deze uniforme repetitieve late deceleraties. Anders dan bij de registratie in figuur 4.5 is er nu ook sprake van een tachycardie (hartfrequentie ongeveer 170 slagen/min.) bij afwezige variabiliteit ('strak' CTG).

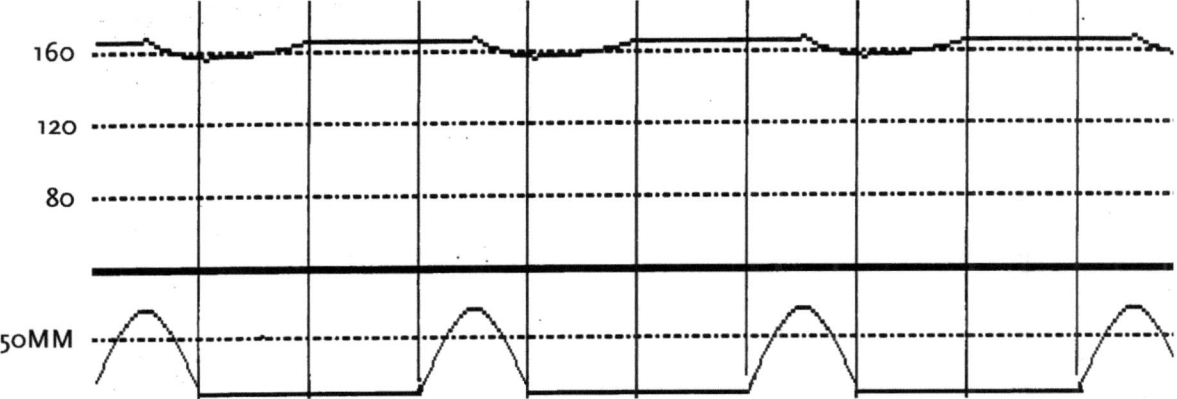

snelle variaties bij de CTG-registratie. Het begrip tachycardie wordt ook wel geïndividualiseerd, waarbij vooral wordt gelet op de stijging van de basisfrequentie in vergelijking met voorgaande CTG's (zie ook hoofdstuk 6). Maternale oorzaken van toegenomen orthosympathicusactiviteit of afname van de invloed van de parasympathicus zijn onder meer koorts (met chorio-amnionitis als meest frequente oorzaak) en bepaalde medicamenten. Foetale oorzaken voor tachycardie vormen acute en chronische foetale hypoxemie en acidemie, hypovolemie, temperatuurverhoging, ectopische cardiale foci resulterend in supraventriculaire extrasystolie/tachycardie, een nog onvolgroeid centraal zenuwstelsel (> 30 weken) en tijdelijk sterk toegenomen foetale activiteit (gedragstoestand 4F, 'jogging fetus'). De oorzaak van een tachycardie kan soms worden vermoed door te letten op andere kenmerken van het CTG.

Bradycardie

Van bradycardie spreekt men bij een foetale hartfrequentie onder de 110 slagen/minuut of een afname met meer dan 40 slagen/minuut ten opzichte van de basisfrequentie, gedurende meer dan 5 minuten.

Hypoxemie/acidemie moet als oorzaak overwogen worden, zeker indien deceleraties overgaan in een bradycardie. Ook congenitale hartgeleidingsstoornissen kunnen een bradycardie veroorzaken met als gevolg decompensatio cordis door de langdurige beperking van de cardiac output. Sterke parasympathische stimulatie door compressie van het foetale caput tijdens de uitdrijvingsperiode is een frequent voorkomende oorzaak van bradycardie.

In geval van serotiniteit is een foetale hartfrequentie van 100-110 slagen/minuut niet ongebruikelijk. Deze wordt veroorzaakt door toegenomen parasympathische dominantie. De variabiliteit is hierbij behouden en er komen acceleraties voor.

Een ernstige vorm is de bradycardie die wordt veroorzaakt door acidotische myocarddepressie. Deze kan abrupt optreden, maar wordt altijd voorafgegaan door tekenen van hypoxemie en acidemie zoals afwezigheid van variaties, aanwezigheid van late deceleraties, frequente variabele deceleraties en tachycardie.

Foetale aritmie

Extrasystolen komen tijdens de zwangerschap sporadisch voor; tijdens de baring iets vaker. Op de CTG-registratie zijn supraventriculaire extrasysto-

Figuur 4.7 Dit CTG toont vele ventriculaire extrasystolen. Deze zijn gekenmerkt door de één slag durende verhoging van de hartfrequentie die direct wordt gevolgd door een één slag durende verlaging van de hartfrequentie (compensatoire pauze).

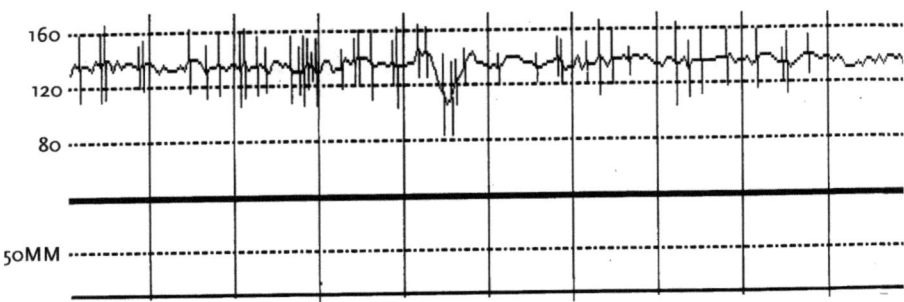

Figuur 4.8 Sinusoïdaal CTG-patroon.

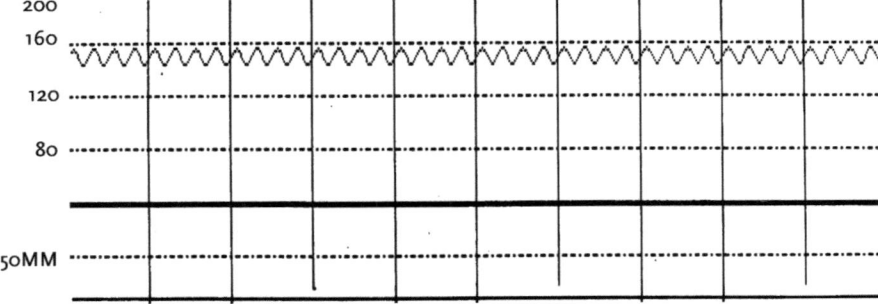

len gekenmerkt door een piek omhoog als gevolg van de tussen twee opeenvolgende slagen gemeten hogere hartfrequentie met onmiddellijk herstel tot de basisfrequentie bij de volgende slag (figuur 4.3). Een ventriculaire extrasystole wordt gevolgd door een compensatoire pauze en wordt geregistreerd als een piek omhoog direct gevolgd door een piek omlaag (figuur 4.7). Een gemiste slag uit zich op het CTG als een omlaaggerichte piek ('dropped beat') (figuur 4.2).

Aritmieën kunnen het gevolg zijn van ectopische prikkelvorming, beïnvloeding van het geleidingssysteem door hypoxie, elektrolytstoornissen, stimulantia (cafeïne), catecholaminen en (andere) medicamenten.

Incidenteel optredende extrasystolen hebben geen prognostische betekenis.

Saltatoir patroon

Een saltatoir CTG-patroon wordt gekenmerkt door het optreden van variaties van de foetale hartfrequentie met een amplitude van meer dan 15 slagen/minuut (tijdens de baring > 25 slagen/minuut). Saltatoire fenomenen worden regelmatig gezien op de bodem van een variabele deceleratie. Ook tijdens de uitdrijvingsperiode komen saltatoire veranderingen bij het meepersen tijdens een wee vaak voor. Ze worden geduid als het gevolg van een kortdurende dysbalans tussen de parasympathische en orthosympathische regulering van de hartfrequentie, mogelijk als gevolg van acute (hypoxische) stress. Bij een saltatoir patroon dat tussen de weeën blijft bestaan is nadere evaluatie van de foetale conditie wenselijk.

Sinusoïdaal patroon

Een sinusoïdaal CTG-patroon wordt gekenmerkt door oscillatoire schommelingen rond de basisfrequentie met een cyclus van 2-5 oscillaties per minuut (figuur 4.8). De amplitude van de sinus bedraagt 5 tot 15 slagen/minuut en snelle variaties zijn afwezig. Acceleraties worden niet gezien, deceleraties kunnen wel voorkomen. Een sinusoïdaal CTG kan worden geregistreerd na maternale medicatie (sommige narcotica), bij foetale hypoxemie en bij foetale decompensatio cordis als gevolg van ernstige anemie. Het sinusoïdale patroon dient niet verward te worden met het 'sinusoidal-like' patroon zoals dit onder andere gezien kan worden tijdens clusters van foetale zuigbewegingen (zie hoofdstuk 7.3).

4.3 KENMERKEN VAN DE WEEËNREGISTRATIE

Weeënfrequentie

Het aantal weeën/contracties per tijdseenheid is een belangrijke parameter bij de beoordeling van het baringsproces. Een optimale weeënfrequentie tijdens de baring bedraagt drie à vijf weeën per 10 minuten, maar er bestaan grote individuele verschillen. In de ontsluitingsperiode neemt de contractiefrequentie geleidelijk toe van twee à drie naar drie à vijf per 10 minuten. Voor de progressie van de baring is de intensiteit van de wee minstens zo belangrijk als de weeënfrequentie. Uitwendige registratie van de myometriumactiviteit geeft alleen informatie over de weeënfrequentie en in mindere mate over de duur van de contractie. Een betrouwbare beoordeling van de intensiteit van de contractie is vaak mogelijk op basis van het klinisch beeld; voor een exacte meting is intra-uteriene drukmeting noodzakelijk.

Vertraagde relaxatie

Van vertraagde relaxatie is sprake wanneer de totale duur van de contractie meer dan 90 seconden bedraagt. Dit is meestal een klinische vaststelling. Zonder inwendige drukregistratie is niet altijd onderscheid te maken tussen een langdurige contractie en polysystolie. De klinische betekenis is gering indien het verschijnsel zich incidenteel voordoet en de foetale conditie volgens de CTG-registratie optimaal is.

Polysystolie

Van polysystolie is sprake indien tussen twee opeenvolgende weeën de rusttonus (tijdens de baring < 20 mmHg) niet wordt bereikt. Dit fenomeen wordt vooral gezien aan het begin van de ontsluitingsperiode. Tijdens de latente fase is de oorzaak waarschijnlijk gelegen in de (nog) onvoldoende coördinatie tussen de beide cornuale pacemakers van waaruit de contractie zich tijdens een wee over de rest van het myometrium verspreidt. Tijdens de acceleratiefase kan het wijzen op een disproportie tussen de foetus en het baringskanaal met als gevolg een vertraagde ontsluiting. De klinische betekenis is gering indien het zich incidenteel voordoet, de foetale conditie volgens de CTG-registratie optimaal is en de ontsluiting goed vordert.

Bigeminie

Van bigeminie (gepaarde contractie) spreekt men indien tussen twee opeenvolgende weeën weliswaar de rusttonus wordt bereikt, maar de tijd tussen de weeën minder dan 60 seconden bedraagt (figuur 4.5). Indien het incidenteel optreedt, is het zonder klinische betekenis.

Tachysystolie

Van tachysystolie spreekt men bij te frequente weeën. Tachysystolie is in zekere mate een relatief begrip. Arbitrair worden zes of meer weeën per 10 minuten als overmatig beschouwd. Bij een inleiding van de baring kan tachysystolie wijzen op te krachtige stimulering van het myometrium. Met behulp van inwendige drukregistratie kan de myometriumactiviteit (Montevideo-eenheden) worden beoordeeld. Hoe geringer de intensiteit van de contractie, hoe beperkter de klinische betekenis van tachysystolie. Tachysystolie heeft vooral klinische betekenis indien volgens de CTG-registratie de foetale conditie suboptimaal is.

Montevideo-eenheid (ME)

De Montevideo-eenheid (ME) is een maat voor de myometriumactiviteit van de uterus tijdens de baring. Deze wordt berekend door de gemiddelde amplitude (maximale intra-uteriene druk tijdens de contractie in mmHg) van de contracties te vermenigvuldigen met het aantal contracties per 10 minuten. De intra-uteriene druk kan alleen bepaald worden met behulp van intra-uteriene drukmeting. Tijdens de ontsluitingsfase neemt de myometriumactiviteit geleidelijk toe van ca. 100 tot ongeveer 250 ME.

Rusttonus

De rusttonus is het drukverschil tussen het cavum uteri en de atmosfeer, buiten de contracties. Tijdens de zwangerschap bedraagt de rusttonus minder dan 10 mmHg. Tijdens de baring is deze hoger, onder fysiologische omstandigheden maximaal 20 mmHg. De druk in de baarmoeder kan worden gemeten met behulp van een intra-uterien geplaatste drukkatheter, indien daarvoor tijdens de baring een indicatie ontstaat.

Hypertonie

Er is sprake van hypertonie wanneer de rusttonus voortdurend meer dan 20 mmHg bedraagt. Dit kan het gevolg zijn van endogene prikkeling van de uterus zoals bij solutio placentae. Een iatrogene oorzaak vormt 'overstimulatie' tijdens inleiding van de baring. Hypertonie is tevens de meest gerapporteerde complicatie van amnio-infusie.

Als gevolg van hypertonie kan de uteroplacentaire circulatie worden belemmerd waardoor foetale hypoxemie/acidemie kan ontstaan of toenemen.

LITERATUUR

Ball RH, Parer JT. The psysiologic mechanisms of variable decelerations. Am J Obstet Gynecol 1992; 166: 1683-9.

Cibils LA. On intrapartum fetal monitoring. Am J Obstet Gynecol 1996; 174(4): 1382-9.

Cunningham FG, et al. William's Obstetrics; 20th ed. London: Prentice-Hall, 1997.

Favier J. Abnormale weeënactiviteit. Academisch Proefschrift, Rijksuniversiteit Leiden, 1976.

Geijn HP van, Copray FJA. A critical appraisal of fetal surveillance. Amsterdam: Elsevier, 1994.

Haan HH de, Gunn AJ, Gluckman PD. Heart rate changes do not reflect cardiovascular deterioration during brief repeated cord occlusions in near-term fetal lambs. Am J Obstet Gynecol 1997; 176: 8-17.

Haan de J, Martin CB, Evers JLH, Jongsma HW. Pathophysiology of variable and late decelerations. J Perinat Med 1981; 9: 7-16.

Haan de J. De snelle variaties in het foetale hartfrequentiepatroon. Proefschrift, Vrije Universiteit Amsterdam, 1971.

Hon EH. Am J Obstet Gynecol 1959; 77: 1048.

Hon EH. An atlas of fetal heart rate patterns. New Haven: Harty Press, 1968.

Nijhuis JG. Behavioural states in the human fetus. Proefschrift, Katholieke Universiteit Nijmegen, 1984.

Parer JT, Quilligan EJ. Lack of consistency in definitions of fetal heart rate (fhr patterns). Am J Obstet Gynecol 1996; 174: 492.

Rooth G, Huch A, Huch R. Guidelines for the use of fetal monitoring. Int J Gynecol Obstet 1987; 25: 159-67.

Thacker SB, Stroup DF, Peterson HB. Reviews, efficacy and safety of intrapartum elektronic fetal monitoring: an update. Obstetrics & Gynecology 1995; 86 (4): 613-20.

Visser GHA, Huisjes HJ. Diagnostic value of the unstressed antepartum cardiotocogram. Br J Obstet Gynaecol 1997; 84: 321-6.

Wax JR, Emmerich M, Eggleston MK. Intrapartum fetal atrial bigeminy – diagnostic and therapeutic role of the fetal scalp stimulation test. Am J Obstet Gynecol 1996; 174: 1649-50.

Deel 2 Cardiotocografie

5 Technische aspecten van cardiotocografie

H.P. van Geijn, J. de Haan

5.1 INLEIDING

Toepassing van cardiotocografie omvat registratie van de moederlijke uterusactiviteit en het foetale hartfrequentiepatroon. Beoordeling van de foetale conditie door middel van cardiotocografie vereist onder andere:

- inzicht in de (patho)fysiologie van de uterusactiviteit en het foetale hartfrequentiepatroon;
- kennis van de vele factoren die de uterusactiviteit en de foetale hartfrequentie beïnvloeden;
- kennis van de classificatie en interpretatie van de patronen van de uterusactiviteit en de patronen van de foetale hartfrequentie zoals deze worden geregistreerd;
- inzicht in de procesmatige verwerking van het signaal dat de uterusactiviteit representeert en van het signaal dat de foetale hartactie representeert, wat uiteindelijk resulteert in de registratie van het cardiotocogram.

Dit hoofdstuk richt zich op de technische achtergronden van de cardiotocografie. Er zal vooral aandacht worden besteed aan wat de verschillende bewerkingen van de signalen van de uterusactiviteit en het hartfrequentiepatroon betekenen voor het lezen en interpreteren van een cardiotocogram. Speciale aandacht zal worden gegeven aan valkuilen die de interpretatie van cardiotocografische registraties kunnen bemoeilijken of zelfs tot verkeerde conclusies kunnen leiden.

5.2 REGISTRATIE VAN DE UTERUSACTIVITEIT

Tijdens de normale spontane bevalling wordt een grote variatie waargenomen in de duur, intensiteit en de frequentie van de uteruscontracties. Waarneming van de uterusactiviteit kan op verschillende wijzen plaatsvinden:

- de zwangere merkt dat de uterus samentrekt, zich bolt en zich verheft ten opzichte van de wervelkolom;
- de uterus wordt zichtbaar als gevolg van de opbolling tijdens een contractie;
- via palpatie hetzij door de vrouw zelf, hetzij door degene die uitwendig onderzoek verricht;
- via externe tocodynamometrie;
- via intra-uteriene drukmeting.

Mits juist toegepast wordt bij intra-uteriene drukmeting de uterusactiviteit het gevoeligst en meest correct waargenomen. Subjectieve waarneming van de vrouw blijkt het minst betrouwbaar. In weerwil van deze kennis is het vanzelfsprekend belangrijk altijd aandacht te schenken aan spontaan door de zwangere vrouw geuite klachten over voortijdige uterusactiviteit, uterusactiviteit à terme als teken van een beginnende baring, of de als zeer pijnlijk ervaren weeënactiviteit tijdens de baring. De door de vrouw geuite pijnsensatie is een goede graadmeter voor de frequentie van uteruscontracties, maar zegt minder over de intensiteit van de contracties. Worden de door de vrouw aangegeven uteruscontracties niet geregistreerd dan dient men in eerste instantie de techniek te wantrouwen die ten grondslag ligt aan de registratie van de uterusactiviteit. In de volgende twee paragrafen wordt hier nader op ingegaan.

Parameters van uterusactiviteit betreffen de frequentie, de duur en de intensiteit (amplitude) van de uteruscontracties, de rustdruk tussen opeenvolgende contracties, de vorm van de individuele contracties en het patroon van het totaal aan contracties.

Externe tocodynamometrie

Een transducer (tocodynamometer) registreert veranderingen in de kromming van de moederlijke buikwand. De transducer wordt geplaatst enige centimeters beneden de fundus uteri en wordt bevestigd met een elastische band om de buik van de vrouw. In feite wordt enkel en alleen de verplaatsing geregistreerd van de sensor die zich in de transducer bevindt. De kwaliteit van een registratie is afhankelijk van de plaatsing van de tocodynamometer op de uterus, de dikte van de moederlijke buikwand, de houding van de vrouw en de spanning op de elastische band. Soms is het nodig de transducer te herplaatsen. Naast uteruscontracties kunnen ook de moederlijke ademhaling, spierverzet van de buikwand (praten, lachen, braken) en bij gunstige plaatsing ook foetale kindsbewegingen worden geregistreerd. Deze niet-invasieve registratie van uterusactiviteit kan zowel tijdens de zwangerschap als de baring worden toegepast. De methode voldoet over het algemeen niet tijdens de uitdrijvingsfase. De registratie is dan meestal weinig betrouwbaar en de aanwezigheid van de transducer wordt dikwijls als hinderlijk ervaren. Na circa 26 weken zwangerschapsduur is het bij correcte plaatsing van de transducer (ruim beneden de fundus uteri) en bij voldoende spanning op de elastische band mogelijk op redelijk betrouwbare wijze de frequentie van de uteruscontracties te registreren. De methode is niet betrouwbaar voor het vastleggen van de duur van de uteruscontracties. Externe tocodynamometrie is ook niet betrouwbaar ten aanzien van de registratie van de intensiteit van uteruscontracties, en in dit opzicht kan de gebruikelijke weergave op het registratiepapier met een verticale schaal van 0-100 mmHg aanleiding geven tot verwarring. Voor de toepassing van een dergelijke schaal is gekozen om de intra-uterien gemeten druk weer te geven, wanneer daarvan sprake is (zie volgende paragraaf). Zolang de baring goed vordert – zoals blijkt uit ontsluiting van de cervix en indaling van het voorliggende deel – kan men desgewenst volstaan met externe tocodynamometrie. Uitwendige registratie van de uterusactiviteit heeft als voordelen boven manuele palpatie dat men de beschikking heeft over een registratie en de mogelijkheid om continu een semi-kwantitatieve indruk van de weeënactiviteit te krijgen.

Intra-uteriene drukregistratie

Hierbij wordt de druk in de uterusholte gemeten. De methode wordt alleen tijdens de baring toegepast. Voorwaarde is dat de vliezen gebroken zijn en de cervix tenminste 1 à 2 cm ontsloten is. Men kan gebruikmaken van een met vocht gevulde katheter welke wordt aangesloten op een druktransducer, in het algemeen een piëzo-elektrisch kristal. De druktransducer zet de intra-uterien gemeten druk om in een elektrisch signaal dat geregistreerd wordt. Voordat de katheter wordt ingebracht wordt hij gevuld met steriel fysiologisch zout. Insertie van de flexibele drukkatheter dient steriel en met de nodige omzichtigheid plaats te vinden. Uterusperforaties zijn beschreven, maar dienen eerder toegeschreven te worden aan onoordeelkundig gebruik van de stugge inbrenghuls. Het is daarom essentieel dat tijdens de insertie de inbrenghuls niet voorbij de vingertoppen van de toucherende hand reikt. De katheter dient altijd soepel te passeren tussen de uteruswand en het voorliggende kindsdeel. Over het algemeen bevindt de meeste ruimte zich aan de dorso-posteriore zijde. Wanneer het hoofd van de foetus diep is ingedaald en bij het inbrengen van de katheter weerstand wordt gevoeld, dient van verdere pogingen te worden afgezien. Uterusperforaties en bloedingen uit een placentair of foetaal bloedvat zijn extreem zeldzaam, zolang een drukkatheter wordt ingebracht zonder kracht uit te oefenen. Na het inbrengen wordt de flexibele katheter gevuld en doorgespoeld met steriel fysiologisch zout. Altijd moet vooraf de samenstelling van de ampul gecontroleerd worden. De druktransducer wordt geplaatst ter hoogte van de symfyse. De katheter wordt in contact gebracht met de buitenlucht en op nul geijkt. Technische problemen kunnen het gevolg zijn van het knikken van de katheter, de aanwezigheid van een of meer luchtbellen in de katheter, lekkage van vocht vanuit het (in principe gesloten) systeem, of een blokkade van de katheter door slijm, meconium of een bloedstolsel. Artefacten kunnen zich onder deze omstandigheden manifesteren in de vorm van plotselinge opwaartse of neerwaartse veranderingen in het druksignaal of een kaarsrecht verlopende horizontale lijn. Naast uterusactiviteit registreert het systeem ook andere intra-abdominale drukveranderingen zoals hoesten, braken, diepe ademhalingsteugen of persactiviteit.

Een tweede mogelijkheid is de intra-uteriene druk te registreren door middel van een katheter met een druktransducer op de top van de katheter. Op deze wijze is geen met fysiologisch zout gevulde katheter nodig. Nadeel is dat deze druktransducers nogal kwetsbaar en prijzig zijn. Ook hiervoor gelden de eerder genoemde voorzorgsmaatregelen ten aanzien van de insertie van de transducer.

De schaalverdeling op papier heeft een bereik van 0 tot maximaal 100 mmHg. De intra-uteriene druk kan echter zeker tijdens de uitdrijving de 100 mmHg gemakkelijk overschrijden, hetgeen op papier zichtbaar is in de vorm van 'afgesneden' uteruscontracties. De werkelijke intra-uteriene druk kan eventueel analoog of digitaal worden afgelezen via de elektrische uitgang van de cardiotocograaf.

5.3 INDICATIES VOOR INTRA-UTERIENE DRUKMETING

De inwendige registratie wordt vanwege het als invasief ervaren karakter minder toegepast. Toch blijven onmiskenbaar een aantal indicaties bestaan, zoals:
- het vermoeden van onvoldoende frequente en te weinig krachtige weeënactiviteit bij het niet vorderen van de ontsluiting;
- het inleiden van de baring of het bijstimuleren van de uterusactiviteit middels intraveneuze toediening van oxytocine;
- met name na een eerdere sectio caesarea en in het bijzonder wanneer dan regionale anesthesie wordt toegepast.

De respons van de uterus op intraveneuze toediening van oxytocine kan variëren: van vrijwel geen reactie tot hypertonie in de vorm van een verhoogde rustdruk (boven de 20 mmHg) of aanhoudende uteruscontracties zonder pauzes tussen de contracties. Dikwijls reageert de foetus hierop met deceleraties of een bradycardie. Oxytocine heeft een zeer korte halfwaardetijd en in het algemeen is het voldoende de oxytocinetoediening via de infusiepomp te stoppen (en dus niet slechts de dosering te verlagen). Bedenk evenwel dat de infuusslang nog gevuld is met de oxytocineoplossing wanneer men de pomp stopt.

5.4 PATRONEN VAN UTERUSACTIVITEIT

De patronen van de uterusactiviteit zoals deze zich voordoen tijdens de baring kunnen in belangrijke mate variëren. Goede weeënactiviteit wordt gekenmerkt door aanwezigheid van regelmatige uteruscontracties met een frequentie van ca. 3-5 weeën per 10 minuten, een amplitude van meer dan 50 mmHg, een snel stijgen van de drukcurve en een regelmatig verloop van de uteruscontracties, en daarnaast een rustdruk lager dan 20 mmHg.

Abnormale uterusactiviteit kan zich voordoen in de vorm van de volgende patronen:
- 'skewed' contracties als gevolg van een vertraagde relaxatie van de uterus;
- gepaarde contracties (bigeminie): twee contracties volgen elkaar onmiddellijk op, meestal gevolgd door een wat langere weeënpauze;
- polysystolie: twee contracties vloeien in elkaar over zonder dat een rustdruk lager dan 20 mmHg wordt bereikt;
- tachystolie: meerdere contracties volgen elkaar op zonder herkenbare weeënpauzes, tussen de contracties is de intra-uteriene druk slechts zeer kortdurend lager dan 20 mmHg;
- tetanische contracties: meerdere contracties volgen elkaar op, de intra-uteriene druk is gedurende deze tijd aanmerkelijk hoger dan 20 mmHg en afzonderlijke weeën zijn niet of nauwelijks meer te herkennen.

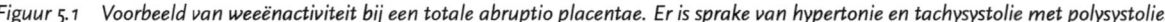

Figuur 5.1 Voorbeeld van weeënactiviteit bij een totale abruptio placentae. Er is sprake van hypertonie en tachysystolie met polysystolie.

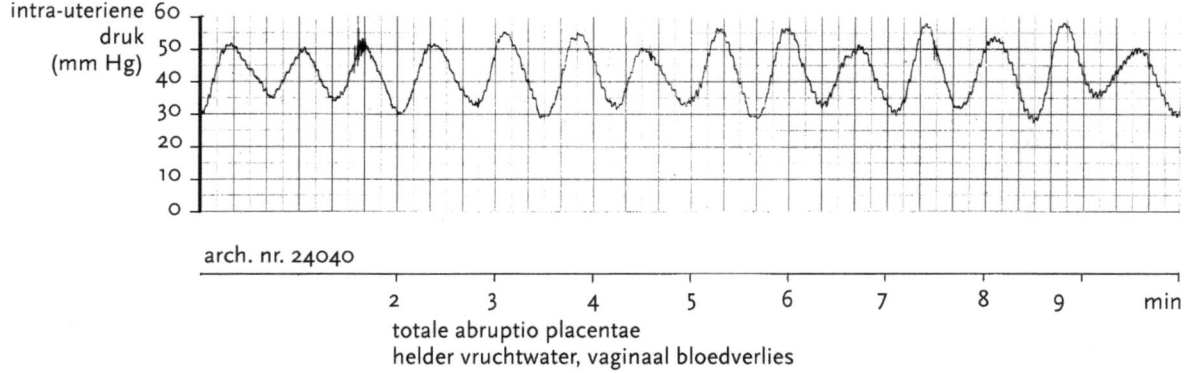

Overmatige uterusactiviteit in de vorm van tachystolie al of niet met hypertonie of tetanische contracties kan het gevolg zijn van:
1 overmatige toediening van oxytocine;
2 toediening van prostaglandines;
3 meconiumlozing in het vruchtwater;
4 een manifeste of 'concealed' abruptio placentae (figuur 5.1);
5 een intra-uteriene infectie (meestal dan alleen tachystolie).

Secundaire weeënzwakte wijst op een abnormaal verloop van de baring en kan in afwezigheid van pelvico-cefale disproportie desgewenst worden gecorrigeerd met behulp van intraveneuze toediening van oxytocine. De reguliere obstetrische praktijk staat niet meer toe dat oxytocine en prostaglandines oraal of intramusculair worden toegepast voorafgaande aan de geboorte van het kind. Voor prostaglandines gelden tevens strenge beperkingen voor intraveneuze toediening, namelijk alleen nog voor het inleiden van de baring in geval van ernstige congenitale afwijkingen van de foetus of in geval van een intra-uteriene vruchtdood, en dan alleen onder zeer strikte voorwaarden.

5.5 KWANTIFICERING VAN UTERUSACTIVITEIT

Kwantificering van de uterusactiviteit is alleen mogelijk wanneer intra-uteriene drukmeting wordt toegepast. Voor het kwantificeren van de uterusactiviteit zijn een aantal mathematische formules in omloop. De meest toegepaste is de Montevideo-eenheid. Voor de berekening van het aantal Montevideo-eenheden wordt de gemiddelde amplitude van de uteruscontracties gedurende tien minuten vermenigvuldigd met de frequentie van de contracties in deze periode. In het begin van de ontsluitingsperiode ('latente fase') is het aantal Montevideo-eenheden 100-150, tijdens de acceleratiefase van een normaal verlopende baring 150-250. Goede weeënactiviteit wordt gekenmerkt door registratie van zo'n 150-200 eenheden. Een uitkomst boven de 250 eenheden is te beschouwen als overmatige uterusactiviteit.

Een tweede, minder frequent toegepaste kwantitatieve maat betreft de Alexandria-eenheid. Anders dan bij de Montevideo-eenheid wordt in de Alexandria-eenheid ook rekening gehouden met de duur van de contracties. Voor de formule van de Alexandria-eenheid geldt: per tien minuten de gemiddelde amplitude in mmHg vermenigvuldigd met de gemiddelde duur in seconden maal de frequentie van de uteruscontracties.

5.6 REGISTRATIE VAN HET FOETALE HARTFREQUENTIEPATROON

Registratie van de foetale hartfrequentie verloopt via een aantal processen zoals herkenning van de opeenvolgende hartslagen, de verwerking van het hartslagsignaal, de berekening van de tijd tussen twee opeenvolgende hartslagen, het omrekenen van de intervallengte in de hartfrequentie per minuut en de uiteindelijke weergave van het hartfrequentiepatroon als functie van de tijd in de vorm van een grafiek, hetzij op papier, hetzij op een beeldscherm.

Herkenning van het hartslagsignaal kan in principe plaatsvinden door gebruik te maken van:
1 de mechanische energie, waarbij via een microfoon de intrathoracale geluiden worden waargenomen (fonocardiografie);
2 ultrageluid, waarbij het door een piëzo-elektrisch kristal uitgezonden ultrageluid van frequentie verandert door de bewegingen van het hart en/of de hartkleppen, d.w.z. de zogenoemde 'Dopplershift' (externe registratie met behulp van ultrageluid);
3 het foetale ECG afgeleid van de moederlijke buikwand (abdominale elektrocardiografie);
4 het directe ECG afgeleid van het voorliggende deel van de foetus (directe elektrocardiografie).

Fonocardiografie heeft als belangrijkste nadeel dat niet alleen de harttonen worden waargenomen, maar ook geluiden samenhangend met bewegingen van de foetus, moederlijke harttonen, darmgeruis en spierbewegingen. Fonocardiografie wordt in de klinische praktijk nauwelijks meer toegepast.

Abdominale elektrocardiografie is in principe aantrekkelijk vanwege het niet-invasieve karakter en het feit dat er geen energie aan de foetus wordt toegevoerd, wat bij de toepassing van ultrageluid wel het geval is. De belangrijkste nadelen zijn evenwel een ongunstige signaal-ruisverhouding vooral in de periode tussen 26 en 36 weken zwangerschapsduur, de noodzaak om meerdere elektroden te plaatsen en de afhankelijkheid van de huidimpedantie. Ten aanzien van de abdominale elektrocardiografie zijn er recent nieuwe ontwikkelingen, gericht op het verkrijgen van langdurige registraties van het foetale hartfrequentiepatroon tijdens rust respectievelijk slaap van de moeder.

De externe cardiografie met behulp van ultrageluid en de interne cardiografie via directe elektrocardiografie worden in de volgende paragrafen apart en uitvoeriger besproken.

5.7 EXTERNE CARDIOGRAFIE MET BEHULP VAN ULTRAGELUID

Zoals eerder vermeld maakt deze methode gebruik van de Doppler-shift. Het ultrageluid verandert van frequentie door het bewegende hart. Deze frequentieveranderingen zijn hoorbaar te maken en de frequentieveranderingen zijn gerelateerd aan de snelheid van de bewegingen van de hartwanden of de hartkleppen, of van de snelheid van de bloedstroom in de diverse vaten. In principe worden separaat de frequentieveranderingen van de simultaan bewegende atrioventriculaire kleppen (mitralis, tricuspidalis) en de simultaan bewegende aorta- en pulmonaliskleppen waargenomen. Deze beide veranderingen in de Doppler-shift volgen elkaar zeer snel op en worden uiteindelijk als één hartslag geregistreerd.

Alvorens een volgend interval te accepteren maakt de apparatuur gebruik van de herhalingseigenschappen van de foetale hartactie. De tijd van het voorafgaande interval wordt vergeleken met de tijd van het erop volgende interval. Het volgende interval wordt alleen dan geaccepteerd wanneer het verschil in tijd tussen de twee opeenvolgende intervallen een bepaald percentage van het eerst gemeten interval niet onder- of overschrijdt. Dit noemt men de toepassing van een refractoir 'window'.

De verandering in frequentie (de 'Doppler-shift') wordt door de transducer omgezet in een elektrisch signaal. Eerst wordt nu een maximumfrequentie-omhullende gemaakt: i.e. om de via de verandering in de Doppler-shift verkregen elektrische signalen wordt een omhullende getrokken. Dit elektrische signaal kent in principe twee pieken: die van de atrio-ventriculairekleppen enerzijds en de gecombineerde aorta-pulmonaliskleppen anderzijds. In eerdere generaties cardiotocografen gaf dit aanleiding tot het technische probleem van 'jitter', artificieel gegenereerde 'hartritmevariabiliteit', doordat de op bewegingen gebaseerde herkenning van iedere hartslag (de omhullende) niet onderworpen werd aan de later ingevoerde extra procedure van autocorrelatie, maar als zodanig de basis vormde voor verdere berekeningen (zie ook paragraaf 5.12). In de huidige generatie monitoren wordt gebruikgemaakt van autocorrelatietechnieken. Middels bepaalde algoritmen worden hierbij de omhullenden van opeenvolgende hartslagen met elkaar vergeleken en de keuze van de 'piek' bepaald. De monitor vergelijkt dus ieder nieuw signaal met enkele voorgaande. De intervallen tussen de via autocorrelatie herkende pieken in de omhullenden worden vervolgens gehanteerd voor de uiteindelijke berekening van de hartfrequentie. Doordat enkele voorgaande omhullenden worden gebruikt voor de bepaling van de 'piek' in het hartfrequentiesignaal is deze techniek niet werkelijk beat-to-beat.

5.8 DIRECTE ELEKTROCARDIOGRAFIE

Hierbij wordt via een elektrode op directe wijze het ECG-complex van de foetus verkregen. Meestal maakt men gebruik van een spiraalelektrode met een enkele of een dubbele helix. Deze elektrode kan gemakkelijk worden bevestigd. Voorwaarden zijn enige ontsluiting van de cervix en de aanwezigheid van gebroken vliezen. Een nadeel is hierbij dat de elektrode in de huid van de baby bevestigd wordt, waarna deze dus niet meer volledig intact is. Het foetale elektrocardiogram leent zich uitstekend voor verdere elektronische verwerking. De R-piek van opeenvolgende QRS-complexen wordt gehanteerd voor de berekening van de opeenvolgende R-R-intervallen.

5.9 VAN HARTSLAGSIGNAAL TOT HARTFREQUENTIEPATROON

Op het moment dat het mechanisch of elektrisch gegenereerde signaal van een hartslag is herkend, gaat een klok lopen tot het signaal van de volgende hartslag is waargenomen. Het tijdsinterval tussen de pulsen van twee opeenvolgende hartslagen vormt nu de basis voor de berekening van de hartfrequentie. Dit vindt plaats middels de formule $F = 60.000/T$, waarbij F staat voor de hartfrequentie in slagen per minuut en T voor het tijdsverloop in milliseconden tussen twee opeenvolgende hartslagen. De berekende hartfrequentie wordt vervolgens uitgeschreven op een lineaire verticale as, in Europa over het algemeen in het bereik van 50-210 slagen per minuut. In de Verenigde Staten gebruikt men meestal een schaalverdeling van 30-240 slagen per minuut. Dit houdt in dat het aantal slagen per minuut zoals weergegeven op de Y-as varieert voor de verschillende cardiotocografen. Bij sommige apparaten is dat 20 slagen per cm, bij andere 30 slagen per cm, hetgeen van invloed is op de visuele inschatting van de variabiliteit in het hartfrequentiepatroon. Daarnaast wisselt de papierbreedte van apparaat tot apparaat.

De horizontale as wordt bepaald door de snelheid waarmee het geregistreerd wordt. Zowel 1, 2 als 3 cm per minuut worden wereldwijd toegepast. Tussen

Figuren 5.2 t/m 5.7 Cardiotocografische registraties bij een papiersnelheid van respectievelijk 1, 2 en 3 cm per min. De opbouw van de figuren is identiek. Bovenaan links een registratie van circa 8 minuten met een papiersnelheid van 1 cm/min., daarnaast dezelfde periode met 2 cm/min. en daaronder dezelfde periode met 3 cm/min.

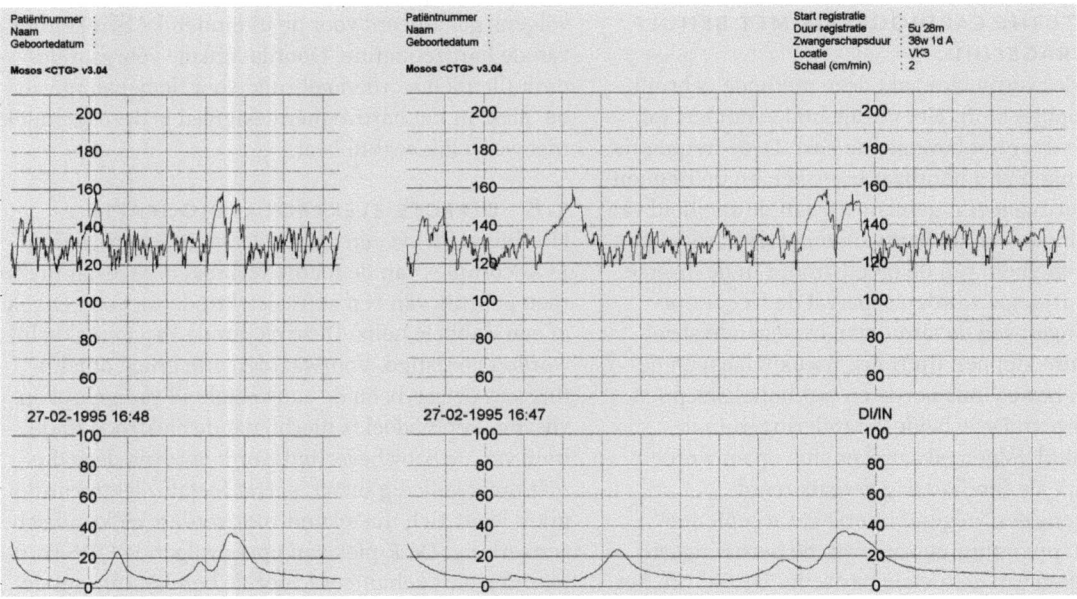

Figuur 5.2 Acceleraties zijn meer uitgesproken bij 2 en 3 cm/min. dan bij 1 cm/min. Vooral de langzame stijging tot de maximale frequentie en de snelle terugkeer tot de basislijn is beter waarneembaar bij hogere papiersnelheden. Daarnaast is zichtbaar dat de variabiliteit kunstmatig geaccentueerd wordt bij een lagere papiersnelheid.

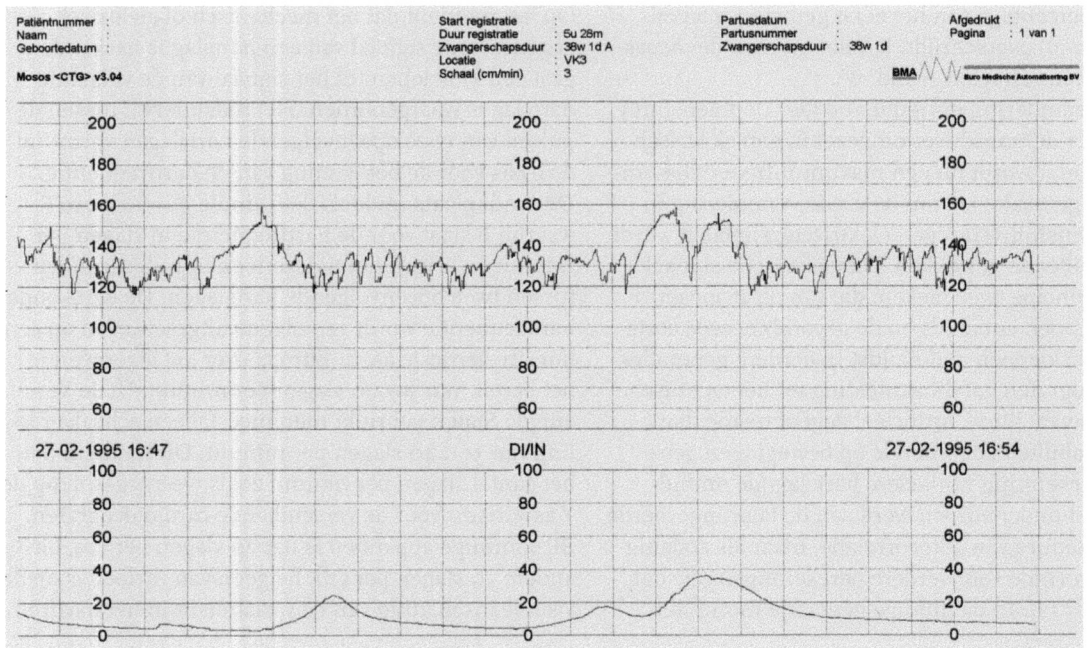

TECHNISCHE ASPECTEN VAN CARDIOTOCOGRAFIE 67

de in milliseconden geregistreerde intervallen en de berekende hartfrequentie per minuut bestaat een hyperbool verband (F= 1/T). Door de weergave van de hartfrequenties op een lineaire schaal krijgen de veranderingen in het hoge hartfrequentiebereik relatief meer accent.

Het visuele aspect van een hartfrequentiepatroon hangt dus nauw samen met de gebruikte horizontale en verticale schaalverdeling. Gelukkig wordt landelijk vrijwel overal dezelfde verticale schaalverdeling toegepast; 50-210 slagen per minuut, hetgeen neerkomt op 30 slagen per minuut per beschikbare centimeter op de Y-as. Het registreren met verschillende papier-

Figuur 5.3   Deceleraties tijdens de ontsluitingsperiode. Bij papiersnelheid van 1 cm/min. kunnen deze ten onrechte de indruk wekken van 'acceleraties'. De variabiliteit wordt kunstmatig geaccentueerd bij lage papiersnelheden.

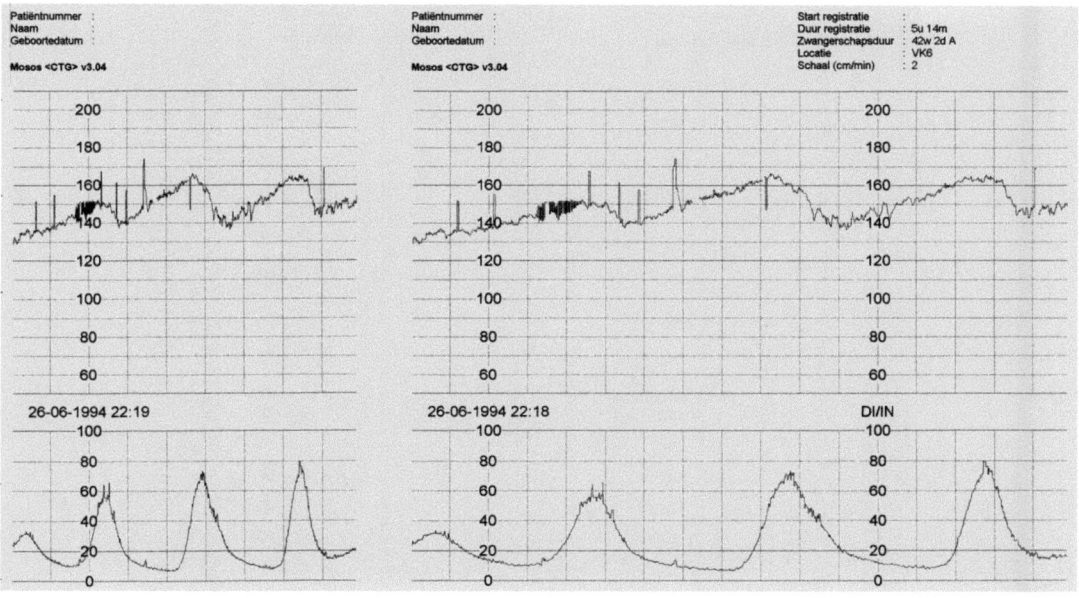

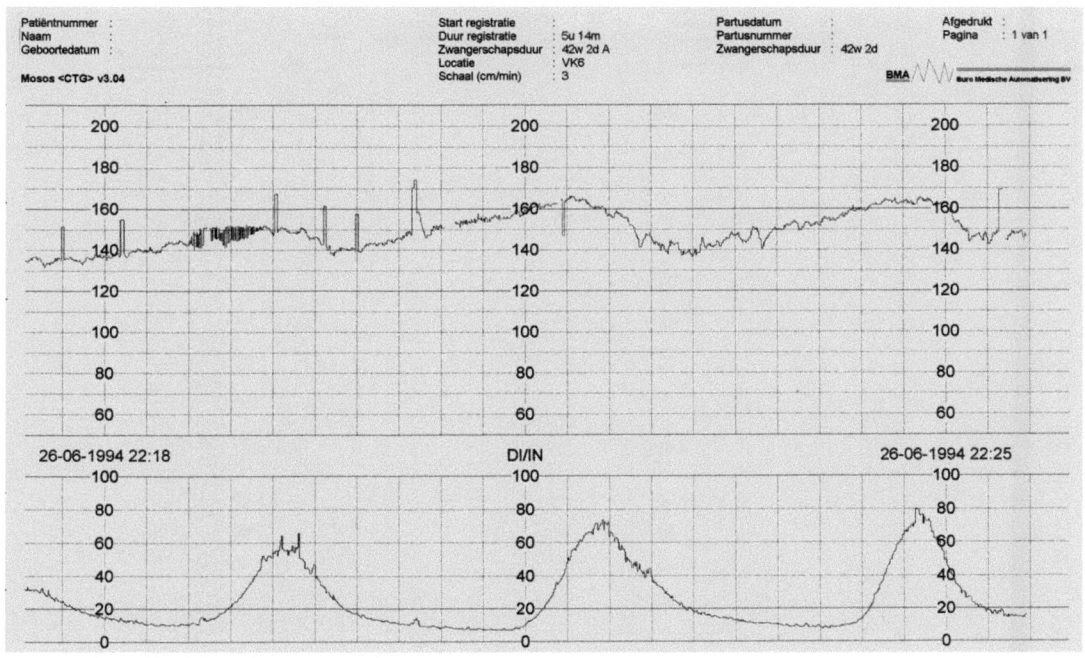

snelheden in Nederland is verleden tijd. Voorheen bemoeilijkte dit het uniform lezen, classificeren en interpreteren van foetale hartfrequentiepatronen. Binnen onze beroepsgroep is de afspraak dat de papiersnelheid 2 cm/min dient te zijn. Aangezien in internationale publicaties in tijdschriften en boeken voorbeelden met zowel 1, 2 als 3 cm/min worden gepresenteerd, wordt in figuren 5.2 t/m 5.7 aandacht gegeven aan het effect van de verschillende snelheden op de visuele waarneming van de variabiliteit, acceleraties, deceleraties en het sinusoïdale patroon.

Figuur 5.4 Een sinusoïdaal hartritmepatroon zichtbaar in de deceleratie tijdens de terugkeer naar de basisfrequentie. A terme foetus, Hb 2,8 mmol/l.

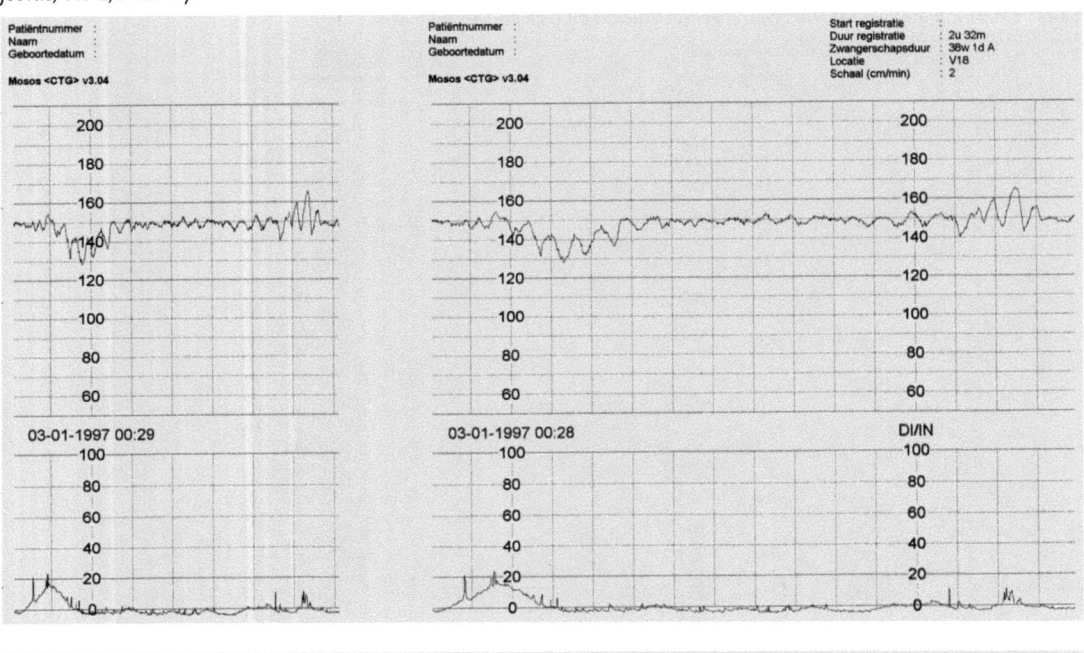

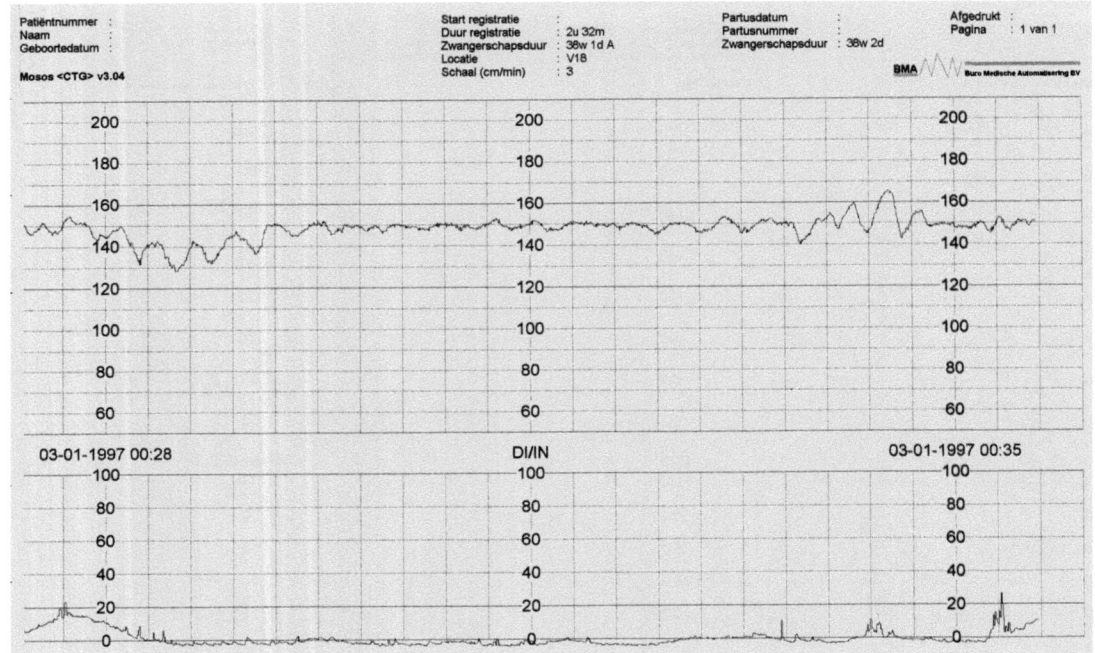

5.10 SIGNAALVERLIES

Het risico van signaalverlies is het grootst bij toepassing van de externe cardiotocografie. Oorzaken zijn excessieve lichaamsbewegingen van de foetus, te snelle veranderingen in intervallengten zoals bij diepe variabele deceleraties, en extrasystolen. De monitor beschikt of niet over een geschikte 'omhullende' voor de detectie van de hartslag of heeft moeite met de acceptatie van een interval door de toepassing van het eerder besproken refractoire 'window'. Dit laatste doet zich niet alleen voor bij cardiale extrasystolen maar ook bij alle andere vormen van cardiale arit-

Figuur 5.5   Dezelfde registratie als in figuur 5.3. Nu is het sinusoïdale patroon ook buiten de deceleratie aanwezig, maar vrijwel niet herkenbaar bij 1 cm/min.

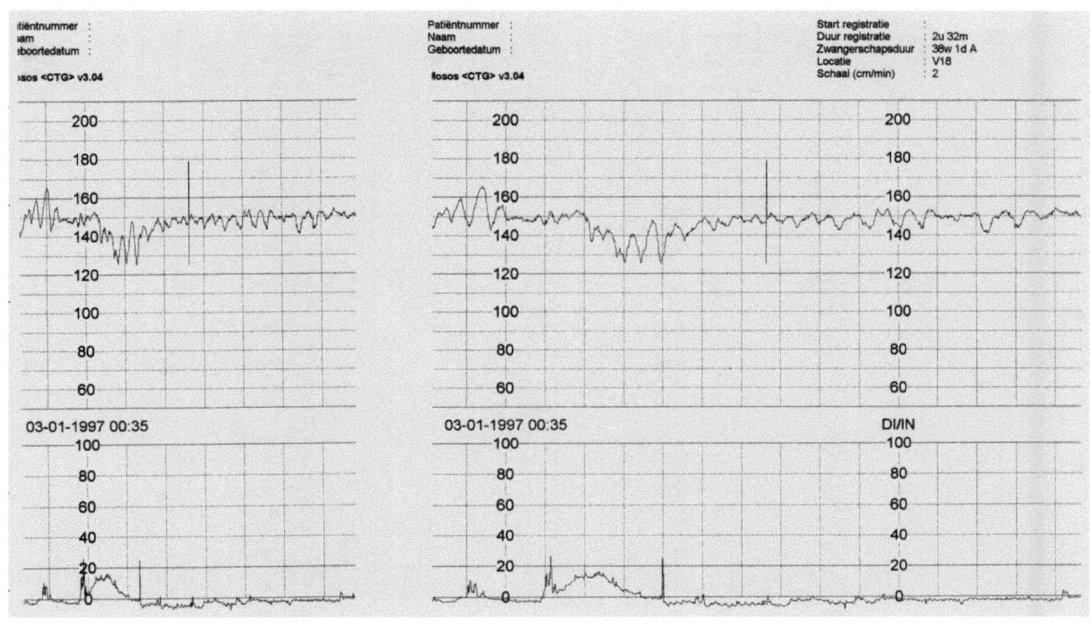

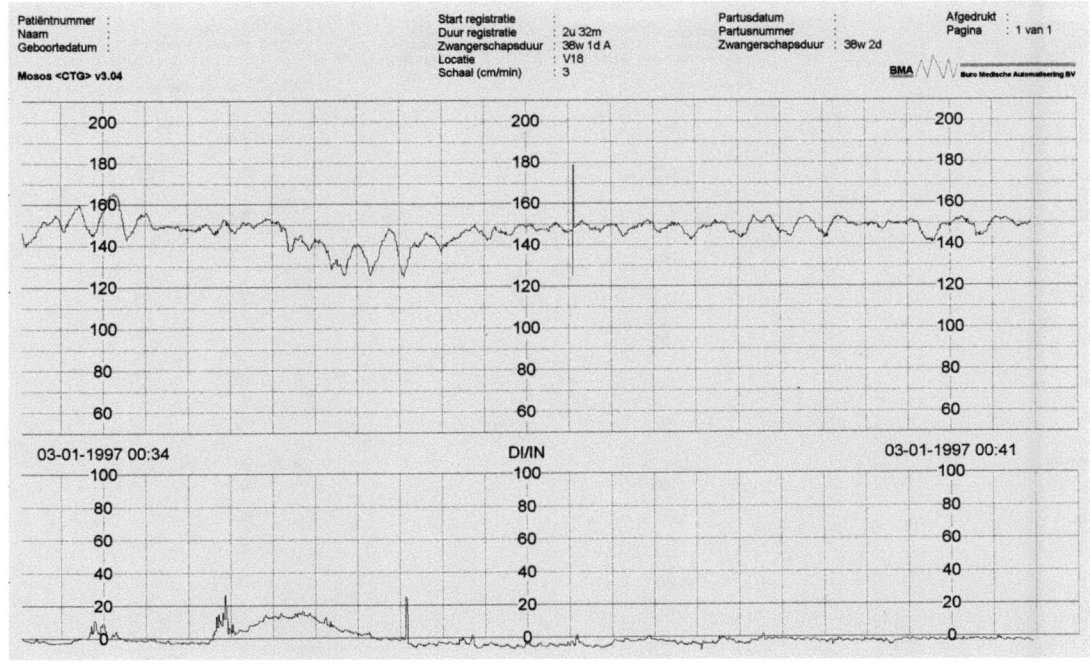

70 FOETALE BEWAKING

mieën. Ook bij toepassing van de directe elektrocardiografie kan signaalverlies optreden, vooral doordat de elektrode geen goed contact maakt met de huid van de foetus.

5.11 HET EFFECT VAN DE PAPIERSNELHEID

In de Verenigde Staten wordt over het algemeen een papiersnelheid van 3 cm per minuut toegepast. In Europa wordt met uitzondering van Nederland merendeels 1 cm per minuut toegepast. Een veel gehoord argument voor de toepassing van 1 cm per minuut

Figuur 5.6 Een variabele deceleratie met een duur van circa 5 minuten. De variabiliteit voor, tijdens en na de deceleratie is beperkt, hetgeen beter zichtbaar is bij de hogere papiersnelheden.

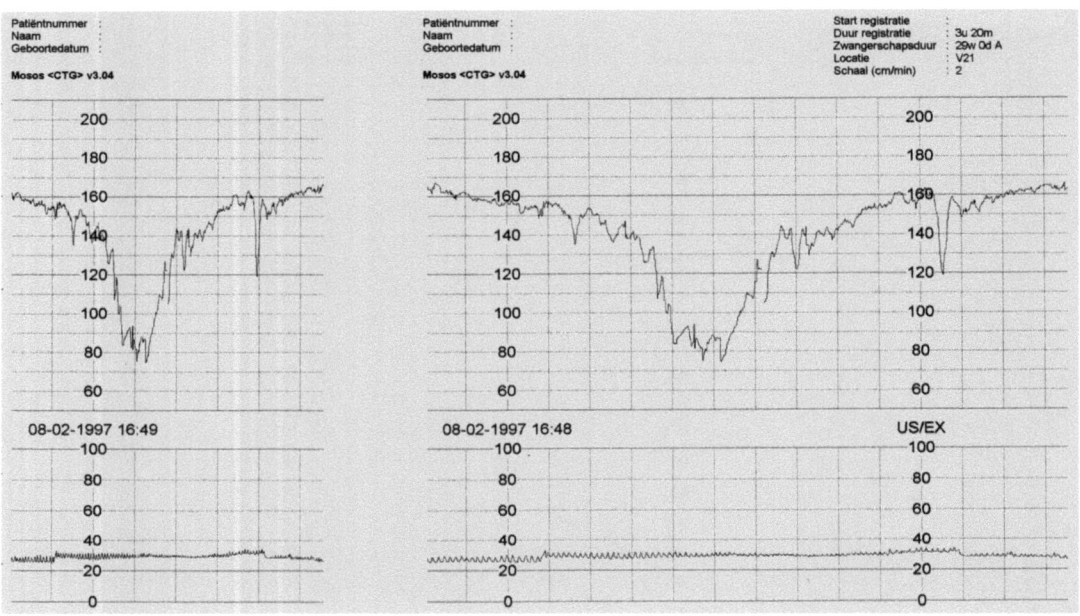

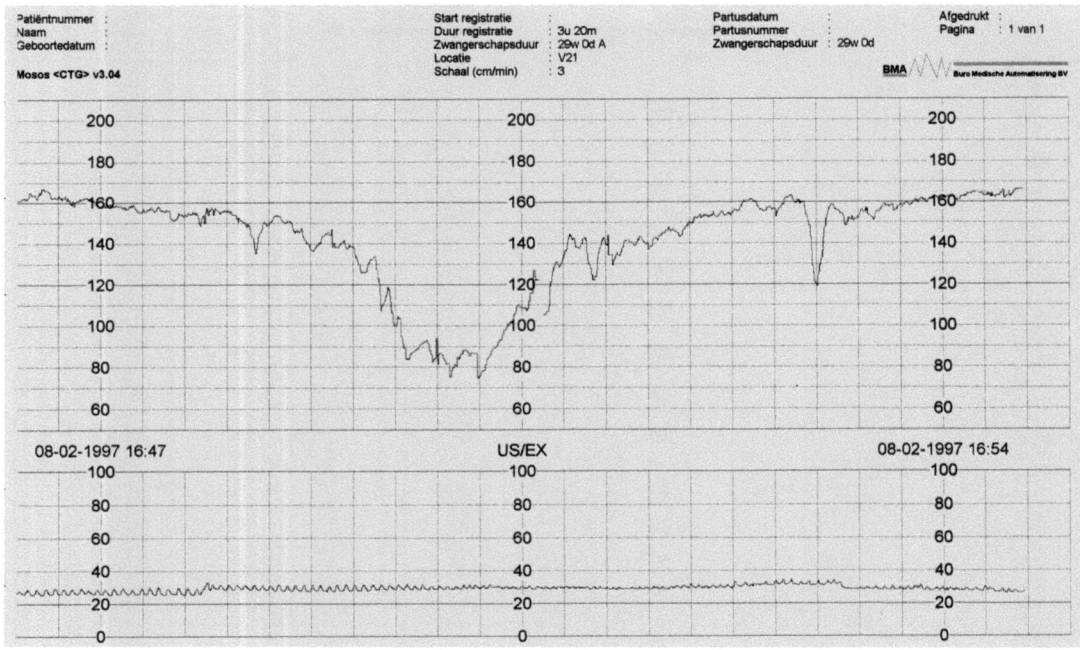

betreft de lagere financiële kosten die eraan verbonden zijn. Toepassing van 1 cm per minuut vergemakkelijkt weliswaar het overzicht betreffende het aantal acceleraties en deceleraties in een bepaalde periode, maar een belangrijk nadeel is dat bij visuele beoordeling de compressie van de registratie meer hartritmevariabiliteit suggereert dan in feite aanwezig is. Voordelen van het registreren met een papiersnelheid van 2 ten opzichte van 1 cm per minuut zijn: een betere herkenning van de variabiliteit tussen en tijdens de periodiek terugkerende acceleraties (en eventuele deceleraties), betere herkenning van de langzame stij-

Figuur 5.7 Variabele deceleraties tijdens de uitdrijving. De tijdsrelatie tussen deceleraties en uterusactiviteit is vooral goed zichtbaar bij de hogere papiersnelheden.

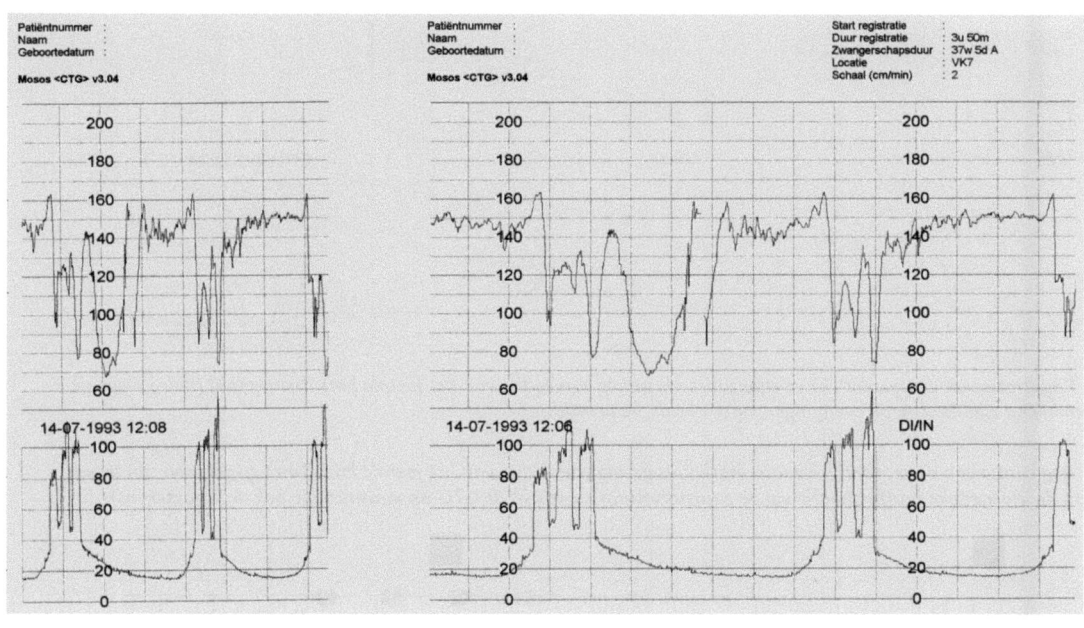

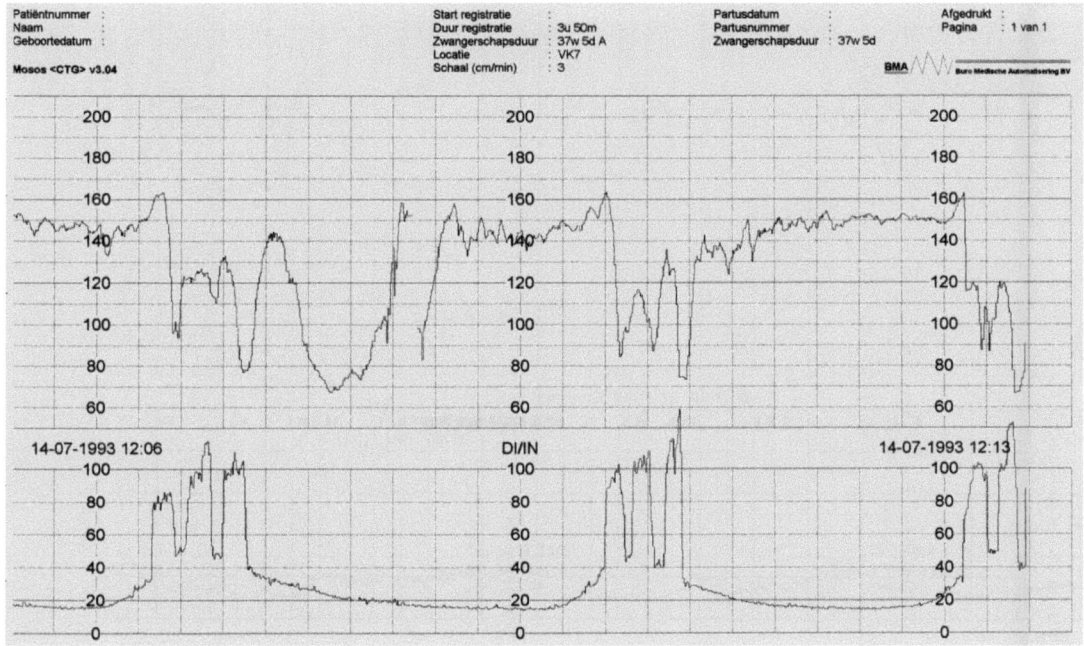

72 FOETALE BEWAKING

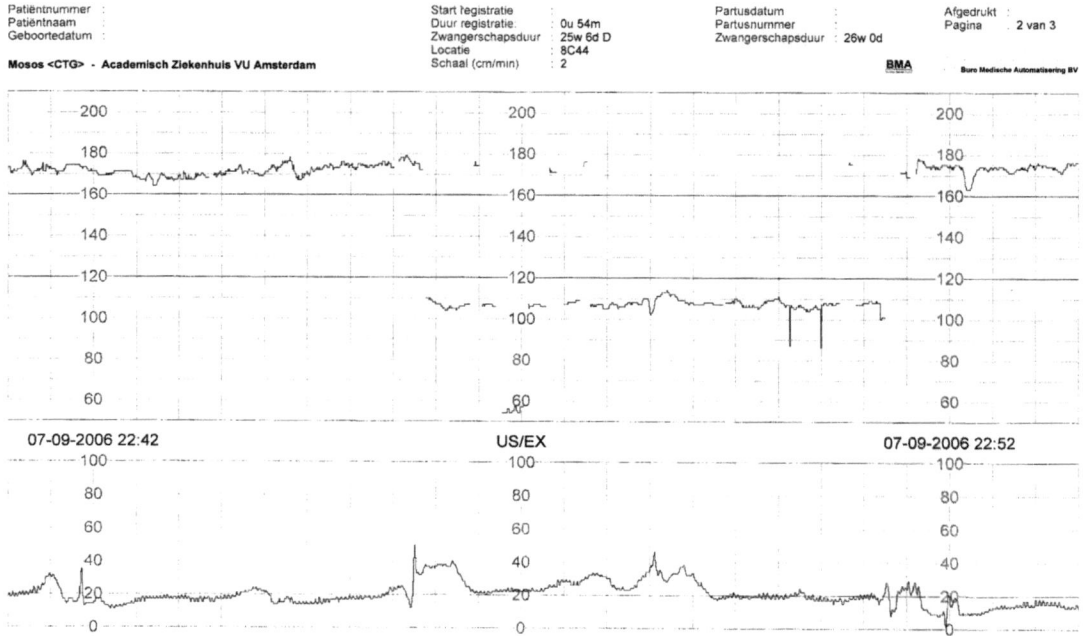

Figuur 5.8 Registratie van de moederlijke vaatpulsaties als gevolg van verlies van het foetale hartritmesignaal (halverwege de figuur). Kenmerkend zijn de scherpe overgangen tussen beide frequenties.

Figuur 5.9 Registratie van de moederlijke vaatpulsaties als gevolg van verlies van het foetale hartritmesignaal maar nu tevens registratie van de moederlijke hartfrequentie via de zuurstofsaturatie-optie in de CTG-apparatuur (zie ook de vraagtekens).

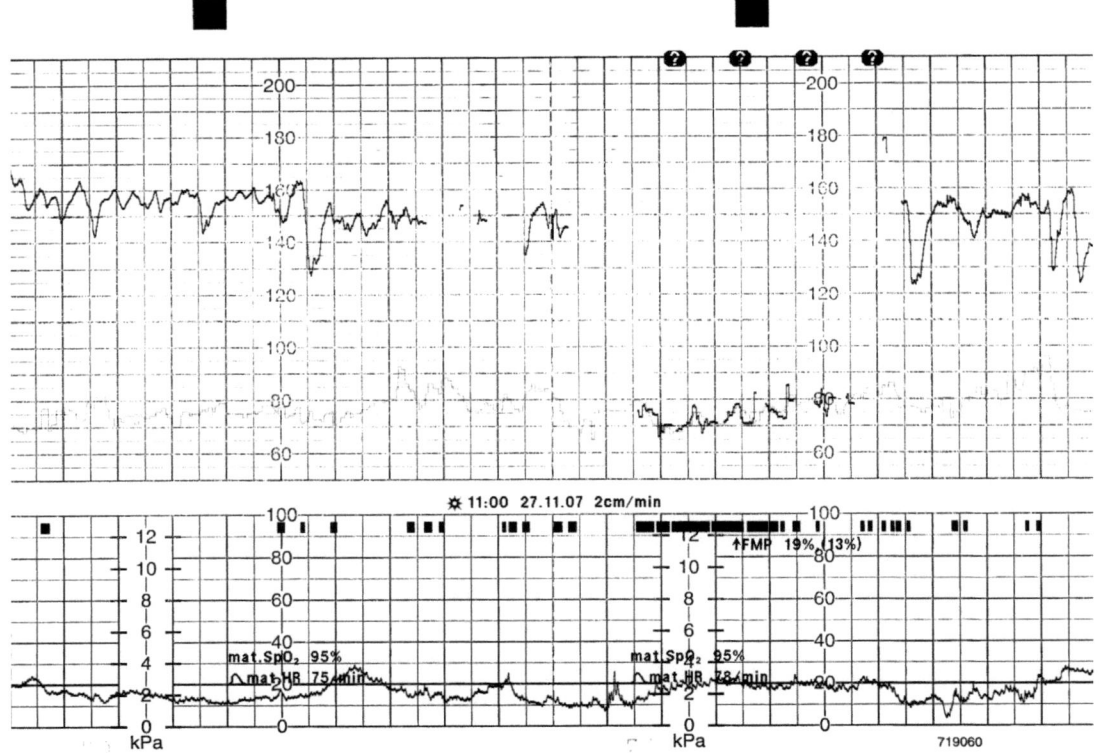

ging van de hartfrequentie tijdens een acceleratie en de snelle terugkeer tot de basisfrequentie, een betere beoordeling van de tijdsrelatie tussen het hoogtepunt van een uteruscontractie en het dieptepunt van een deceleratie, en een gemakkelijker onderscheid tussen de ware sinusoïdale en de op een sinus gelijkende patronen. Enkele voorbeelden worden getoond in figuur 5.2 t/m 5.7.

5.12 VALKUILEN

Kennis van de verschillende met de techniek samenhangende valkuilen is een voorwaarde voor het correct lezen, classificeren en interpreteren van foetale hartfrequentiepatronen. In de paragraaf over de registratie van de uterusactiviteit is al gewezen op een juiste plaatsing van de externe tocotransducer, de noodzaak van voldoende spanning op de band, de beperkingen van de externe tocodynamometrie aangaande informatie over de duur en intensiteit van uteruscontracties, en de beperking door de verticale schaalbreedte bij interne tocodynamometrie. Een goed begrip van wat zich op technisch niveau afspeelt in het proces van hartslag tot registratie van het hartfrequentiepatroon vergemakkelijkt de herkenning van valkuilen in de registratie van de foetale hartfrequentie.

Jitter

De tijd tussen twee opeenvolgende hartslagen kan alleen nauwkeurig worden bepaald wanneer het signaal van het foetale hart (verkregen via ultrageluid, mechanisch of elektrisch) scherp gedefinieerd is en de signaal-ruisverhouding groot genoeg is. Het elektrische signaal voldoet het beste aan deze voorwaarden. Het is om deze reden dat directe elektrocardiografie, waarbij gebruik wordt gemaakt van de R-pieken in het foetale elektrocardiogram, het meest betrouwbaar de snelle variaties in het foetale hartfrequentiepatroon weergeeft.

Bij de toepassing van de externe cardiotocografie is men afhankelijk van de positie van het foetale hart ten opzichte van de transducer. De hoek tussen de hartwanden resp. hartkleppen en de transducer zal evenals de snelheid van de wanden/kleppen voortdurend variëren met als gevolg dat de opeenvolgende omhullenden steeds weer een iets andere vorm hebben. De tijd tussen de pieken in de elkaar opeenvolgende omhullenden zal daarmee steeds wat variëren, enkel en alleen al op basis van de technische verwerking van het signaal. In de eerste generatie cardiotocografen werd veelal gebruikgemaakt van 'level detectie', waarbij een elektronisch level over de geregistreerde pieken gelegd wordt dat de niet gelijk

Figuur 5.10 Registratie van de moederlijke vaatpulsaties tijdens de uitdrijvingsfase bij de tweede van een tweeling. De zwarte blokjes zijn de momenten dat de moeder perst tijdens een contractie. De pH in het navelarteriebloed bedroeg 6.92 bij geboorte van de foetus enige minuten later.

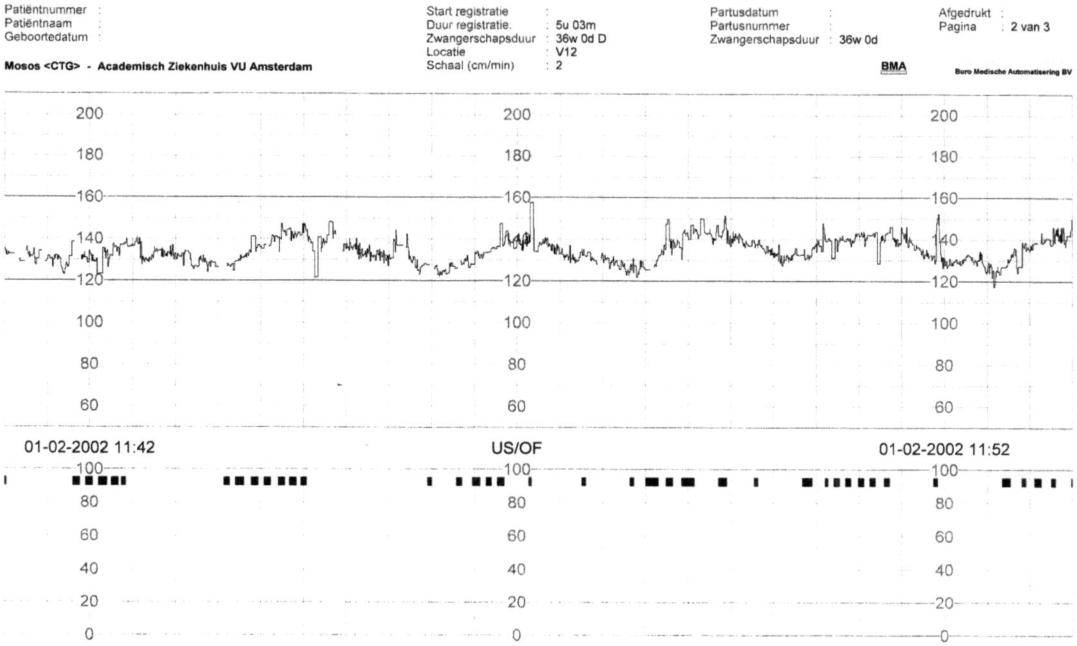

gedefinieerde pieken achtereenvolgens op verschillende punten snijdt, waardoor kunstmatig meer variatie in de intervallengten ontstaat dan reëel aanwezig. Dit probleem kon toen niet worden opgelost. Het resultaat was een kunstmatige, door de techniek geïntroduceerde variabiliteit in het hartfrequentiepatroon, in het algemeen goed te herkennen aan de scherpe deflecties naar boven en naar beneden (figuur 5.9).

Autocorrelatie is een mathematische procedure waarbij de omhullenden van twee opeenvolgende hartslagen worden vergeleken. De toepassing van meerdere piëzo-elektrische kristallen resulteert namelijk in meerdere omhullenden per hartslag en via autocorrelatie wordt de 'best fit' bepaald. Echter ook bij de toepassing van autocorrelatie worden geen 100% zuivere intervallengten verkregen met als gevolg veelal wat kunstmatige variabiliteit in het foetale hartfrequentiepatroon, maar veel geringer dan in het geval van 'jitter'. Alleen wanneer slechts zeer weinig of vrijwel geen variabiliteit in het extern via ultrageluid verkregen hartfrequentiepatroon waarneembaar is, kan men zeker zijn van een zogenaamd 'strak hartfrequentiepatroon'.

Registratie van de moederlijke hartfrequentie

Dit kan plaatsvinden bij gebruik van zowel externe als interne cardiografie. In geval van externe cardiografie kunnen de moederlijke vaatpulsaties worden opgevangen door de ultrasoundtransducer. Dit kan plaatsvinden wanneer de foetus beweegt en het hart zich verplaatst ten opzichte van de transducer (figuur 5.8), of doordat de ultrasound 'beam' van de transducer gericht is op de moederlijke aorta. Bij twijfel omtrent de vraag of op een zeker ogenblik de moederlijke of de foetale hartactie wordt geregistreerd, is de eenvoudigste oplossing gebruik te maken van de zuurstofsaturatie-optie aanwezig in moderne CTG-apparatuur en de moederlijke hartfrequentie simultaan te registreren (figuur 5.9) of het aanwenden van realtime echoscopie. Te vaak probeert men nog via palpatie van de moederlijke polsfrequentie onderscheid te maken voor wat betreft de waarneming van de moederlijke of foetale hartfrequentie.

Het risico dat de moeder in plaats van de foetus geregistreerd wordt is vooral verhoogd tijdens de uitdrijvingsfase bij de tweede van een tweeling. De moederlijke hartfrequentie is dan merendeels hoog, dikwijls zelfs boven de 120 slagen per minuut. Tijdens persactiviteit versnelt dan de moederlijke hartfrequentie en ontstaat het beeld van, overigens monotoon voorkomende, versnellingen (figuur 5.10), niet te verwarren met de acceleraties zoals voorkomend in samenhang met kindsbewegingen. Acceleraties in samenhang met lichaamsbewegingen van de foetus zijn meer asymmetrisch van vorm en komen minder regelmatig voor, i.e. de tijdsintervallen tussen de acceleraties variëren. Ook in geval van een niet gediagnosticeerde intra-uteriene vruchtdood is het mogelijk dat de moederlijke hartfrequentie geregistreerd wordt en als zodanig niet herkend wordt.

Registratie van de moederlijke hartfrequentie door middel van interne cardiotocografie kan plaatsvinden wanneer er sprake is van een intra-uterien overleden foetus. Een van de technische procedures bij de verwerking van het elektrocardiografische signaal betreft de 'automatic gain'. Hierbij wordt het signaal versterkt tot een duidelijk herkenbare R-piek is

Figuur 5.11 Voorbeeld van (a) jitter en (b) verdubbeling van de foetale hartfrequentie tijdens een deceleratie.

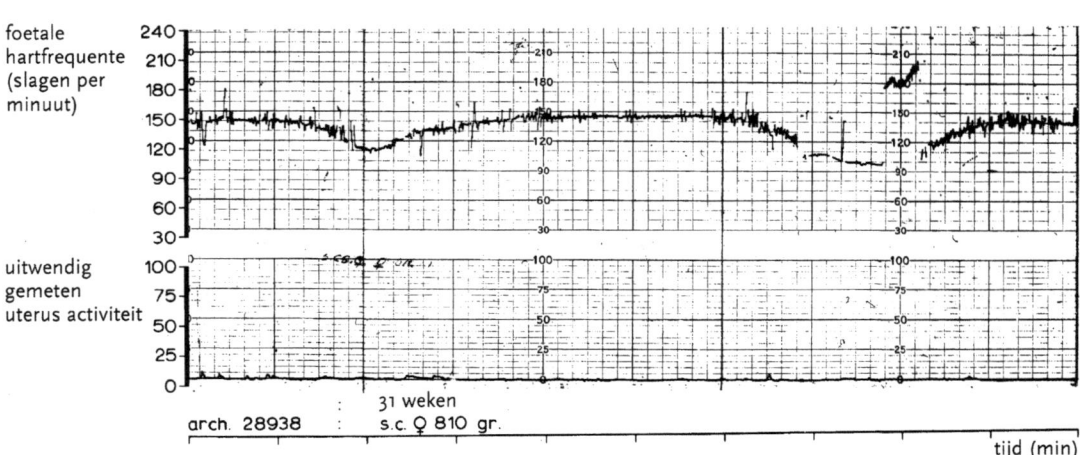

verkregen. Het moederlijke ECG-complex wordt in deze bijzondere situatie voortgeleid via de referentie-elektrode bij de moeder of via de spiraalelektrode op het lichaam van de overleden foetus. Het moederlijke ECG-complex wordt versterkt tot de cardiotocograaf de moederlijke R-pieken gaat herkennen. Deze moederlijke R-pieken worden vervolgens geregistreerd als de ('foetale') hartfrequentie.

Halvering en verdubbeling van de hartfrequentie

Halvering van de hartfrequentie kan plaatsvinden bij dusdanig hoge hartfrequenties dat de snel op elkaar volgende signalen binnen de door het apparaat gedefinieerde refractaire periode vallen en dientengevolge niet alle worden herkend. Wanneer dit bij herhaling gebeurt, is het resultaat een hartfrequentie op papier die exact de helft is van de werkelijke hartfrequentie. Een andere reden voor halvering kan gelegen zijn in het feit dat het Doppler-signaal van opeenvolgende hartslagen zeer wisselend van kwaliteit is.

Een verdubbeling van de foetale hartfrequentie kan eveneens optreden, vooral bij toepassing van externe tocodynamometrie. Wanneer de hartfrequentie plotseling erg traag wordt, kan het gebeuren dat de monitor de bewegingen van de mitralis/tricuspidaliskleppen ten opzichte van de bewegingen van de aorta/pulmonaliskleppen afzonderlijk gaat herkennen doordat de tijd tussen beide groepen klepbewegingen buiten het refractoire 'window' valt van het voorafgaande interval. Verdubbeling kan ook plaatsvinden bij interne cardiotocografie wanneer de monitor niet alleen 'getriggerd' wordt door opeenvolgende R-pieken maar ook door een abnormaal grote T-golf. Verdubbeling treedt vooral op wanneer de hartfrequentie grote en plotselinge dalingen vertoont zoals tijdens diepe deceleraties (figuur 5.11). Een halvering en een verdubbeling van de hartfrequentie zijn in het algemeen goed te herkennen, mits men zich van deze valkuilen bewust is. Van het ene op het andere moment halveert of verdubbelt de hartfrequentie dan met respectievelijk exact de halve of dubbele frequentie. Bij een verdubbeling van de hartfrequentie lijkt de variabiliteit toe te nemen, hetgeen in werkelijkheid niet het geval is maar een effect is van het lineair registreren van de frequentie per minuut. Bij halvering van de hartfrequentie lijkt de variabiliteit plotseling af te nemen. Het omgekeerde fenomeen zou zich voordoen indien (fysiologisch) lineair aan het interval zou worden geregistreerd.

Het niet weergeven van een aritmie

De toepassing van externe cardiotocografie betekent automatisch de toepassing van het principe van een refractair window. Plotselinge veranderingen in intervallengten worden daarmee automatisch uitgesloten van verwerking voor registratie. De registratie van plotselinge veranderingen in intervallengten is wel mogelijk bij toepassing van interne cardiotocografie, mits de apparatuur is ingesteld met de 'logic off'- of 'memory off'-functie ingeschakeld. Mocht dit zo zijn dan worden de opeenvolgende R-R-intervallen namelijk niet onderworpen aan de criteria gesteld door het refractoire 'window'. Aritmieën worden bij toepassing van de interne cardiotocografie weergegeven door scherpe deflecties in de hartfrequentie naar boven of naar beneden. Wanneer het interval plotseling korter wordt – zoals in geval van extrasystolen waarbij een extra impuls ontstaat op supraventriculair of ventriculair niveau –, dan treedt een deflectie naar boven op. Bij zowel een supraventriculaire als extraventriculaire extrasystole treedt een compensatoire pauze op. De eerstvolgende impuls vanuit de sinusknoop kan immers niet worden gevolgd door een hartslag op dat moment. De compensatoire pauze uit zich in een deflectie naar beneden, volgend op de zojuist genoemde deflectie naar boven. De compensatoire pauze is in geval van supraventriculaire extrasystolen niet volledig, waardoor de deflecties in het algemeen een irregulier patroon vertonen. De deflecties naar beneden bevinden zich redelijk dicht bij de basislijn. In geval van ventriculaire extrasystolen is de compensatoire pauze wel volledig aanwezig. De cardiotocograaf vertoont nu deflecties naar boven en naar beneden van redelijk equidistant niveau.

5.13 CONFIGURATIE VAN DE APPARATUUR

In de samenstelling van cardiotocografische apparatuur zijn vele configuraties mogelijk. De gebruiker dient hiervan in detail op de hoogte te zijn, vooral ten aanzien van de toegepaste papiersnelheid en de weergave van de hartfrequentie en de uterusactiviteit op de verticale as. De meest moderne apparatuur beschikt over correlatietechnieken, geeft de lichaamsbewegingen van de foetus weer door gebruik te maken van een laagfrequente Doppler-shift, maakt het mogelijk de hartfrequenties van een tweeling uitwendig via twee verschillende transducers te registreren of via de combinatie van een externe transducer en een schedelelektrode, en maakt gebruik van bepaalde algoritmen waarbij de hartslagfrequenties van beide kinderen worden vergeleken. Aldus wordt ervoor gewaakt dat ongewild via de twee toegepaste acquisitietechnieken uiteindelijk het hartritmesignaal van slechts één van beide kinderen wordt geregistreerd.

De nieuwste apparatuur voorziet ook in combinaties met registratie van geheel andersoortige variabelen van de foetale en/of moederlijke conditie zoals foetale pulsoximetrie, moederlijke pulsoximetrie, de automatisch non-invasief gemeten moederlijke bloeddruk, of verwerking van het foetale ECG-complex (bijvoorbeeld STAN, zie hoofdstuk 9). Een aantal cardiotocografen verstrekt tevens kwantitatieve informatie, bijvoorbeeld over de basisfrequentie, de mate van hartritmevariabiliteit, de incidentie van foetale kindsbewegingen en de mate van signaalverlies.

Kwantitatieve informatie over de hartritmevariabiliteit zoals verkregen bij externe cardiotocografie vereist een nadere toelichting. De gebruikelijke procedure is dat eerst de gemiddelde hartfrequentie over een periode van 2,5 of 3,75 seconden wordt berekend. De spreiding gedurende een bepaalde tijd in de gemiddelden verkregen over de perioden van 2,5 of 3,75 seconden, en de spreiding in het verschil tussen de gemiddelden van opeenvolgende perioden worden vervolgens als graadmeter gebruikt voor de zogenoemde lange- en kortetermijn variabiliteit. Voor de basisfrequentie wordt in het algemeen de modale frequentie gehanteerd. Anderen gebruiken zogeheten trimtechnieken waarbij eerst acceleraties en deceleraties uitgesloten worden. Voor het verzamelen van kwantitatieve informatie kunnen verschillende technieken worden gebruikt, onder andere statistische parameters, spectrale analyse, chaosanalyse en neurale netwerken.

5.14 CENTRALE EN DECENTRALE SYSTEMEN

Via automatische verwerking met behulp van geavanceerde software en computerapparatuur is het mogelijk de door het CTG-apparaat gedetecteerde intervallengten behorend bij twee opeenvolgende hartslagen verder te verwerken. Deze intervallengten kunnen onder andere worden gearchiveerd. Zo blijven alle in het systeem ingevoerde registraties bewaard. Na omzetting tot een hartfrequentie kunnen deze verkregen signalen op allerlei wijzen worden weergegeven op diverse beeldschermen en op papier. Zowel de horizontale (de papiersnelheid) als de verticale schaal van het cardiotocogram kan worden aangepast al naar gelang de wensen. Alarmfuncties zijn instelbaar. Objectieve, kwantitatieve analyse van de diverse parameters van uterusactiviteiten hartfrequentiepatronen is mogelijk. Trendmatige fenomenen kunnen grafisch of in de vorm van een tabel worden weergegeven. Voorbeelden van bepaalde CTG-registraties kunnen worden teruggezocht voor besprekingen, onderwijsdoeleinden en presentaties. Ook is het mogelijk andere variabelen betreffende de conditie van de vrouw (hartfrequentie, bloeddruk, zuurstofsaturatie) en de foetus (bewegingspatronen, zuurstofsaturatie, elektrocardiogram) te integreren. Relevante klinische gegevens kunnen op elk moment worden toegevoegd. Bij een optimale organisatie worden alle gemaakte CTG-registraties, zowel antepartum als intrapartum verkregen, automatisch ingevoerd in een dergelijk systeem. De keuze van de configuratie (centraal, decentraal; het aantal werkstations) van dergelijke systemen zal afhangen van de wensen van de gebruiker en de lokale inrichting van het verloskamercomplex, de klinische afdeling en de polikliniek.

LITERATUUR

Cabaniss ML, ed. Fetal monitoring; interpretation. Philadelphia: Lippincott, 1993.
Gardosi J, ed. Intrapartum surveillance. Ballière's Clinical Obstetrics and Gynaecology. Volume 10, number 2. 1996.
Geijn HP van, Copray FJA, eds. A critical appraisal of fetal surveillance. Amsterdam: Elsevier, 1994.
Ingemarsson I, Ingemarsson E, eds. Fetal heart rate monitoring; a practical guide. Oxford: Oxford University Press, 1993.
Freeman RK, Gasik IJ, Nageotte MP, eds. Feld heart rate monitoring. Third edition. Lippo cott Williams and Willing. Philadelphia 2003.

6 Beoordeling en interpretatie van het antepartum-cardiotocogram

G.H.A. Visser, G.G.M. Essed

6.1 INLEIDING

In dit hoofdstuk wordt een bespreking gegeven van het normale antepartum-cardiotocogram (CTG) en de veranderingen die hierin optreden in de loop van de zwangerschap. Verschillende CTG-classificatiesystemen komen aan de orde en de veranderingen die optreden bij langzaam verslechterende conditie van de in groeivertraagde foetus worden uitgebreid besproken in samenhang met veranderingen in andere foetale variabelen. Effecten die geneesmiddelen op het CTG kunnen hebben worden geïllustreerd aan de hand van aanzienlijke veranderingen die geïnduceerd worden door toediening van betamethason aan de moeder. Tot slot wordt ingegaan op het CTG bij overige zwangerschapspathologie.

6.2 HET NORMALE ANTE PARTUM CTG

Het foetale hartfrequentiepatroon bevat drie componenten: de basisfrequentie, de variabiliteit rond de basisfrequentie en periodieke veranderingen in frequentie (acceleraties en deceleraties). Deze componenten zijn afhankelijk van zwangerschapsduur, tijdstip van de dag en foetale rust-activiteitscycli (gedragstoestanden).
Met vaginale echoscopie kan foetale hartactie voor het eerst aangetoond worden ca. 40 dagen na de eerste dag van de laatste menstruatie (5+5 weken). De hartfrequentie is aanvankelijk laag, maar stijgt in korte tijd tot ca. 180 slagen/minuut bij 9 weken.[15,29] Hierna daalt zij geleidelijk (figuur 6.1).[21] De spreiding is groot en de normale hartfrequentie tussen 30 en 40 weken zwangerschapsduur bevindt zich meestal tussen 110 en 150 slagen/minuut.
Het foetale hartfrequentiepatroon is tot ongeveer 16 weken volledig strak, zonder evidente variabiliteit.[45] Hierna neemt de hartactievariabiliteit geleidelijk toe; een proces dat doorgaat tot de à terme datum. Voor 30 weken bevat het – weinig variabele – CTG meer deceleraties dan acceleraties. Hierna zijn er meer acceleraties en deze nemen in aantal en amplitude verder toe. Een normaal CTG wordt wel gedefinieerd als een CTG met acceleraties met een amplitudo van meer dan 15 slagen/minuut, maar acceleraties met een dergelijke amplitude zijn pas consistent aanwezig vanaf 35 weken.[9,37]
De beperkte hartactievariabiliteit tijdens de vroeg preterme periode (26-32 weken) bemoeilijkt beoordeling en onderscheid tussen normaal en afwijkend, temeer daar ook in het normale CTG tijdens die periode frequent (kleine) deceleraties aanwezig zijn.
In de tweede helft van de van de zwangerschap bestaan er aanzienlijke dag/nachtverschillen in het CTG. Deze zijn het meest uitgesproken rond de à terme datum. De basale foetale hartfrequentie heeft een diurnaal patroon, met de laagste waarden tussen 2 en 6 uur 's nachts en de hoogste waarden rond 9-12 uur 's ochtends (circa 10% hoger). In deze volgt de foetale hartfrequentie die van de moeder. De hartactievariabiliteit en incidentie van acceleraties zijn het hoogst rond middernacht en het laagste tussen 9-12 uur 's ochtends (circa 2 x zo laag).[38] De hoge variabiliteit rond middernacht wordt grotendeels verklaard door de hoge incidentie van foetale bewegingen (samengaand met gedragstoestand 4F; figuur 6.2). Het foetale dag/nachtritme wordt grotendeels bepaald door de moeder, waarbij er een negatieve correlatie bestaat tussen maternale cortisolspiegels en foetale hartactievariabiliteit; het mechanisme is echter nog niet geheel opgehelderd.
De foetale rust/activiteitscycli die zich vanaf ongeveer 28 weken ontwikkelen en later overgaan in volledig ontwikkelde gedragstoestanden, hebben grote invloed op de interpretatie van het CTG (hoofdstuk 7). Voor de kliniek is de interpretatie van het strakke, weinig fluctuerende CTG het meest van belang. Bij een strak CTG dient de registratieperiode verlengd te worden tot meer dan 45 minuten, omdat bekend is dat een normale gedragstoestand 1F zo lang kan duren. Een

foetus blijkt niet te reageren op schudden van de buik, noch op geluid dat zich op enige afstand van de buik bevindt. Dergelijke stimulatietesten, die in de jaren zeventig populair waren om onderscheid te maken tussen de gezonde, diep slapende foetus en de bedreigde foetus, hebben dan ook geen klinische betekenis. De gezonde foetus in gedragstoestand 1F reageert wel op stimulatie met een artificiële elektrolarynx die direct op de buikwand is geplaatst. De foetale reacties (tachycardie, verstoring gedragstoestanden) en intra-uteriene geluidsintensiteit (tot 130 dB) zijn echter zo extreem dat moeilijk van een fysiologische stimulus gesproken kan worden.[40] Bij een strak CTG is het dan ook het beste de foetus rustig te laten slapen en de registratieduur te verlengen.

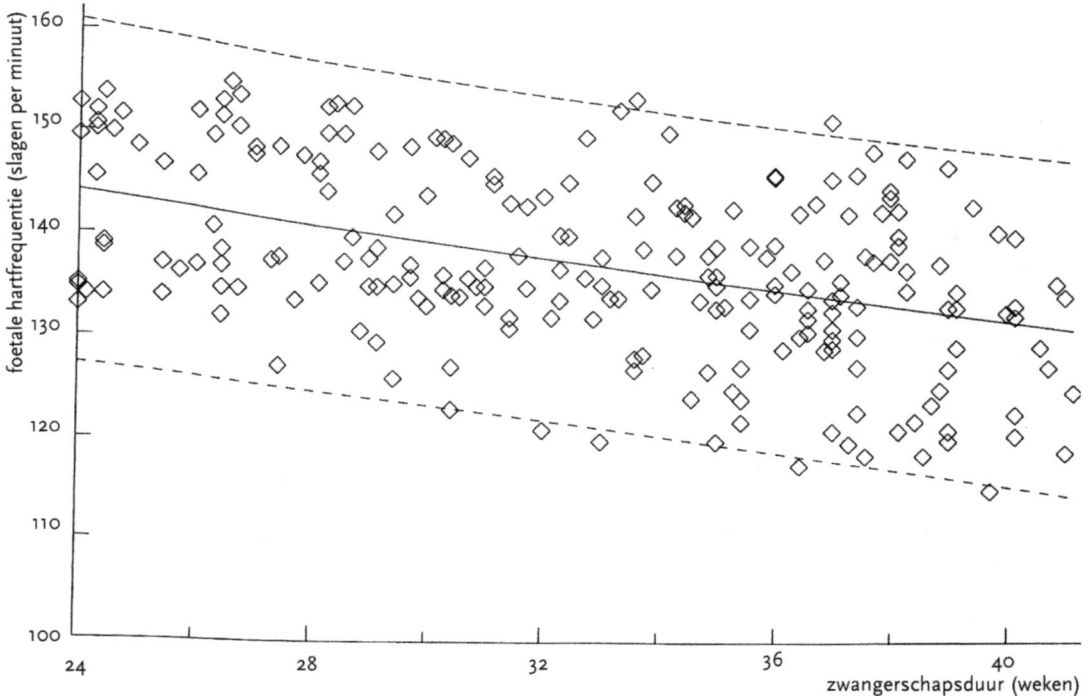

Figuur 6.1 Basale foetale hartactie (mediaan en 2,5 en 97,5 percentiel) vanaf 24 weken zwangerschapsduur. Gegevens gebaseerd op een longitudinaal onderzoek bij 29 gezonde zwangeren.[21]

Figuur 6.2 Reactief CTG bij dezelfde foetus om 09.00 uur 's ochtends (a) en om 01.00 uur 's nachts (b). 's Nachts zijn zowel de amplitude als de incidentie van acceleraties toegenomen, passend bij gedragstoestand 4 F ('actief en wakker'). Papiersnelheid 2 cm/min.; fhr = foetale hartfrequentie in slagen per minuut.

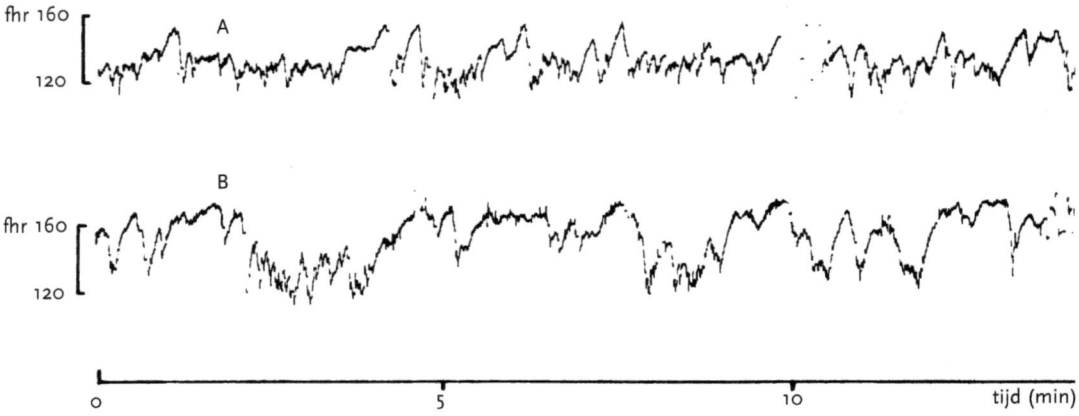

6.3 CLASSIFICATIE VAN HET CTG

Een juiste interpretatie van het CTG staat of valt met een nauwgezette, eenduidige, objectieve en reproduceerbare beoordeling. En daar schort het nu juist aan. Het antepartum-CTG wordt meestal visueel beoordeeld, waarbij de intra- en interobservervariabiliteit groot is.[16,34] Daarnaast zijn er meerdere classificatiesystemen. Deze systemen (ontwikkeld in de jaren zeventig) houden onvoldoende rekening met de effecten van zwangerschapsduur en foetale gedragstoestanden. Gelukkig geven de extremen – volledig normaal CTG en sterk afwijkend CTG – nauwelijks

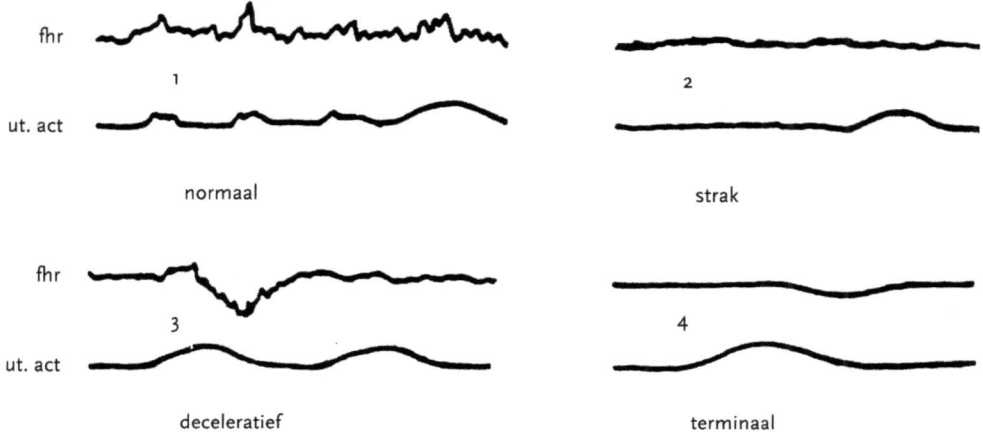

Figuur 6.3 Classificatie van het CTG in vier categorieën: normaal, strak, deceleratief en terminaal.[39]

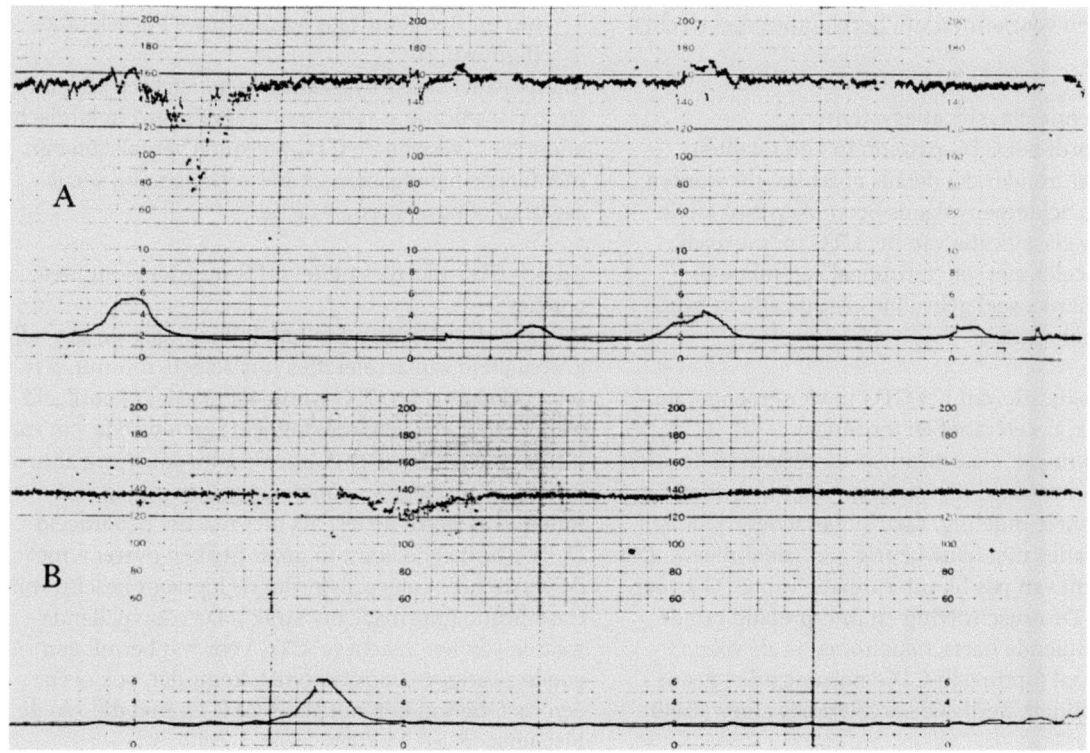

Figuur 6.4 Voorbeelden van een zogenoemd deceleratief (a) en terminaal (b) CTG. Papiersnelheid 2 cm/min.

aanleiding tot verschil in inzicht. Bij het antepartum-CTG dient in geval van twijfel het advies altijd te luiden: herhalen van de registratie. Hierbij dient er zorg voor gedragen te worden dat het CTG van voldoende lengte (duur) is.

In de afgelopen decennia zijn scoringssystemen van antepartum-CTG en andere biofysische variabelen uiterst populair geweest. Bij deze scoringssystemen worden de verschillende componenten voorzien van een score van 0 tot 2, wat resulteert in een totaalscore van maximaal 10, naar analogie van de Apgarscore ('foetale Apgarscore'). Nadeel van dergelijke systemen is dat 'appels' en 'peren' opgeteld worden, geen sprake is van een evenwichtige waardering van de verschillende componenten en geen rekening gehouden wordt met effecten van zwangerschapsduur en ontwikkeling van foetale gedragstoestanden. Bij analyse van de verschillende componenten van het CTG en van overige variabelen is het goed alle in het oordeel te betrekken, maar onderbrengen in een totaalscore heeft als risico dat dit leidt tot een robot actie ('score is 4, dus ...'). Om deze reden is CTG-score volgens Fischer ([13]) uit de nieuwste druk van dit leerboek gelaten. Het grote bezwaar van deze score is dat componenten van hartactievariabiliteit met maximaal 6 punten beoordeeld worden, de basisfrequentie met 2 punten en voorkomen van deceleraties met slechts 2 punten.

Beschrijvende classificatiesystemen

Hierbij wordt het CTG-patroon in zijn totaliteit beschreven, zonder dat details apart belicht worden. Bekend en achtereenvolgens besproken zijn (a) de Groningse classificatie van het CTG in 'normaal', 'strak', 'deceleratief' en 'terminaal', en (b) de in Noord-Amerika veel gebruikte classificatie in 'reactief' en 'niet-reactief'.

Ad a: Classificatie van het CTG in vier groepen: normaal, strak, deceleratief en terminaal

Deze 'Groningse' classificatie is empirisch in de jaren zeventig ontwikkeld (figuur 6.3).[39] Het betreft een globale visuele indeling, waarin hartactievariabiliteit en acceleraties niet nauwkeurig zijn gedefinieerd. Dat laatste komt van pas bij interpretatie van CTG's voor 35 weken. De omschrijving en interpretatie van de vier verschillende hartactiepatronen is als volgt:

- Normaal (optimaal) CTG: normocardie, goede variabiliteit, herhaalde acceleraties afgewisseld door rustperioden van maximaal 45 minuten en geen deceleraties.
- Interpretatie: goede foetale 'conditie' op moment van registratie, met name geen tekenen van foetale hypoxemie.
- Strak CTG: geringe variabiliteit (meestal < 10 slagen/minuut), geen acceleraties, geen deceleraties, bij registratieduur van meer dan 45 minuten.
- Interpretatie: differentieel-diagnostisch is dit CTG het moeilijkst te interpreteren: lange 'rust'-episode bij gezonde foetus?, foetale hypoxemie/acidemie?, effect van geneesmiddelen?, foetale congenitale (cerebrale) afwijking? Herhalen van de registratie en additioneel onderzoek (echo, Doppler, foetale bewegingen) is aangewezen. (Zie ook hoofdstuk 7.)
- Deceleratief CTG: incidentele late deceleraties of langdurige variabele deceleraties (niet bij elke Braxton-Hickscontractie) met behoud van variabiliteit tijdens de deceleratie, kleine acceleraties, afgenomen variabiliteit, soms matige tachycardie 150-170 slagen/minuut (figuur 6.4).
- Interpretatie: periodieke foetale hypoxemie, meestal nog geen acidemie.
- Terminaal CTG: normocardie, met zeer geringe tot afwezige variabiliteit, ontbreken van acceleraties en frequente late (vaak 'flauwe') deceleraties (figuur 6.4).

Interpretatie: foetale hypoxemie en meestal ook acidemie. Deze classificatie is uitgebreid geëvalueerd in klinisch onderzoek, waarbij de CTG-patronen vergeleken zijn met foetale bloedgassen en pH verkregen bij sectio caesarea of navelstrengpunctie.[6,41,42]

Ad b: Classificatie van het CTG in reactief en niet-reactief[22]

Bij deze classificatie wordt uitsluitend naar de aan- of afwezigheid van acceleraties (≥15 slagen/minuut, > 15 sec.) gekeken. Het CTG wordt als reactief beoordeeld wanneer tijdens een 'moving window'-episode van 10 minuten ten minste twee acceleraties aanwezig zijn. Zijn geen acceleraties aanwezig gedurende 40 minuten, dan wordt de test als niet-reactief beoordeeld. Deze classificatie komt in grote trekken overeen met de eerste twee categorieën van de hiervoor beschreven classificatie ('normaal' en 'strak'). De voorspellende waarde van het 'reactieve' CTG voor wat betreft een goede zwangerschapsuitkomst, komt dan ook overeen met die van het 'normale' CTG en met die van de Fischerscore ≥8.[14,22,30,33,39]

Bij deze vooral in Noord-Amerika gebruikte classificatie in reactief en non-reactief hebben deceleraties geen effect op de indeling, hoewel wel wordt aangegeven dat bij aanwezigheid van deceleraties de uitkomst vaak slechter is. Niet-reactieve patronen worden meestal gevolgd door stimulatie van de foetus (vibroakoestische stimulatie), biofysisch profiel of contractiestimulatietest. In Nederland is men van mening dat Braxton-Hickscontracties vaak genoeg voorkomen om de reactie van de foetus op deze spontane contracties te kunnen observeren, waarbij fout-positieve uitslagen door overstimulatie voorkomen worden.[39] Zowel de Fischerscore als beschrijvende systemen hebben hun voor en tegen. Scoresystemen vereisen dat het CTG tot in detail bestudeerd wordt. Daarnaast vergemakkelijkt kwantificering het vervolgen van trends in het verloop van de tijd en wetenschappelijke bewerking van CTG-gegevens. De kwantificatie van de verschillende onderdelen is echter onevenwichtig, zoals eerder in dit hoofdstuk beargumenteerd en puntenwaardering geeft geen informatie omtrent de aard van eventuele CTG-afwijkingen (een score van 6 kan bijvoorbeeld passen bij een wat strak CTG, maar ook bij frequente late deceleraties). Bij de beschrijvende systemen is onmiddellijk duidelijk met welk CTG-patroon men te maken heeft en zijn de eventuele consequenties hier direct van af te leiden. Bij deze beoordeling treedt echter simplificatie op en oog voor detail wordt niet gestimuleerd. In de universiteitsklinieken in ons land heeft de beschrijvende classificatie het uiteindelijk gewonnen van de Fischerscore.

6.4 COMPUTERANALYSE VAN HET CTG (SONICAID 8000 & 8002)

Het heeft Dawes en Redman ruim tien jaar gekost om een programma te ontwikkelen dat de verschillende

Figuur 6.5 Voorbeeld van een computeruitdraai van het Oxford System 8002.

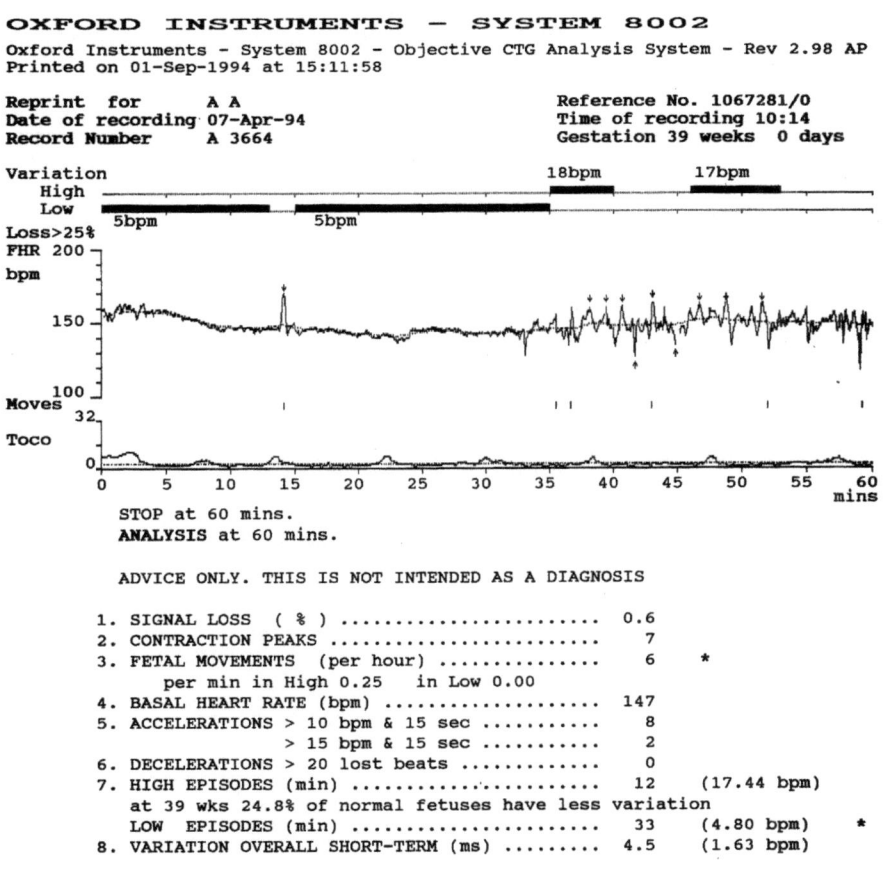

aspecten van het antepartum-CTG analyseert (figuur 6.5).[10] Het moeilijkste probleem was het bepalen van de basale foetale hartfrequentie, waarvan variabiliteit, acceleraties en deceleraties afgeleid worden.

Grote voordelen van een computeranalyse zijn gelegen in objectiviteit en reproduceerbaarheid, trendanalyse bij het vervolgen van het CTG-patroon in de tijd en onderlinge vergelijking van gegevens (tussen centra). Bij deze computeranalyse is gebleken dat ook bij 'normale' CTG's vaak deceleraties voorkomen, meestal als 'overshoot' na een acceleratie. De computer maakt, in tegenstelling tot het oog van de onderzoeker, geen onderscheid tussen deze 'normale' deceleraties en pathologische deceleraties.

Het grootste pluspunt van de computeranalyse is het objectiveren van de variabiliteit. Deze wordt uitgedrukt is een langetermijnvariabiliteit (mean minute range) en in een kortetermijn-variabiliteit (short term variation). Ten behoeve van de mean minute range wordt iedere minuut de spreiding in slag-tot-slag-intervallen berekend (na uitsluiting van eventuele deceleraties), waarna het gemiddelde over de gehele registratietijd wordt berekend. Deze analyse geeft dus informatie omtrent de bandbreedte inclusief acceleraties, maar zonder deceleraties. Figuur 6.6 toont de normale waarden bij éénuurs registraties vanaf 24 weken. De normale spreiding is groot; dezelfde foetus toont in de tijd echter een veel minder grote spreiding. Het is bij bedreigde zwangerschappen dan ook het beste een foetus in de tijd te vervolgen en de trend te bepalen. De ondergrens van de normale spreiding (−2 sd) bedraagt bij 20 weken ca. 20 msec. en stijgt naar 30 msec. bij 30 weken; hierna neemt de ondergrens van normaal nog maar nauwelijks toe. Bij onderzoek van in groei vertraagde foetussen vonden wij een foetale acidemie bij alle foetussen met een variabiliteit < 20 msec en een hypoxemie en/of acidemie bij 10 van de 12 foetussen met een variabiliteit tussen 20 en 30 msec.[26] Soortgelijke bevindingen zijn gepubliceerd door Smith et al.[31]

De 'short term'-variabiliteit is geïntroduceerd bij de Sonicaid System 8002. Hierbij wordt het verschil in gemiddeld slag-tot-slag-interval tussen opeenvolgende episoden van 3,75 seconden berekend (dit is dus geen beat-to-beat-variabiliteit). De correlatiecoëfficiënt tussen de 'mean minute range' en 'short term'-variabiliteit is hoog (0,9). Voordeel van de 'short

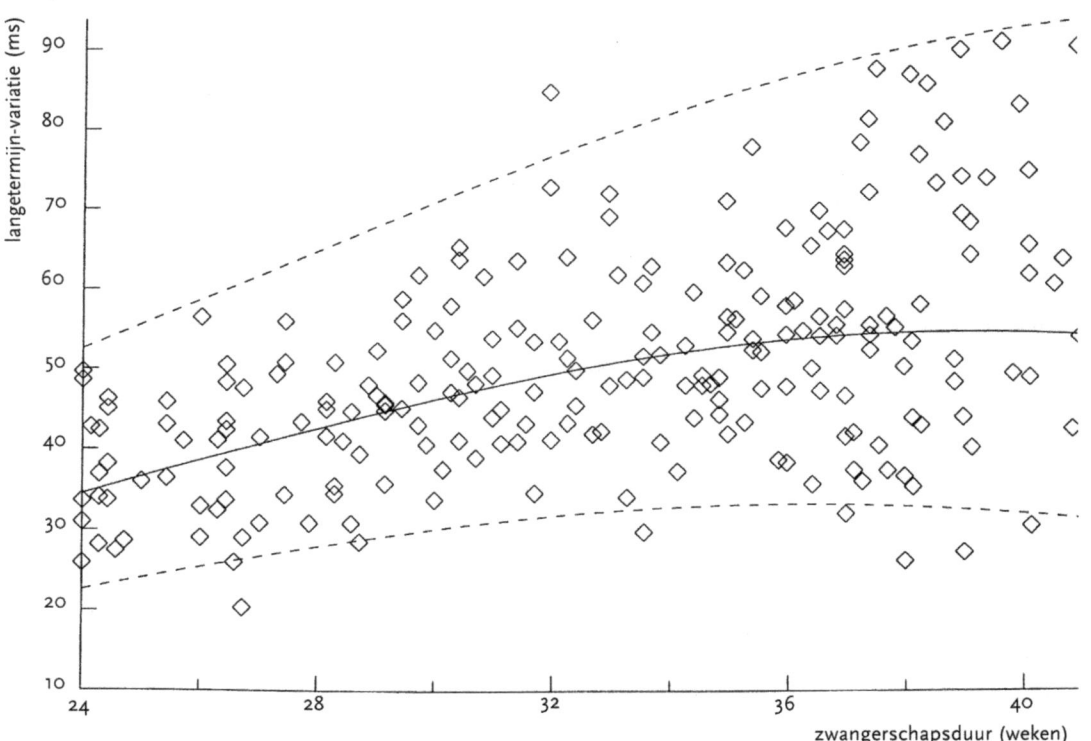

Figuur 6.6 Normale waarden (mediaan en 2,5 en 97,5 percentiel) van de langetermijn-variatie ('mean one-minute range'), vanaf 24 weken zwangerschapsduur. Gegevens verkregen met de Sonicaid System 8002 en gebaseerd op éénuurs registraties bij 29 gezonde zwangeren die longitudinaal zijn vervolgd.[21]

Tabel 6.1 Biofysische profielscore volgens Manning[17]

Variabele	Normale score (2 punten)	Afwijkende score (0 punten)
Foetale adembewegingen	Ten minste één episode van 30 seconden tijdens 30 minuten observatie	Geen adembewegingen c.q. geen episode 30 seconden
Foetale lichaamsbewegingen	Ten minste 3 afzonderlijke lichaamsbewegingen in 30 minuten	Twee of minder bewegingen in 30 minuten
Foetale tonus	Ten minste één actieve extensie gevolgd door flexie van extremiteiten of lichaam	Afwezige bewegingen of langzame extensie, met afwezige of partiele flexie daarna
Reactief CTG	Ten minste 2 acceleraties (> 15 bpm en > 15 seconden in duur) in samenhang met lichaamsbewegingen, in 30 minuten	< 2 acceleraties
Hoeveelheid vruchtwaterw	Ten minste één vruchtwaterpocket, met een diameter 1 cm gemeten in twee loodrecht op elkaar staande vlakken	Anhydramnion, of pocket < 1 cm

term'-variabiliteit is dat deze ook bij langzame grote fluctuaties (pseudo-sinusoïdale patronen) afwijkingen signaleert. In figuur 6.7 worden de normale waarden van éénuurs registraties na 24 weken getoond. Normale waarden van hartactievariabiliteit zijn afhankelijk van de duur van de registraties. Bij een korte registratietijd is de spreiding groter, omdat de kans groter is dat uitsluitend tijdens een gedragsstadium 1F of 2F geregistreerd is. In de praktijk is het echter meestal niet noodzakelijk om een lange registratie te maken. Dawes en Redman hebben dit ondervangen door de computer na 10 minuten een eerste analyse

Figuur 6.7 Normale waarden (mediaan en 2,5 en 97,5 percentiel van de kortetermijn-variatie ('short term variation'), vanaf 24 weken zwangerschapsduur. Gegevens verkregen met de Sonicaid System 8002 en gebaseerd op éénuurs registraties bij 29 gezonden zwangeren die longitudinaal zijn vervolgd.[21]

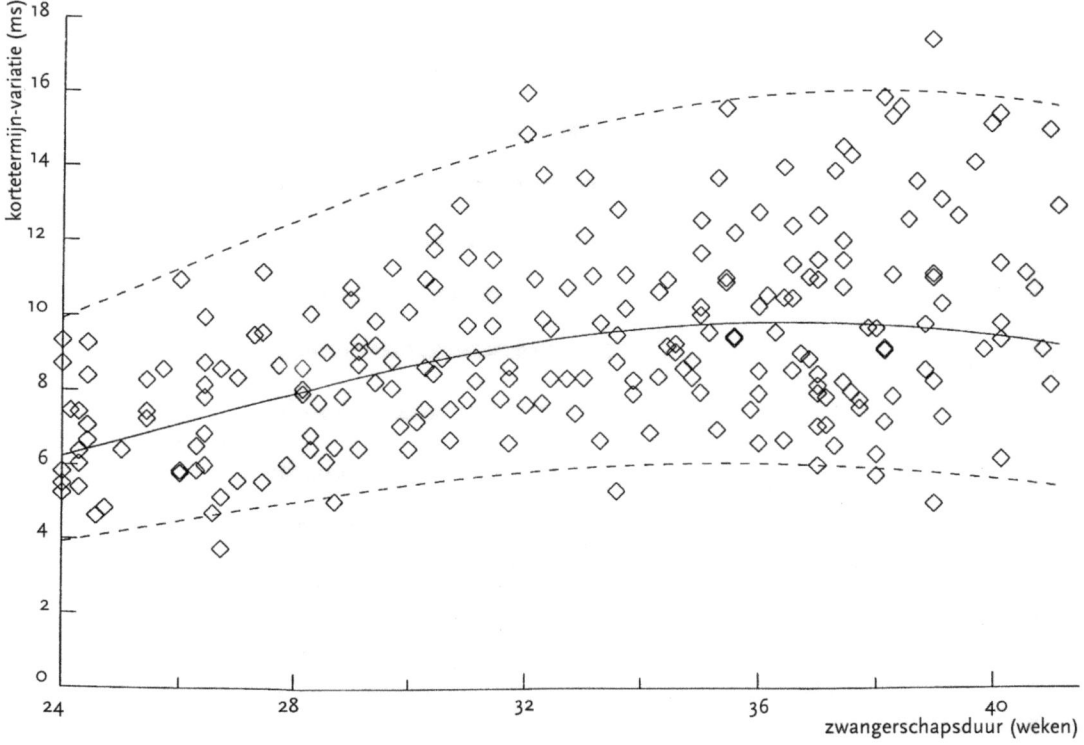

te laten verrichten. Indien hun criteria ten aanzien van het normaal-zijn van het CTG zijn vervuld, wordt dit op het scherm vermeld en kan de registratie in principe worden gestopt. Zijn de criteria niet vervuld, dan dient de registratie gecontinueerd te worden (met een nieuwe analyse iedere volgende 2 minuten tot maximaal 1 uur). Voor een trendanalyse bij bijvoorbeeld intra-uteriene groeirestrictie, is het wel van belang langdurig te registreren, met steeds een zelfde registratieduur van circa 1 uur.

6.5 HET BIOFYSISCH PROFIEL

Het CTG is ook opgenomen in een score waarin tevens andere variabelen worden bestudeerd. Manning heeft de zogenoemde biofysische profielscore geïntroduceerd, wederom met in totaal 10 punten ('Apgarscore in utero'), waarin CTG (0-2 punten), hoeveelheid vruchtwater (0-2), kwantiteit van adembewegingen (0-2) en lichaamsbewegingen (0-2) en kwaliteit van lichaamsbewegingen (0-2) zijn gekwantificeerd (tabel 6.1).[17] Het voordeel van een dergelijke score is dat verschillende variabelen worden bestudeerd (zie ook 7.4). Combinatie van deze variabelen bemoeilijkt echter een juiste interpretatie. Zo zijn de consequenties van een afname van de hoeveelheid vruchtwater en afwezigheid van adembewegingen (totaalscore 6) aanzienlijk anders dan die van hartactiedeceleraties bij weinig vruchtwater (score eveneens 6). Sommige variabelen van de biofysische profielscore veranderen vroeg in het proces van verslechtering van de conditie bij foetale groeivertraging (vruchtwater, CTG), de overige variabelen wijken pas later van de norm af (zie ook volgende paragrafen). De score correleert goed met de foetale pH.[18,27] Het moge duidelijk zijn dat bij de interpretatie van deze score nadrukkelijk rekening gehouden dient te worden met de aanwezigheid van foetale gedragstoestanden. Foetale bewegingen en CTG worden geclassificeerd op basis van een observatieperiode van 30 minuten; foetale diepe slaap (1F) resulteert dus automatisch in een score van maximaal 6 punten. Om deze redenen wordt ook deze score in Nederland niet gebruikt, zij het dat de verschillende variabelen wel bestudeerd worden.

Figuur 6.8 Veronderstelde volgorde waarin bij progressieve verslechtering van de foetale conditie in utero – ten gunste van uteroplacentaire insufficiëntie – de verschillende variabelen van de norm afwijken. 'Hypoxemie' en 'acidose' geven de tijdstippen aan van verstoring van de foetale bloedgaswaarden en pH. Het open gedeelte van de pijlen geeft het verschil aan tussen individuele foetussen bij het moment van het eerste optreden van een afwijkend testresultaat.[5,24]

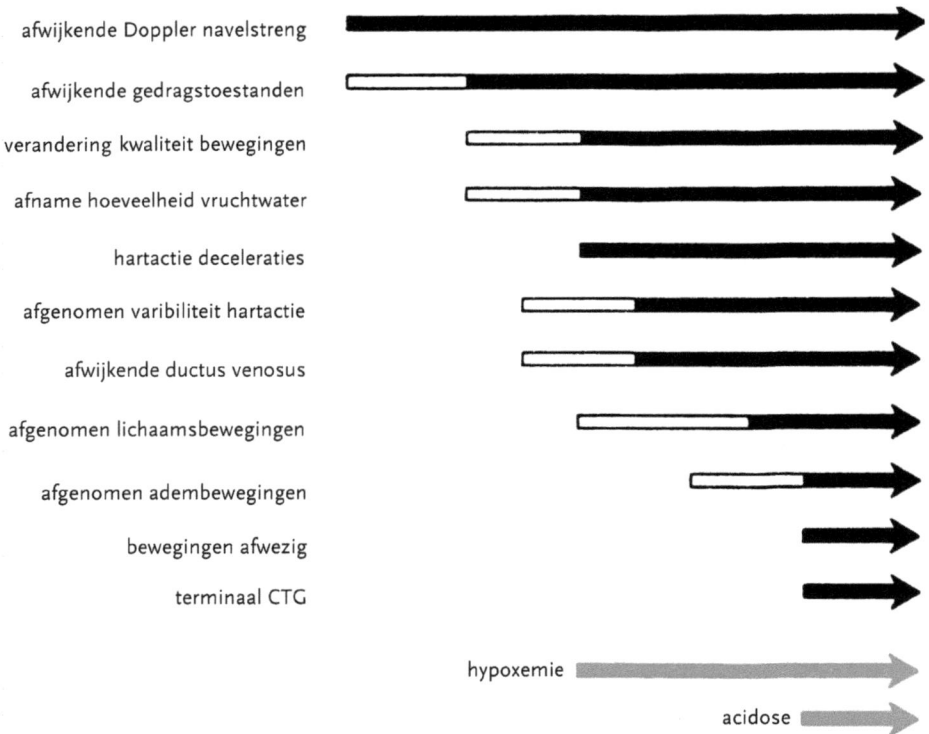

6.6 HET CTG BIJ FOETALE GROEIRESTRICTIE; RELATIES MET ANDERE BEWAKINGSTECHNIEKEN

Het meeste onderzoek naar de voorspellende waarde van het antepartum-CTG heeft betrekking op de preterme in groei vertraagde foetus bij wie sprake is van een placenta-insufficiëntie. Bij het geleidelijk verslechteren van de foetale conditie blijkt de hartactievariabiliteit (en de amplitude van de acceleraties) geleidelijk af te nemen, terwijl in de normale zwangerschap de hartactievariabiliteit bij voortduren van de zwangerschap juist toeneemt. Een dergelijke afname kan soms gedurende enkele weken vervolgd worden, waarbij de variabiliteit zich nog steeds binnen de norm bevindt. Deceleraties treden meestal voor het eerst op als de (met de computer geregistreerde) variabiliteit tot onder de norm is gedaald. Veelal vindt ongeveer gelijkertijd een geringe stijging van de basisfrequentie plaats met 5-6 slagen/minuut.[32] Deze veelal min of meer gelijktijdig optredende veranderingen in het antepartum-CTG blijken samen te vallen met het optreden van foetale hypoxemie

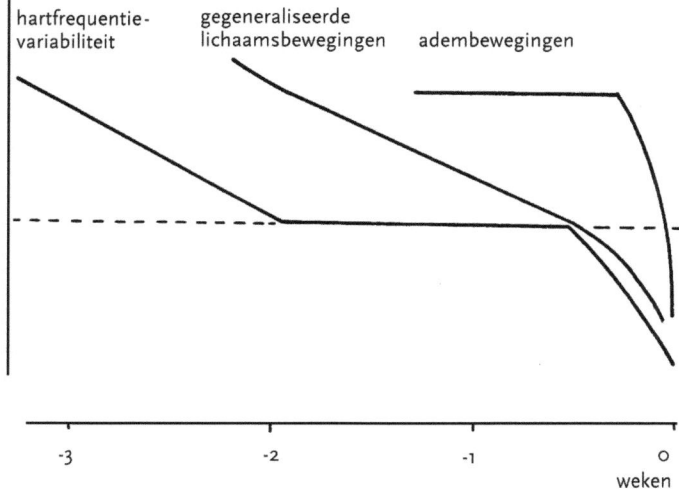

Figuur 6.9   Tijdsrelatie tussen veranderingen in CTG en incidentie van gegeneraliseerde lichaamsbewegingen en adembewegingen bij verslechtering van de foetale conditie. De onderbroken lijn geeft de ondergrens van de normale spreiding aan van de betreffende variabelen. Gegevens ontleend aan het longitudinale onderzoek van Ribbert et al.[28]

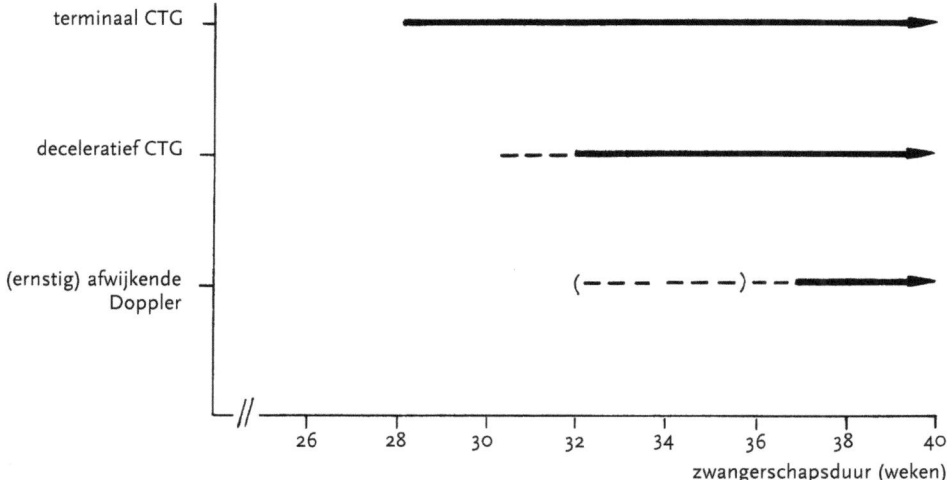

Figuur 6.10   Tijdstip waarop de in groei vertraagde foetus mogelijk het beste geboren kan worden, gebaseerd op zwangerschapsduur, CTG en Doppler-bloedstroomprofielen in de navelstrengarterie. Doorgetrokken lijn: bevalling geïndiceerd; onderbroken lijn: bevalling te overwegen. Figuur aangepast van Visser e.a.[44]

(pO2 > 2 sd onder het gemiddelde voor die zwangerschapsduur).[6,26,31,42] Voorafgaand aan het optreden van foetale hypoxemie is het CTG bij in groei vertraagde foetussen dus normaal. CTG-registratie is dan ook geen goede techniek om groeivertraging op te sporen. Trendanalyse kan wel een rol spelen bij het vaststellen van een langzaam verslechterende intra-uteriene conditie.

Figuur 6.8 toont de veranderingen in foetale variabelen die optreden bij een langzaam verslechterende conditie bij foetale groeivertraging. Deze volgorde van veranderingen is gebaseerd op transversaal en longitudinaal onderzoek bij preterm geboren kinderen, waarbij relaties met bloedgassen en pH bepaald tijdens sectio caesarea en/of uit bloed verkregen door navelstrengpunctie, zijn bestudeerd.[5,24] Centraal in

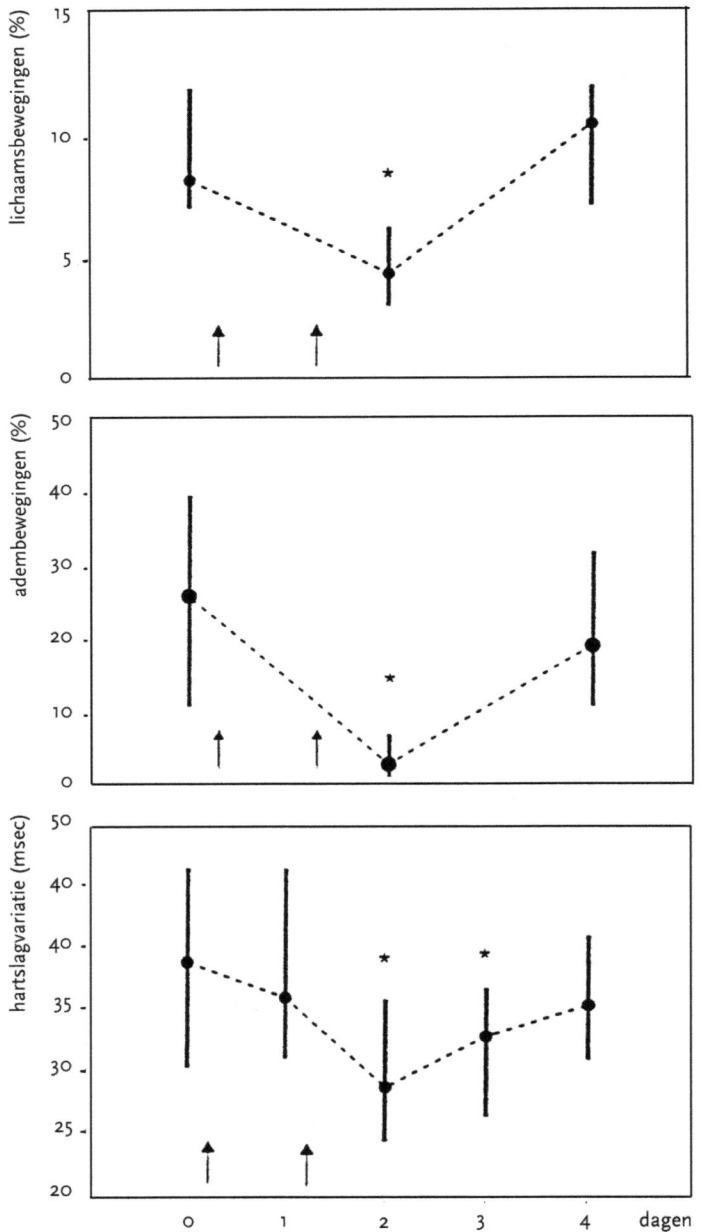

*Figuur 6.11 Incidentie (percentage van de tijd) van foetale lichaamsbewegingen en van adembewegingen en het verloop van de foetale hartfrequentievariabiliteit tijdens de onderzoeksperiode (mediaan en interkwartielspreiding). Bètamethasontoediening is aangegeven met pijlen. * Significante afname in vergelijking met eerste observatie.*

deze figuur staan het optreden van hartactiedeceleraties en het afnemen van de hartactievariabiliteit tot onder de norm. Beide CTG-afwijkingen zijn gecorreleerd met foetale hypoxemie. Veranderingen in het bloedstroomprofiel van de ductus venosus vinden bij een zwangerschapsduur van minder dan 32 weken veelal ook in dezelfde periode plaats en wijzen op een afname van myocard contractiliteit, waarschijnlijk tengevolge van foetale hypoxemie.[48]

Afwijkingen in het Doppler-bloedstroomprofiel van de navelstrengarterie gaan meestal geruime tijd vooraf aan het voor het eerst optreden van CTG-veranderingen (en daarmee aan evidente hypoxemie).[23] Dit interval varieert echter aanzienlijk: het is gewoonlijk van aanzienlijke duur tijdens het tweede trimester (maximaal interval circa 7 weken) en kort of afwezig aan het einde van de zwangerschap.[7] Het is ook korter indien foetale groeivertraging samengaat met pre-eclampsie; in deze situatie verslechtert de placentafunctie blijkbaar sneller.[2] Indien bij een te kleine foetus de Doppler normaal is, blijkt de kans op foetale asfyxie gering. Doppler-metingen kunnen dan ook gebruikt worden om onderscheid te maken tussen te kleine foetussen met een hoog c.q. laag risico op foetale asfyxie.[4,23] In tegenstelling tot het CTG is Doppler dan ook geschikt als screeningsmethode (bij risicogroepen). Bij serotiniteit heeft Doppler-onderzoek geen voorspellende waarde. Een afwijkend bloedstroomprofiel in de navelstrengarterie vormt een indicatie voor foetale bewaking met behulp van cardiotocografie. Vooral bij pre-eclampsie dient men bedacht te zijn op een snelle verslechtering van de foetale conditie.

Afname van de hoeveelheid vruchtwater (ten gevolge van redistributie van de foetale circulatie) gaat meestal ook vooraf aan het optreden van hartactieveranderingen.[28,48] Oligohydramnion bij een te kleine foetus vormt een indicatie voor CTG-bewaking. Een verstoring in de ontwikkeling van foetale gedragstoestanden en kwalitatieve veranderingen van foetale bewegingen (afname van snelheid en amplitude) gaan meestal ook vooraf aan het optreden van CTG-veranderingen.[1] Voor de klinische praktijk is deze constatering niet van groot belang. Zij toont echter dat veranderingen in het functioneren van het zenuwstelsel voorafgaan aan het optreden van foetale hypoxemie. Ondervoeding met gebrek aan essentiële aminozuren is hier mogelijk debet aan.

Een afname in de kwantiteit van foetale bewegingen is een laat teken van foetale bedreiging en vindt meestal pas plaats indien al sprake is van foetale hypoxemie. Onderzoek waarbij CTG en bewegingen longitudinaal zijn vervolgd, heeft aangetoond dat eerst de hartactievariabiliteit afneemt tot ongeveer de ondergrens van de normale spreiding. Hierna blijft de variabiliteit veelal enige tijd constant en treedt een afname van gegeneraliseerde lichaamsbewegingen op. Deze afname van bewegingen zou opgevat kunnen worden als foetale adaptatie, met als doel de pO_2 constant te houden. Tot slot daalt de variabiliteit verder, wordt het CTG terminaal en verdwijnen de foetale adem- en lichaamsbewegingen; meestal is dan sprake van een ernstige foetale acidemie (figuur 6.9).[28]

Met betrekking tot de biofysische profielscore is ook aangetoond dat CTG-afwijkingen en afname van de hoeveelheid vruchtwater voorafgaan aan veranderin-

Figuur 6.12 'Badkuipdeceleratie'. Landurige deceleratie, gevolgd door een strak hartactiepatroon en geïnduceerd door een meer dan 10 minuten aanhoudende contractie. Papiersnelheid 2 cm/min.

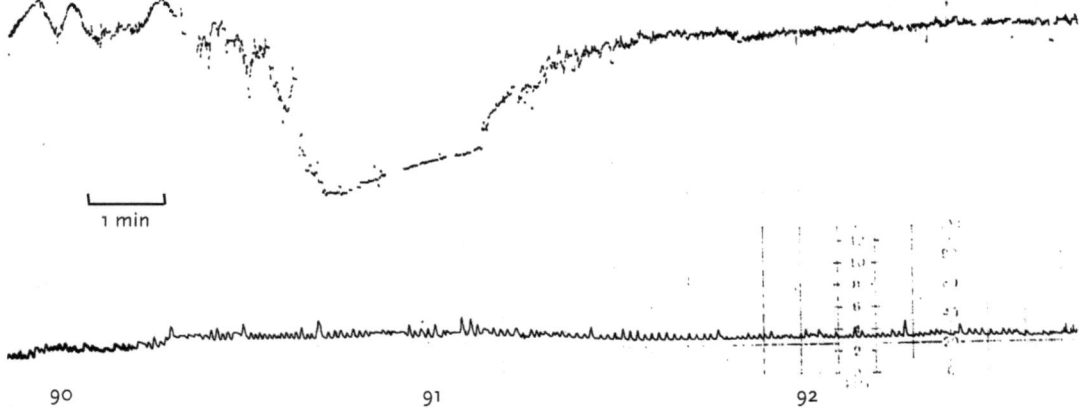

gen in de kwantiteit van bewegingen.[18,25,27,35] Voor de kliniek betekenen deze bevindingen dat registratie van foetale motiliteit niet zinvol is zolang het CTG nog normaal is. Bij (beginnende) CTG-afwijkingen en de noodzaak de zwangerschapsduur toch nog te verlengen (bijvoorbeeld vóór 30 weken), is registratie van bewegingen van additionele betekenis om een verdere verslechtering van de foetale conditie tijdig te onderkennen.

Het is moeilijk om aan te geven wat het beste moment is om de in groei vertraagde foetus geboren te laten worden. Dit probleem speelt vooral tijdens de preterme periode: is een foetus met een geschat gewicht van 900 g bij een amenorroeduur van 30 weken, met een (sterk) afwijkende Doppler maar met nog een normaal CTG beter af buiten de baarmoeder of verdient een verdere maturatie in een niet-optimale intra-uteriene omgeving de voorkeur boven de risico's van extreme vroeggeboorte? Vooralsnog hanteren wij een schema zoals gegeven in figuur 6.10. Dit schema is een sterk vereenvoudigde versie van de werkelijkheid en berust uitsluitend op drie variabelen: zwangerschapsduur, CTG en Doppler.[44]

De resultaten van de 'Growth Restriction Intervention Trial' (GRIT) wijzen er op dat bij een zwangerschapsduur van minder dan 30 weken een conservatief beleid waarschijnlijk het beste is en dat na deze periode interventie en afwachtend beleid een min of meer gelijke uitkomst hebben.[47] Bij dit internationale onderzoek zijn 588 vrouwen, met afwijkende navelstrengarterie pulsatiliteitsindex en onderzekerheid met betrekking tot interventie of niet, gerandomiseerd in 'onmiddellijk' bevallen of 'afwachten'. Het gemiddelde verschil in zwangerschapsduur na randomisatie bedroeg ongeveer 4 dagen. De perinatale sterfte was in beide groepen gelijk. De directe neonatale morbiditeit was echter iets lager in de groep 'afwachten'. Op 2 jarige leeftijd waren er meer neurologische handicaps in de vroege interventie groep. Dit verschil werd geheel verklaard door verschillen in de subgroep die beviel voor 30 weken zwangerschapsduur (handicaps 6 en 16%). Ander onderzoek toonde dat de perinatale uitkomst beter was indien alleen CTG of ductus venosus afwijkend was bij de geboorte in vergelijking met afwijkingen in beide variabelen.[48] Combinatie van de resultaten van beide onderzoeken suggereert dat voor 30 weken, wanneer zwangerschapsduur de meest belangrijke variabele is, een interventie wellicht beter is uit te stellen tot beide variabelen afwijkend zijn, terwijl na 30 weken interventie geïndiceerd is bij afwijkingen in 1 van de variabelen. Momenteel wordt interventie op basis van CTG of ductus venosus onderzocht in een groot gerandomiseerd onderzoek (TRUFFLE).

De genoemde foetale bewakingstechnieken werken alle goed tijdens de preterme periode. Rond de a terme periode is de voorspellende waarde echter minder goed. Bij foetale groei restrictie zullen de Dopplers (ook die van de ductus venosus) meestal normaal zijn en deze hebben dan ook geen betekenis in de zin van screening om onderscheid te maken tussen groeirestrictie en laag foetaal gewicht om andere reden. Bloedstroomprofielen in de navelstrengarterie worden meestal pas afwijkend indien de helft van de placentacapaciteit ontbreekt. Vroeg in de zwangerschap kan de foetus daarbij nog een goede oxygenatie behouden aangezien het foetale gewicht nog laag is. Laat in de zwangerschap is het gewicht echter zo hoog, dat reeds eerder foetale hypoxemie optreedt. Bewaking van de kleine foetus à terme berust dan ook voornamelijk op subjectief leven voelen door de zwangere, CTG en echoscopische controle van de hoeveelheid vruchtwater.

6.7 HET ANTE PARTUM CTG BIJ HET GEBRUIK VAN CORTICOSTEROÏDEN

De hartactievariabiliteit wordt negatief beïnvloed door onder meer sedativa en enkele antihypertensiva. Van vele medicamenten zijn echter de effecten op het CTG nog niet onderzocht. Voor de foetale bewaking van risicozwangerschappen is het van belang de effecten van corticosteroïden, gegeven voor het bevorderen van de foetale longrijping, te kennen. De twee meest gebruikte medicamenten zijn betamethason en dexamethason en deze blijken een verschillend effect op het CTG te hebben. Betamethason veroorzaakt een significante daling van de variabiliteit op dag 2 en 3 na de eerste toediening van corticosteroïden (bij eenderde van de foetussen tot onder de normale grens), terwijl dexamethason een stijging van de variabiliteit op dag 1 veroorzaakt (figuur 6.11).[11,12,19] De stijging van de variatie na dexamethason kan verklaard worden door een afname van de basale hartfrequentie (tussen beide bestaat een negatieve correlatie); de daling na betamethason kan niet verklaard worden door veranderingen in hartfrequentie. Betamethason veroorzaakt tevens op dag 2-3 een tijdelijke maar aanzienlijke daling van foetale lichaamsbewegingen (met 50%) en een tijdelijk nagenoeg verdwijnen van foetale adembewegingen.[12] Na dexamethason wordt uitsluitend een geringe en niet-significante daling van de lichaamsbewegingen gezien.[19] De verschillen tussen beide medicamenten berusten mogelijk op een grotere affiniteit van betamethason met betrekking tot de glucocorticoïdereceptoren in de hersenstam. Deze bevindingen zouden kunnen suggereren dat dexamethason de voorkeur heeft boven dexamethason. Zoals echter vaker met farmacologische beïnvloeding het geval is, zijn niet alleen de bijeffecten van betamethason groter, maar ook de positieve effecten (daling van perinatale sterfte en van ernstige RDS[3]). Het is onwaarschijnlijk dat de CTG-veranderingen en afname van bewegingen na toediening van betamethason een gevolg zijn van een verslechtering van de foetale conditie. Hartactiedeceleraties treden namelijk niet op en ook Doppler-bloedstroomprofielen van de foetale circulatie (aorta, a.cerebri media) veranderen niet of nauwelijks.[8] Een kortdurende afname van pulsatiliteitsindex in de navelstrengarterie kan verklaard worden door een tijdelijke verhoging van de perifere weerstand in de foetus door betamethason, waardoor redistributie van bloed naar de navelstrengarterie plaatsvindt.[50] Voor de praktijk betekenen deze bevindingen dat niet overhaast tot sectio caesarea besloten dient te worden indien foetale bewegingen afnemen en het CTG strakker wordt op dag 2 en 3 na toediening van betamethason. Doppler-metingen en analyse van het CTG met betrekking tot het al dan niet optreden van deceleraties zijn in geval van twijfel op hun plaats. Afname van variabiliteit op de eerste dag na toediening van betamethason kan niet verklaard worden door deze medicatie en vormt wel een aanwijzing voor verslechtering van de foetale conditie.

Recent is gebleken dat de afname van hartactievariabiliteit en van foetale bewegingen na betamethason het gevolg is van onderdrukking van het foetale dag-nachtritme, gelijk aan de beïnvloeding van de hartactievariabiliteit door het maternale cortisolritme.[46] Dit betekent dat een stijging van hartactievariabiliteit en van bewegingen in de loop van de dag niet optreedt. Anderzijds impliceren deze bevindingen dat CTG en bewegingen tijdens de vroege ochtend (6-9 uur) niet veranderen door betamethason en dat registraties die gemaakt worden tijdens deze uren wel voor trendanalyse gebruikt kunnen worden.

6.8 CTG-PATRONEN BIJ OVERIGE ZWANGERSCHAPSPATHOLOGIE

Langdurige contracties; v.cava-inferior-syndroom

Rugligging kan compressie van de vena cava inferior tot gevolg hebben, waardoor de terugvloed van bloed naar het hart daalt, alsmede het slagvolume en de tensie. Dit kan resulteren in foetale hypoxemie en 'badkuipvormige' deceleraties. Registraties in halfzittende positie voorkomen dit extern veroorzaakte probleem. Veel zwangere vrouwen voelen deze tensiedaling en kiezen bij voorkeur al een positie in zijligging. Vergelijkbare CTG-patronen kunnen optreden door langdurige uteruscontracties (figuur 6.12). Deze deceleraties treden meestal pas op als de contractie meer dan 3 minuten aanhoudt (uitputting reservecapaciteit oxygenatie). Tijdens de herstelfase is vaak sprake van een toegenomen variabiliteit (vagus- versus betasympathisch systeem); hierna is het CTG veelal enige tijd strak. Zwangerschapscontracties kunnen wel 10 minuten aanhouden. Antepartum, rond de à terme periode, duurt ongeveer 4% van de contracties meer dan vijf minuten;[20] toch worden deze deceleraties niet vaak gezien. De consequenties (foetale schade?) zijn vooralsnog onduidelijk.

Meerlingzwangerschap

Bij meerlingen komt foetale groeivertraging vaker voor dan bij eenlingzwangerschappen. Echoscopisch vervolgen van de foetale groei is dan ook aangewezen.[36] Ook Doppler-onderzoek van de navelstrengarterie is van betekenis. Bij cardiotocografie dienen beide foetussen gelijktijdig geregistreerd te worden, omdat het anders heel goed mogelijk is dat een en dezelfde foetus tweemaal geregistreerd wordt. Bij een drielingzwangerschap kan simultane registratie onmogelijk zijn. In dat geval verdient de kleinste foetus de meeste aandacht, waarbij de positie van de transducer tevoren nauwkeurig met echoscopie vastgesteld dient te worden.

Diabetes mellitus

Bij foetale groeivertraging en diabetes mellitus met vasculaire problemen (te verwachten bij White D) volgen de veranderingen in foetale variabelen meestal de trend die al beschreven is bij foetale groeirestrictie. Bij foetale macrosomie en matige bloedglucoseregulatie bestaat het risico op een vrij acuut intra-uterien overlijden. De voorspellende waarde van cardiotocografie is in dergelijke situaties beperkt, aangezien de intra-uteriene conditie snel kan verslechteren. Dit ziektebeeld wordt waarschijnlijk veroorzaakt doordat de foetus te groot wordt. Hierdoor schiet de placentacapaciteit tekort. Door een grotere diffusie-afstand tussen intervilleuze ruimte en foetale capillairen kan eveneens zuurstoftekort optreden. In aanwezigheid van hoge foetale bloedglucosespiegels, leidt dit vervolgens tot een lactaatacidose.[49] De beste bewaking van een zwangerschap van een vrouw met diabetes bestaat uit het nauwkeurig bewaken van de moederlijke glucosespiegels, waardoor de kans op foetale macrosomie en hoge glucosespiegels wordt gereduceerd.

Rhesusantagonisme; foetale anemie

Bij ernstige anemie kan het CTG sinusoïdaal worden; acceleraties worden niet gezien, deceleraties kunnen wel voorkomen. In het algemeen zal men geen CTG-afwijkingen vinden zolang het Hb-gehalte nog meer dan 6 mmol/l bedraagt. Ook bij een lager Hb kan het CTG echter nog volledig normaal zijn.

Behandeling met bètamimetica

Bètamimetica induceren een maternale (en foetale) tachycardie, waarbij de maternale hartfrequentie veelal 120 slagen/minuut of meer bedraagt. De foetale hartfrequentie bevindt zich dan meestal rond 160 slagen/minuut. Een CTG-registratie met als basisfrequentie 120-130 slagen/minuut betreft dan ook meestal een registratie van de maternale hartfrequentie en niet die van de foetus.

Minder leven voelen door de zwangere

De spontane klacht geen of minder leven voelen dient altijd serieus genomen te worden en vereist een consult bij de gynaecoloog. CTG-registratie moet altijd onderdeel zijn van het onderzoek. Andere onderzoeken (echo: foetale grootte, hoeveelheid vruchtwater, Doppler navelstrengarterie of piek-bloedstroomsnelheid in de arterie cerebri media; Kleihauer-Betke) kunnen op indicatie worden afgesproken. In de drukke klinische praktijk wil het wel gebeuren, dat indien bij een consult 'minder leven voelen' het CTG niet geheel normaal is, de patiënt de volgende dag terug besteld wordt, waarna die volgende dag soms niets anders rest dan een intra-uteriene vruchtdood vast te stellen. Bij verminderd leven en een niet geheel normaal CTG dient de registratie gecontinueerd te worden totdat de diagnose duidelijk is. Blijkens casussen die gepresenteerd worden tijdens landelijke CTG-cursussen blijkt in dergelijke gevallen niet zelden sprake van een CTG met 'pseudo'-sinusoidale kenmerken en foeto-maternale transfusie.

6.9 SAMENVATTING

Voor een adequate beoordeling van het antepartum-CTG is een grondige kennis van de normale hartactiepatronen in het verloop van de zwangerschap onontbeerlijk. Dit betreft vooral veranderingen die gerelateerd zijn aan een toenemende maturatie (afname deceleraties, toename van aantal en amplitude van acceleraties; foetale gedragstoestanden). Bij een strak – weinig variabel – CTG dient de registratie gecontinueerd te worden tot een overgang naar een meer variabel patroon is ontstaan (registratieduur tot circa 1 uur). Bij een korte registratie van een strak

Figuur 6.13 Schematische weergave van veranderingen in de tijd in Doppler-bloedstroomprofielen in de navelstrengarterie (Plua), foetale hartactievariabiliteit, hoeveelheid vruchtwater (af) en aan-(+) of afwezigheid van redistributie van bloed naar het foetale hoofd, bij een in groei vertraagde foetus. Trendanalyse van verschillende foetale variabelen geeft de beste informatie omtrent de actuele foetale conditie, de snelheid van verslechtering van de foetale conditie en het beste tijdstip om de in groei vertraagde foetus geboren te laten worden.[43]

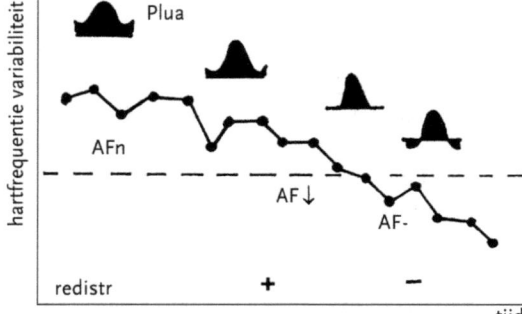

CTG en latere herhaling van het CTG bestaat de kans dat – bij toeval – wederom een periode van diepe slaap (1F) geregistreerd wordt, wat kan leiden tot onnodige ongerustheid en interventie. Stimulatietesten met als doel een foetus 'wakker' te maken zijn niet zinvol, of leiden tot verstoring van foetale gedragstoestanden.
Bij onzekerheid ten aanzien van interpretatie van een CTG is in eerste instantie langer registreren of herhaling van het CTG aangewezen; meestal wordt het patroon dan wel duidelijk. Bij de interpretatie van het CTG is het van groot belang om rekening te houden met effecten van geneesmiddelen. Zo leidt betamethason – toegediend voor het bevorderen van de foetale longrijping – tot een tijdelijke maar aanzienlijke 'verstrakking' van het CTG. Onbekendheid met dit fenomeen kan tot onnodig medisch ingrijpen leiden. Computeranalyse van het CTG verdient voorkeur vanwege objectiviteit en reproduceerbaarheid; dit is vooral van belang bij het longitudinaal vervolgen van de (in groei vertraagde) foetus. Beschrijvende classificatiesystemen staan dichter bij de klinische praktijk dan CTG-scoresystemen. Bij beide systemen bestaat echter een grote inter- (en intra-) observer-variabiliteit. De voorspellende waarde van het antepartum-CTG is afhankelijk van het onderliggende ziekteproces. Zo is de voorspellende waarde van een normaal CTG beperkt bij processen waarbij de intra-uteriene conditie snel kan verslechteren (diabetes, preeclampsie/HELLP syndroom, serotiniteit). De voorspellende waarde met betrekking tot een naderende abruptio placentae is dus nul. Met cardiotocografie kan foetale groeivertraging niet opgespoord worden, wel foetaal zuurstoftekort. Met betrekking tot dit laatste is de voorspellende waarde goed en aanzienlijk beter dan tijdens ontsluitings- of uitdrijvingsperiode.
Bij het vervolgen van de in groei vertraagde foetus is het van belang deze met meerdere diagnostische testen in de tijd te vervolgen (figuur 6.13).[43] Trendanalyse verschaft de meeste duidelijkheid over de ernst van het proces, de snelheid van verslechtering van de intra-uteriene conditie en het – mogelijk beste – moment om de foetus geboren te laten worden.

LITERATUUR

Arduini D, Rizzo G, Caforio L, Boccolini MR, Romanini C, Mancuso S. Behavioural state transitions in healthy and growth retarded fetuses. Early Hum Dev 1989; 19: 155-65.
Arduini D, Rizzo G, Romanini C. The development of abnormal heart rate patterns after absent end-diastolic velocity in umbilical artery. Am J Obstet Gynecol 1988; 168: 43-8.
Ballard PL, Ballard RA. Scientific basis and therapeutic regimes for use of antenatal glucocorticoids. Am J Obstet Gynaecol 1995; 173: 254-62.
Beattie RB, Dordan JC. Antenatal screening for intrauterine growth retardation with umbilical artery Doppler ultrasonography. Br Med J 1989; 298: 631-5.
Bekedam DJ. Fetal heart rate and movement patterns in growth retardation. Academisch proefschrift, Groningen, 1989.
Bekedam DJ, Visser GHA, Mulder EJH, Poelmann-Weesjes G. Heart rate variation and movement incidence in growth-retarded fetuses: the significant of antenatal late heart rate decelerations. Am J Obstet Gynecol 1987; 157: 126-33.
Bekedam DJ, Visser GHA, Zee AGJ van der, Snijders RJM, Poelmann-Weesjes G. Abnormal velocity waveforms of the umbilical artery in growth retarded fetuses: relationship to antepartum late heart rate decelerations and outcome. Early Hum Dev 1990; 24: 79-90.
Cohlen BJ, Stigter RH, Derks JB, Mulder EJH, Visser GHA. Absence of significant haemodynamic changes in the fetus following maternal betamethasone administration. Ultrasound Obstet Gynecol 1996; 8: 252-5.
Dawes GS, Houghton CRS, Redman CWG, Visser GHA. Patterns of normal fetal heart rate. Br J Obstet Gynaecol 1982; 89: 276-84.
Dawes GS, Redman CWG, Smith JH. Improvements in the registrations and analysis of fetal heart rate records at the bedside. Br J Obstet Gynaecol 1985; 92: 317-25.
Dawes GS, Serra-Serra V, Moulden M, Redman CWG. Dexamethasone and fetal heart rate variation. Br J Obstet Gynaecol 1994; 101: 675-9.
Derks JB, Mulder EJH, Visser GHA. The effects of maternal betamethasone administration on the fetus. Br J Obstet Gynaecol 1995; 102: 40-6.
Fischer WM, Stude I, Brand H. Ein Vorschlag zur Beurteilung des antepartualen Kardiotokograms. Z Geburtsh Perinat 1976; 180: 117-23.
Lee CY, Loreto PC di, Logrand B. Fetal activity acceleration determination for the evaluation of fetal reserve. Obstet Gynecol 1976; 48: 19-26.
Lith JMM van, Visser GHA, Mantingh A, Beekhuis JR. Fetal heart rate in early pregnancy and chromosomal disorders. Br J Obstet Gynaecol 1992; 99: 741-4.
Lotgering FK, Wallenburg HCS, Schouten HJA. Interobserver and intraobserver variation in the assessment of antepartum cardiotocograms. Am J Obstet Gynecol 1982; 144: 701-5.
Manning FA, Platt LD, Sipos L. Antepartum fetal evaluation: development of a fetal biophysical profile. Am J Obstet Gynecol 1980; 136: 787-95.
Manning FA, Snijders RJM, Harman R, Nicolaides KH, Menticoglou S, Morrison I. Fetal biophysical profile score vi. Correlations with antepartum umbilical venous fetal pH. Am J Obstet Gynecol 1993; 169: 755-63.
Mulder EJH, Derks JB, Visser GHA. Antenatal corticosteroid therapy and fetal behaviour: a randomized study of the effects of betamethasone and dexamethasone. Br J Obstet Gynaecol 1997; 104: 1239-47.

Mulder EJH, Visser GHA. Braxton Hicks' contractions and motor behavior in the near-term human fetus. Am J Obstet Gynecol 1987; 156: 543-9.

Nijhuis IJM, Hof J ten, Mulder EJH, Nijhuis JG, Narayan H, Taylor DJ, Visser GHA. Antenatal fetal heart rate monitoring; normograms and minimal duration of recordings. Prenat Neonat Med 1998; 3: 314-22.

Phelan JP. Tests of fetal well-being using the fetal heart rate. In: Spencer JAD, ed. Fetal monitoring. Turubridge Wells, Kent, Castle House, 1989; 60-3.

Reuwer PHJM, Rietman GW, Sijmons EA, van Tiel MWM, Bruinse HW. Intrauterine growth retardation: prediction of perinatal distress by Doppler ultrasound. Lancet 1987; i: 415-8.

Ribbert LSM. Assessment of fetal well being in growth retardation. Academisch proefschrift, Groningen, 1993.

Ribbert LSM, Nicolaides KH, Visser GHA. Prediction of fetal acidaemia in intrauterine growth retardation: comparison of qunatified fetal activity with biophysical profile score. Br J Obstet Gynaecol 1993; 100: 653-6.

Ribbert LSM, Snijders RJM, Nicolaides KH, Visser GHA. Relation of fetal blood gases and data from computer-assisted analysis of fetal heart rate patterns in small for gestation fetuses. Br J Obstet Gynaecol 1991; 98: 820-3.

Ribbert LSM, Snijders RJM, Nicolaides KH, Visser GHA. Relationship of fetal biophysical profile and blood gas values at cordocentesis in severly growth-retarded fetuses. Am J Obstet Gynecol 1990; 163: 569-71.

Ribbert LSM, Visser GHA, Mulder EJH, Zonneveld MF, Morssink LP. Changes with time in fetal heart rate variation, movement incidences and haemodynamics in intrauterine growth retarded fetuses; a longitudinal approach to the assessment of fetal wellbeing. Early Hum Dev 1993; 31: 195-208.

Schats R, Jansen CAM, Wladimiroff JW. Embryonic heart activity: appearance and development in early human pregnancy. Br J Obstet Gynaecol 1990; 97: 989-94.

Slikke JW van der. Antepartum cardiotocografie. Academisch proefschrift, Amsterdam, 1981.

Smith JH, Anand KJS, Cotes PM, Dawes GS, Harkness RA, Howlett TA, Redman CWG. Antenatal fetal heart rate variation in relation to the respiratory and metabolic status of the compromised human fetus. Br J Obstet Gynaecol 1988; 95: 980-9.

Snijders RJM, Ribbert LSM, Visser GHA, Mulder EJH. Numeric analysis of heart rate variation in intrauterine growth-retarded fetuses: a longitudinal study. Am J Obstet Gynecol 1992; 166: 22-7.

Trimbos JB. Antepartum cardiotocografie in de verloskundige praktijk. Academisch proefschrift, Leiden, 1979.

Trimbos JB, Keirse MJNC. Observer variability in assessment of antepartum cardiotocograms. Br J Obstet Gynaecol 1978; 85: 900-6.

Vintzileos AM, Gaffney SE, Salinger LM, Kontopoulos VG, Campbell WA, Nochimson DJ. The relationship among the fetal biophysical profile, umbilical cord pH, and Apgar scores. Am J Obstet Gynecol 1987; 157: 627-31.

Visser GHA, Bruinse HW. Antenatale controle en foetale bewaking. In: Bruinse HW, Visser GHA, red. Meerlingen. Utrecht: De Tijdstroom, 1997; 69-75.

Visser GHA, Dawes GS, Redman CWG. Numerical analysis of the normal human antenatal fetal heart rate. Br J Obstet Gynaecol 1981; 88: 792-802.

Visser GHA, Goodman JDS, Levine DH, Dawes GS. Diurnal and other cyclic variations in human fetal heart rate near term. Am J Obstet Gynecol 1982; 142: 535-44.

Visser GHA, Huisjes HJ. Diagnostic value of the unstressed antepartum cardiotocogram. Br J Obstet Gynaecol 1977; 84: 321-6.

Visser GHA, Mulder HH, Wit HP, Mulder EJH, Prechtl HFR. Vibroacoustic stimulation of the human fetus: effect on behavioural state organization. Early Hum Dev 1989; 19: 285-96.

Visser GHA, Redman CWG, Huisjes HJ, Turnbull AC. Nonstressed antepartum heart rate monitoring: implications of decelerations after spontaneous contractions. Am J Obstet Gynecol 1980; 138: 429-35.

Visser GHA, Sadovsky G, Nicolaides KH. Antepartum heart rate patterns in small-for-gestational-age third trimester fetuses: correlations with blood gases obtained at cordocentesis. Am J Obstet Gynecol 1990; 162: 698-703.

Visser GHA, Stigter RH. Monitoring the growth retarded fetus. In: Maulik D, ed. Asphyxia and fetal brain damage. New York: Wiley, 1998 in press.

Visser GHA, Stigter RH, Bruinse HW. Management of the growth-retarded fetus. Eur J Obstet Gynecol Reprod Biol 1991; 42: S73-8.

Wladimiroff JW. Tachometrie in de vroege zwangerschap; ontwikkeling van de nervus vagus functie. Ned Tijdschr Geneesk 1972; 116: 1688-93.

Koenen SV, Mulder EJH, Wijnberger LD, Visser GHA. Transient loss of the diurnal rhythms of fetal movements, heart rate, and its variation after maternal bethamethasone administration. Pediatr Res 2005; 57: 662-6.

Thornton JG, Hornbuckle J, Vail A, Spiegelhalter DJ, Levene M; GRIT study Group. Infant wellbeing at 2 years of age in the Growth Restriction Intervention Trial (GRIT); multicentred randomised controlled trial. Lancet 2004; 364: 513-20.

Hecher K, Bilardo CM, Stigter RH, Ville Y, Hackeloer BJ, Kok HJ, Senat MV, Visser GHA. Monitoring of fetuses with intrauterine growth restriction; a longitudinal study. Ultrasound Obstet Gynecol 2001; 18: 564-70

Evers IM, Nikkels PG, Sikkema JM, Visser GHA. Placental pathology in women with type 1 diabetes and in a control group with normal and large-for-gestational age infants. Placenta 2003; 24: 819-25.

Wallace EM, Baker LS. Effect of antenatal bethamethasone administration on placental vascular resistance. Lancet 1999; 353: 1404-7.

7 CTG-patronen en het foetale gedrag

J.G. Nijhuis, E.J.H. Mulder

7.1 INLEIDING

In dit hoofdstuk wordt de relatie tussen CTG-patronen en het foetale gedrag besproken. Het CTG is uiteraard niets meer dan het registreren van de polsfrequentie in de tijd en het zal duidelijk zijn dat verschillende foetale activiteiten de polsfrequentie zullen beïnvloeden. Pas indien men kennis heeft van het normale foetale gedrag, kan men verschillende patronen beter begrijpen. Daarbij is het ook van groot belang dat men weet hoe het foetale gedrag met het toenemen van de zwangerschapsduur verandert. Zo kan een kind bij 24 weken niet langer dan 20 minuten stilliggen en bij de à terme periode is dat opgelopen tot maximaal 1 uur. Daarnaast helpt het als men de foetus als een 'mens in utero' beschouwt. Daarmee wordt bedoeld dat ook de foetus aan risico's blootstaat en dat eventuele 'accidenten in utero' in een abnormaal CTG-patroon tot uiting kunnen komen.

Bij het optimaal beoordelen van een CTG is het niet alleen van belang te letten op hartfrequentiepatronen: de 'weeënband' kan vaak essentiële additionele informatie geven. Zo kan men zien of de band goed aangesloten ligt (is de ademhaling van de moeder zichtbaar?), de band niet te hoog ligt ('negatieve contracties') en of er aanwijzingen zijn voor foetale bewegingen ('spikes'). Een CTG dient altijd in relatie met de registratie van de weeënband beoordeeld te worden.

Veel registraties van het CTG vinden in het laatste trimester van de zwangerschap plaats. Vooral de laatste weken heeft de foetus duidelijk gedragstoestanden ('behavioural states' 1F, 2F, 3F and 4F). De gedragstoestanden zijn vergelijkbaar met die bij de pasgeborene: 1F lijkt op non-remslaap of diepe slaap; 2F lijkt op remslaap of droomslaap; 3F lijkt op rustig wakker zijn en 4F op actief wakker zijn. Het grootste deel van de tijd brengt de foetus door in 1F of 2F, en 3F en 4F komen veel minder voor. Schematisch is een en ander weergegeven in figuur 7.1.

Omdat niet alle patronen behandeld kunnen worden in een kort tijdsbestek, is gekozen voor de twee belangrijkste patronen die differentiaaldiagnostisch goed uitgewerkt kunnen worden: het strakke hartfrequentiepatroon en het sinusoïdale patroon.

Figuur 7.1 Schematisch overzicht van de criteria die gebruikt worden om de foetale gedragstoestanden 1F t/m 4F te definiëren, inclusief de bijbehorende hartfrequentiepatronen a t/m d.

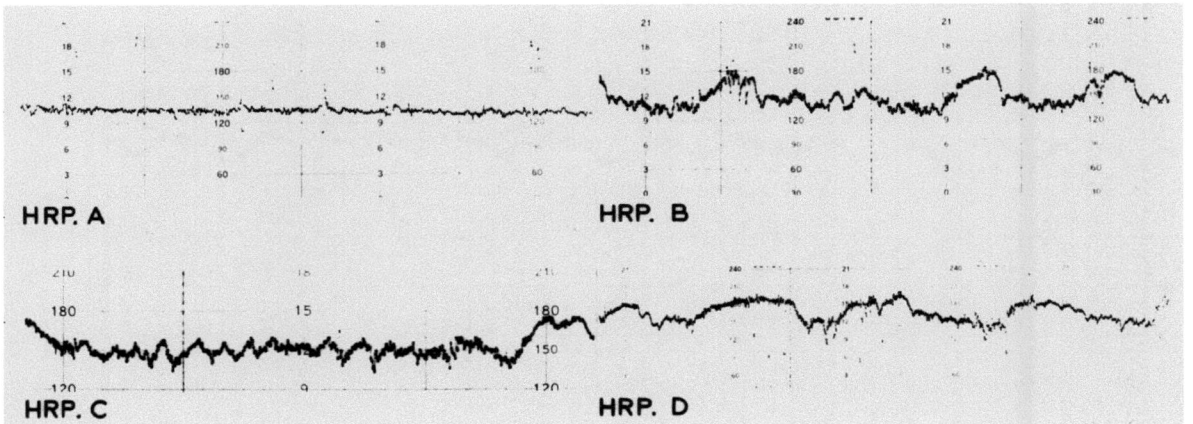

94 FOETALE BEWAKING

Tabel 7.1 Differentiaaldiagnose en beleidsplan bij het strakke hartfrequentiepatroon

differentiële diagnose	beleid
foetale gedragstoestand 1F	verlengen registratieduur
tachycardie	inspecteren van baselijn
gebruik van medicatie	anamnese optimaliseren
congenitale afwijking	echoscopie/foetale gedragsstudie
hypoxie	deceleraties bij (Braxton Hicks) contracties; bij afwezigheid van contracties 'stress-test'
'brain death'	cordocentese ter uitsluiting van hypoxie

Gedragstoestand criteria	Gedragstoestand 1F	Gedragstoestand 2F	Gedragstoestand 3F	Gedragstoestand 4F
Lichaamsbewegingen	incidenteel	regelmatig	afwezig	voortdurend
Oogbewegingen	afwezig	aanwezig	aanwezig	aanwezig
Hartfrequentiepatroon	A	B	C	D

Figuur 7.2 Een voorbeeld van een persisterend strak CTG-patroon met een relatief hoge hartfrequentie en afwezigheid van foetale activiteit. Deze registratie is suggestief voor foetale hersendood.

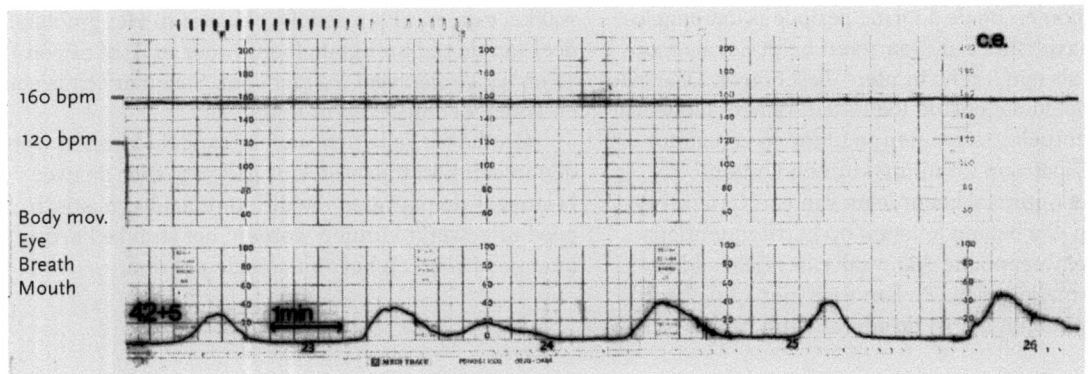

Figuur 7.3 Een voorbeeld van een sinusoïdaal foetaal hartfrequentiepatroon tijdens foetale zuigbewegingen. Elke cluster van zuigbewegingen veroorzaakt een kortdurende acceleratie.

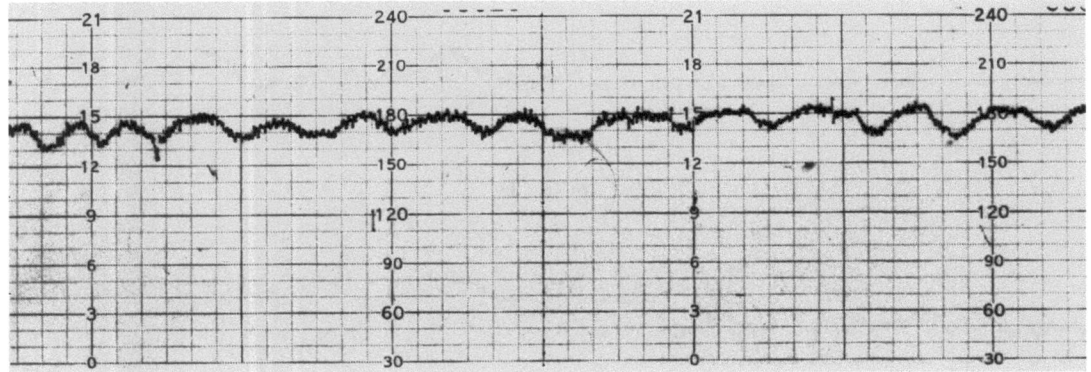

Tabel 7.2 Weergave van het biofysisch profiel en beoordelingsschema bij een observatieduur van 30

variabele	score 2 punten	score 0 punten
adembewegingen	> 30 seconden	< 30 seconden
lichaamsbewegingen	>3 episodes in 10 minuten	< 3 episodes in 10 minuten
tonus	flexiehouding, episode van flexie naar extensie en terug	extensie, afwezigheid van bewegingen
CTG	2 acceleraties van tenminste 15 slagen per min; 'reactief'	geen acceleraties, 'niet-reactief'
vruchtwater	'pocket' > 1 cm	'pocket' < 1 cm

beoordelingsschema
8-10 punten: goede foetale conditie
4-6 punten: overweeg – indien mogelijk – bevalling in te leiden, anders binnen 24 uur herhalen
0-2 punten: laat het kind geboren worden; als nodig en mogelijk: nog corticosteroïden voor de longrijping
NB Uiteraard moet elke 'score' beoordeeld worden in relatie tot het probleem bij een zwangere (termijn, diabetes mellitus enz.).

7.2 HET STRAKKE HARTFREQUENTIEPATROON

Differentiaaldiagnostisch moet bij het strakke CTG-patroon worden gedacht aan de mogelijkheden die in tabel 7.1 zijn genoemd. Het is uiteraard van groot belang om allereerst te letten op de variabiliteit: hoe strak is strak. Daarnaast moet de basisfrequentie van de hartslag vastgesteld worden. Voorts moet gelet worden op de leeftijd van de foetus. Bij 32 weken is de gemiddelde duur van een fysiologisch strak patroon als uiting van een rust-activiteitscyclus circa 10 minuten (maximum circa 30 minuten). Bij de à terme foetus zijn goede gedragstoestanden ontwikkeld en kan een strak patroon passen bij toestand 1F (vergelijkbaar met non-remslaap). De gemiddelde duur is nu circa 25 minuten, de maximale duur 45-60 minuten.

Vanuit deze achtergrond kan men een differentiële diagnose opstellen die van fysiologie via invloeden van buitenaf zoals medicatie, tot congenitale afwijkingen en zelfs hersendood reikt (zie figuur 7.2). Natuurlijk zal het strakke CTG ook kunnen wijzen op foetale nood, maar dan dienen in het algemeen decelaraties aanwezig te zijn, zeker bij de aanwezigheid van Braxton-Hicks-contracties of opgewekte contracties ('stresstest').

7.3 DE SINUSOÏDALE PATRONEN

Het sinusoïdale patroon wordt in het algemeen in relatie gebracht met hypoxie, het gebruik van bepaalde medicamenten en ernstige bloedarmoede bij de foetus (zoals kan optreden bij ernstige resus-sensibilisatie of dreigende foetale verbloeding, zoals bij gerupureerde vasa praevia). Uiteraard horen bij de uitwerking van deze differentiële diagnose het KOH-onderzoek van eventueel vaginaal bloedverlies thuis en een test volgens Kleihauer-Betke om foetale bloedcellen in de maternale circulatie aan te tonen. Differentiaaldiagnostisch moet zeker ook aan een fysiologische oorzaak voor een sinusoïdaal patroon worden gedacht. Hierbij kan dan gedacht worden aan het begrip 'regular mouthing' tijdens een gedragstoestand 1F, dat een fijn sinusoïdaal patroon geeft, en de echte 'sucking movements' tijdens een gedragstoestand 3F, die een veel grover sinusoïdaal patroon kunnen veroorzaken (figuur 7.3).

7.4 BIOFYSISCH PROFIEL

Het zal duidelijk zijn dat, indien men het CTG beschouwt als de geregistreerde polsfrequentie, het verstandig kan zijn om tijdens het registreren van het CTG naar het kind te kijken door middel van echoscopie. In feite wordt dit gedaan als men spreekt over het biofysisch profiel, een methode om meer inzicht te krijgen in de foetale conditie (zie ook hoofdstuk 6.6).

In tabel 7.2 wordt een schema van het biofysisch profiel weergegeven, inclusief de geadviseerde beleidslijn. Het biofysisch profiel is een scoringssysteem waarbij activiteit, tonus, adembewegingen, vruchtwater en CTG betrokken zijn om de foetale conditie van de foetus te bepalen. In het algemeen zal een foetus in goede conditie goed actief zijn. Korte perioden van inactiviteit ('non-remslaap') zijn fysiologisch; langere perioden zijn verdacht voor een afnemende foetale conditie, bijvoorbeeld bij hypoxie. Deze kennis is gebruikt om de genoemde variabelen te beoordelen en een 'Apgarscore in utero' te ontwikkelen.

Per item kunnen 0 of 2 (score 1 bestaat niet) punten gegeven worden. Een hoge score wijst op een goede conditie, een lage score is suggestief voor een slechte conditie. Terwijl activiteit, tonus, adembewegingen en CTG 'acute' variabelen zijn, is de hoeveelheid vruchtwater een meer 'chronische' variabele.

7.5 CONCLUSIE

Indien men begrijpt dat een foetus in de uterus voortdurend actief kan zijn en bijna alle bewegingen kan maken die na de geboorte ook aanwezig zullen zijn, zal men inzien dat verschillende CTG-patronen kunnen ontstaan die bij de eerste indruk verdacht lijken, maar bij nadere beschouwing volstrekt fysiologisch zijn. Inzicht in het foetale gedrag biedt daarom de mogelijkheid het CTG beter te interpreteren. Daarbij dient men zich ten volle bewust te zijn van de mate van rijping van de foetus in de loop van de zwangerschap. Bij elke vraagstelling moet dus de zwangerschapsduur bekend zijn.

LITERATUUR

Drogtrop AP, Ubels R, Nijhuis JG. The association between fetal body movements, eye movements, and heart rate patterns between 25 and 30 weeks gestation. Early Human Development 1990; 23: 67.

Manning FA, Platt LD, Sipos L. Antepartum fetal evaluation: development of a fetal biophysical profile. American Journal of Obstetrics & Gynecology 1980; 136: 787-95.

Nijhuis JG, ed. Fetal behaviour: developmental and perinatal aspects. Oxford: Oxford Medical Publications, 1992.

Nijhuis JG, Crevels AJ, Dongen PWJ van. Fetal brain death: the definition of a fetal heart rate pattern and its clinical consequences. Obstetrical and Gynecology Survey 1990; 46: 229.

Nijhuis JG, Staisch KJ, Martin Jr CB, et al. A sinusoidal-like fetal heart rate pattern in association with fetal sucking-report of two cases. European Journal of Obstetrics and Gynecology and Reproductive Biology 1984; 21: 353.

Tas BAPJ, Nijhuis JG. Consequences for fetal monitoring. In: Nijhuis JG, ed. Fetal behaviour, developmental and perinatal aspects. Oxford: Oxford Medical Publications, 1992: 258-68.

Visser GHA, Poelmann-Weesjes G, Cohen TMN, et al. Fetal behaviour at 30 to 32 weeks of gestation. Pediatric Research 1987; 22: 655.

Woerden EE van, Geijn HP van, Caron FJM, et al. Spectral analysis of fetal heart rhythm in relation to fetal regular mouthing. International Journal of Biomedical Computing 1990; 25: 253.

Woerden EE van, Geijn HP van, Swartjes JM, et al. Fetal heart rhythms during behavioural state 1F. European Journal of Obstetrics and Gynecology and Reproductive Biology 1988; 28, pp. 29.

8 Beoordeling en interpretatie van het CTG tijdens de baring

H.P. van Geijn, G.H.A. Visser

8.1 INLEIDING

Dit hoofdstuk behandelt vooral de classificatie en interpretatie van foetale hartfrequentiepatronen tijdens de ontsluitings- en uitdrijvingsperiode. Eerst zal worden ingegaan op het begrip 'foetale nood'. Vervolgens worden de verschillende aspecten van het normale en niet-normale hartfrequentiepatroon tijdens de ontsluitingsperiode besproken zoals de basisfrequentie, acceleraties, variabiliteit en deceleraties. Aan het foetale hartfrequentiepatroon tijdens de uitdrijving wordt afzonderlijk aandacht gegeven. Ten slotte worden de indicaties voor cardiotocografie, de klinische betekenis van afwijkende foetale hartfrequentiepatronen en de plaats van het microbloedonderzoek besproken.

8.2 FOETALE NOOD

Hypoxemie wordt gedefinieerd als een reductie in de hoeveelheid zuurstof in het bloed.

In geval van *hypoxie* wordt een orgaan onvoldoende van zuurstof voorzien in vergelijking met de behoefte. Asfyxie wordt gekenmerkt doordat zich acidose en gestoorde orgaanfuncties hebben ontwikkeld ten gevolge van een ernstige en/of langdurige hypoxie.

De term *anoxie* wordt gebruikt voor een totaal gebrek aan zuurstof.

Veel vaker wordt echter in de obstetrische praktijk de term *foetale nood* gebruikt. Foetale nood wordt gedefinieerd als een conditie waarbij de foetale fysiologie zodanig is veranderd dat permanente schade of zelfs de dood van de foetus kan optreden binnen relatief korte tijd. Foetale nood moet worden onderscheiden van foetale reacties op stress, zoals deze kunnen plaatsvinden tijdens de baring. De initiële reactie op een afname van het zuurstofgehalte of een stijging van het koolzuurgehalte in het arteriële bloed van de foetus is een reflectoire toename in de hartfrequentie via de centrale chemoreceptoren. Stress veroorzaakt tevens een toename in de catecholaminenactiviteit als reactie op stimulatie van het sympathisch zenuwstelsel of vanuit het bijniermerg, waardoor eveneens een stijging in de hartfrequentie optreedt.

De foetus verhoogt het hartminuutvolume vooral via een toename in de hartfrequentie. De mogelijkheden om het hartminuutvolume te verhogen via een vergroting van het slagvolume zijn in de foetale periode beperkt. In het algemeen onderscheidt men bij foetale nood drie categorieën oorzaken: acute en chronische utero-placentaire insufficiëntie, belemmering van de navelstrengcirculatie, en foetale complicaties zoals sepsis of bloeding. Dit onderscheid is enigszins kunstmatig en genoemde problemen kunnen zich in allerlei variaties en combinaties voordoen.

De respons op hypoxemie/hypoxie kan op verschillende niveaus plaatsvinden: hemodynamisch, hormonaal of metabool. De *initiële* hemodynamische respons is het handhaven van het hartminuutvolume door een toename in de hartfrequentie via de chemoreceptoren of juist een tegengestelde reactie, dat wil zeggen een reflectoire (parasympathisch geregelde) afname in de hartfrequentie, waarbij tegelijk een overigens beperkte toename in de contractiliteit van het myometrium optreedt.

De *tweede* fase is de ontwikkeling van circulatoire redistributie. De perfusie van het myocard, het centraal zenuwstelsel en de bijnieren neemt toe ten koste van de perfusie van andere organen zoals lever, nieren, tractus gastro-intestinalis, spieren en huid. Daarnaast heeft aanpassing in de bloedstroom in de vena cava inferior als effect dat een groter volume van het best geoxygeneerde bloed gedirigeerd wordt naar hersenen en myocard.

De *derde* fase is de zogenaamde terminale fase. Terminale fenomenen in geval van asfyxie en zich ontwikkelende acidose zijn hypotensie en cardiaal falen met dilatatie van het hart. Het resultaat is een afname van het hartminuutvolume. Deze afname in het hartminuutvolume resulteert in een verdere afname in de perfusie van organen en weefsels, waarmee de foetus in een vicieuze cirkel is terechtgekomen. De doorstroming van het cerebrum, die initieel zo lang mogelijk gehandhaafd blijft (circulatoire redistributie, om deze reden ook wel 'brainsparing' genoemd) neemt evenals de perfusie van het hart ten slotte af en het kind overlijdt.

Tijdens de normaal verlopende bevalling reageert het kind zelfs op minimale stress met een indrukwekkende stijging van catecholaminen. Bij perinatale asfyxie is de productie van catecholaminen nog hoger. Tijdens perinatale asfyxie worden ook andere hormonen en vasoactieve substanties geproduceerd zoals vasopressine, adrenaline, adenosine en prostacyclinemetabolieten. De initiële metabole respons op perinatale asfyxie is anaerobe glycolyse. Deze anaerobe glycolyse heeft slechts een tijdelijk effect. De concentraties van koolzuur en lactaat nemen toe en acidose treedt op. Excitatoire aminozuren worden gevormd in concentraties die neurotoxisch kunnen zijn. Fosfaten decompenseren en leiden tot verhoogde concentraties van hypoxanthine. Zuurstofvrije radicalen komen vrij met een schadelijk effect op de verschillende organen en de vaatwand. Kaliumionen lekken vanuit het intracellulaire naar het extracellulaire compartiment. Calciumionen stapelen zich intracellulair op, onder andere in zenuwcellen, wat weer een negatief effect heeft op de functies van de verschillende enzymsystemen en het centrale zenuwstelsel.[5]

8.3 HET FOETALE HARTFREQUENTIEPATROON TIJDENS DE ONTSLUITING

Cardiotocografie is de standaardtechniek geworden om foetale nood te constateren tijdens de bevalling. De obstetricus is over het algemeen gerustgesteld wanneer, vooral bij een zwangerschap met risicofactoren, een normaal foetaal hartfrequentiepatroon wordt gezien tijdens de bevalling. Een volledig normaal hartfrequentiepatroon is inderdaad in meer dan 99% van de gevallen geassocieerd met een goede foetale conditie zoals bepaald aan de hand van Apgarscores en het zuur-base-evenwicht in het navelstrengbloed.

Kenmerken van het normale foetale hartfrequentiepatroon tijdens de baring zijn:[12]

- een stabiele basisfrequentie tussen de 110 en 150 slagen/minuut (tussen de 100 en 110 slagen/minuut is acceptabel na 41 weken zwangerschapsduur);
- het periodiek voorkomen van acceleraties in samenhang met kindsbewegingen;
- voldoende variabiliteit (een bandbreedte tussen de 5 en 25 slagen/minuut);
- afwezigheid van deceleraties.

Afwijkingen in het foetale hartfrequentiepatroon kunnen betreffen:
- tachycardie, gedefinieerd als een hartfrequentie boven de 150 slagen/minuut;
- bradycardie, gedefinieerd als een hartfrequentie beneden de 110 slagen/minuut;
- een geleidelijke of plotselinge wijziging in de basishartfrequentie ('baseline-shift'). Een geleidelijke toename kan wijzen op een zich ontwikkelende intra-uteriene infectie of een aanpassing van de foetale circulatie aan hypoxische momenten;
- afwezigheid van acceleraties gedurende meer dan 45 minuten. Zijn acceleraties enige tijd afwezig en is de hartfrequentievariabiliteit normaal, dan moet in eerste instantie gedacht worden aan het bestaan van gedragstoestand 1F. Deze zal in geval van de gezonde foetus binnen 45 minuten overgaan in een gedragstoestand 2F of 4F. Gedurende deze beide laatste gedragstoestanden zijn acceleraties aanwezig: in gedragstoestand 2F periodiek en in gedragstoestand 4F vrijwel continu;
- verminderde of afwezige hartfrequentievariabiliteit (bandbreedte < 5 slagen per minuut). De variabiliteit dient beoordeeld te worden tijdens perioden van een stabiele basishartfrequentie, tijdens acceleraties of andere versnellingen in de hartfrequentie, en tijdens eventueel aanwezige deceleraties;
- verhoogde variabiliteit, ook saltatoir patroon genaamd (bandbreedte > 25 slagen per minuut);
- aanwezigheid van deceleraties; tijdens de baring worden zeer frequent deceleraties waargenomen;
- het sinusoidale patroon (zie elders en ook figuur 5.5);
- het monotone patroon met als belangrijkste kenmerk versnellingen in de hartfrequentie in samenhang met (nagenoeg) iedere uteruscontractie.

De basishartfrequentie en de hartfrequentievariabiliteit worden eerst besproken. In dit hoofdstuk wordt

Tabel 8.1 Oorzaken van bradycardie en tachycardie

bradycardie	tachycardie
maternale medicatie	maternale koorts
maternale hypotensie/shock	maternale stress
maternale convulsies	maternale hyperthyreoïdie
maternale hypothermie	chorioamnionitis
hypertonie van de uterus	foetale infectie
navelstrengcompressie	foetale sepsis
abruptio placentae	foetale anemie
foetale verbloeding	foetale hypoxie
serotiniteit	gedragstoestand 4F
cardiale aritmie	na langdurige deceleraties
compleet AV-blok	paroxysmaal supraventriculair
registratie maternale hartslag	arteriële flutter
'halvering' hartfrequentie	'verdubbeling' hartfrequentie

echter vooral ingegaan op de classificatie, interpretatie en betekenis van deceleraties.

8.4 BRADYCARDIE

Een basishartfrequentie tussen de 100 en 110 voor of tijdens de à terme periode is te beschouwen als mogelijk afwijkend en beneden de 100 als pathologisch.[5] In het algemeen hanteert men voor de kwalificatie bradycardie een minimum duur van 5 minuten. Anders spreekt men van deceleraties. Bradycardie kan het gevolg zijn van een plotselinge verhoging van de foetale arteriële bloeddruk (onder andere compressie van de navelstrengarterie) of van een direct effect op de hartspier als gevolg van hypoxie bijvoorbeeld als gevolg van een plotseling optredende abruptio placentae.

Oorzaken van bradycardie (zie ook tabel 8.1) zijn onder andere compressie van de navelstrengcirculatie, partiële of totale abruptio placentae, het ruptureren van een bloedvat in geval van vasa praevia, het 'supine hypotensive syndrome' als gevolg van compressie van de vena cava inferior bij het plat op de rug liggen op een harde onderlaag, maternale epileptische of eclamptische insulten, en (meestal) geïnduceerde of (zeer zelden) spontaan optredende overmatige weeënactiviteit. Figuur 8.1 toont een periode van bradycardie als reactie op een (te vermijden) uteriene overstimulatie met oxytocine intraveneus. Bij het 'supine hypotensive syndrome' leidt een verminderde terugvloed van bloed naar het moederlijke hart tot een relatieve maternale hypotensie met als gevolg het 'steeleffect' op de utero-placentaire circulatie. Foetale cardiale aritmie, in het bijzonder een compleet atrioventriculair blok, kan eveneens aanleiding zijn voor een bradycardie.

Daarnaast kan bradycardie optreden als gevolg van medicatie toegediend aan de moeder. Medicamenten die bij de foetus aanleiding kunnen geven tot een daling van de basishartfrequentie of zelfs bradycardie zijn onder andere analgetica toegepast voor een paracervicaal blok of regionale anesthesie, bètablokkers zoals propranolol, of (combinaties van) antihypertensiva (figuur 8.2). Antihypertensiva kunnen een direct negatief effect hebben op de foetale basishartfrequentie, of kunnen bradycardie veroorzaken door het eerder genoemde 'steel-effect' op de uteroplacentaire circulatie als reactie op een plotselinge vasodilatatie van de moederlijke perifere vaten.

Andere oorzaken voor een ogenschijnlijke bradycardie betreffen artefacten zoals halvering van de foetale hartfrequentie en registratie van de moederlijke in plaats van de foetale hartfrequentie. Deze artefacten zijn besproken in hoofdstuk 5.

Een relatief korte periode van bradycardie met behoud van normale hartfrequentievariabiliteit blijkt in het algemeen niet geassocieerd met ernstige foetale nood. Toch kan de variabiliteit ook aanwezig blijven tijdens een foetale bradycardie ontstaan in samenhang met een abruptio placentae, maar in het algemeen is de variabiliteit verminderd bij een plotseling optredende totale abruptio placentae (figuur 8.3). Zoals altijd is het van cruciaal belang in dergelijke situaties aandacht te schenken aan de klinische verschijnselen zoals pijn, vaginaal bloedverlies en uterushypertonie.

Het vaststellen van een bradycardie is belangrijk, maar het is zeker zo belangrijk de oorzaak van de bradycardie te achterhalen, zoals in het geval van een uterusruptuur (figuur 8.4). Terminale bradycardie gaat altijd samen met verlies van variabiliteit en een onstabiele ('wandering') basislijn van de hartfrequentie. De variabiliteit in het hartfrequentiepatroon is dan vrijwel afwezig als gevolg van de ernstige depressie van het myocard en/of het centrale zenuwstelsel. Een ernstige bradycardie gaat gewoonlijk vooraf aan intrapartum sterfte van de foetus.

100 FOETALE BEWAKING

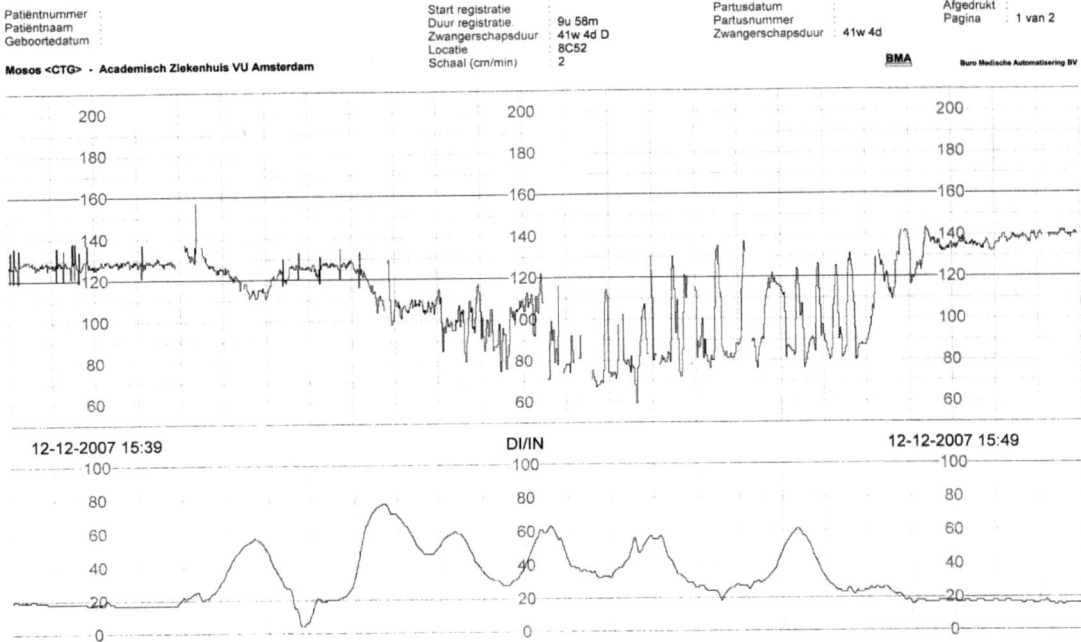

Figuur 8.1   Foetale bradycardie en toegenomen variabiliteit (saltatoir patroon) als reactie op een uterushypertonie. Tevens een enigszins hogere basisfrequentie in aansluiting aan de periode met bradycardie. Zwangerschapsduur 41 weken. Interne tocodynamometrie. Papiersnelheid 2 cm/min.

Figuur 8.2   Een relatief lage basishartfrequentie van de foetus als reactie op maternale antihypertensieve medicatie bij een zwangerschapsduur van 31 weken. Tevens een kortdurende deceleratie met het dieptepunt na een contractie. Papiersnelheid 2 cm/min.

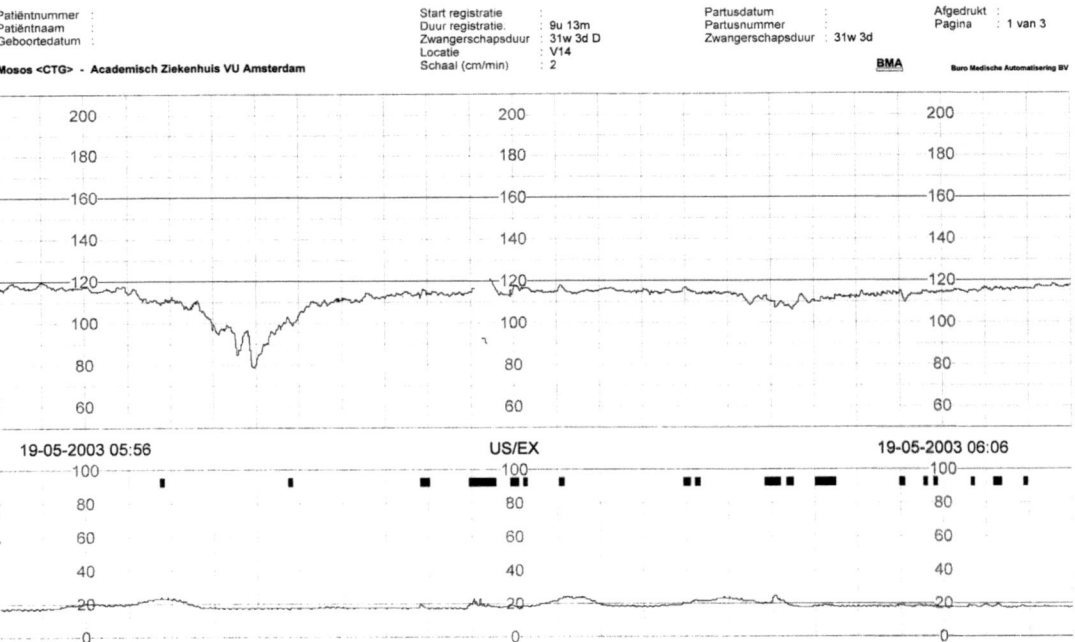

BEOORDELING EN INTERPRETATIE VAN HET CTG TIJDENS DE BARING

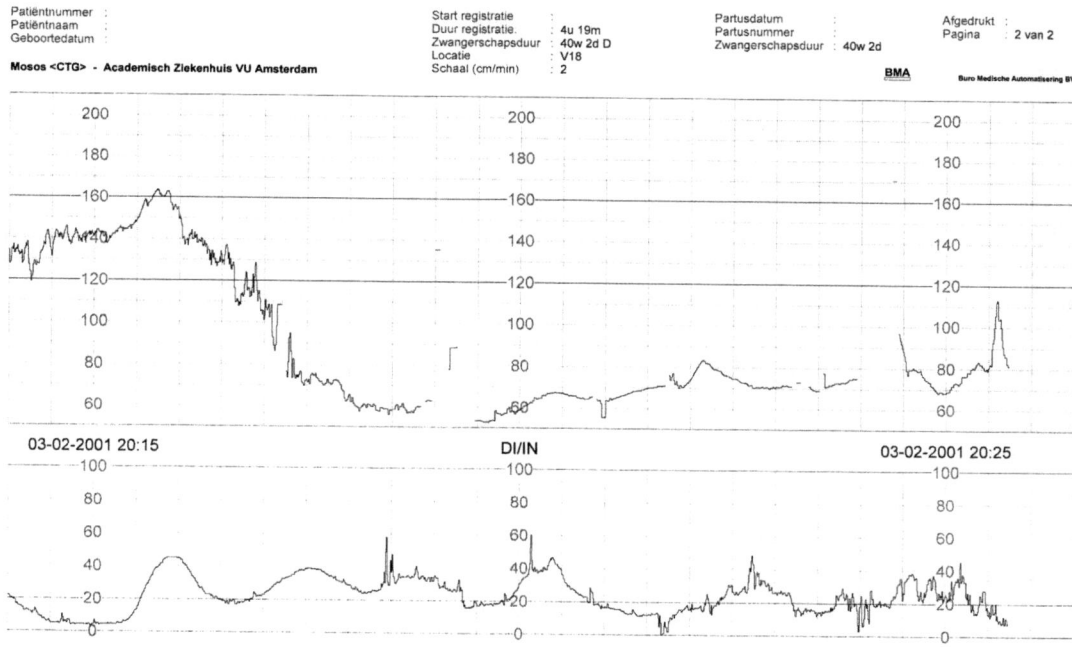

Figuur 8.3 Foetale bradycardie als reactie op een abruptio placentae bij 40 weken zwangerschapsduur. Opvallend zijn de 'wandering baseline' tijdens de bradycardie en het verlies aan variabiliteit. Papiersnelheid 2 cm/min.

Figuur 8.4 Foetale bradycardie als reactie op een uterusruptuur durante partu. Zwangerschapsduur 40 weken. Let ook op de inmiddels (nagenoeg) verdwenen uteruscontracties, de 'wandering baseline' in het hartfrequentiepatroon en het verlies aan variabiliteit. Interne tocodynamometrie. Papiersnelheid 2 cm/min.

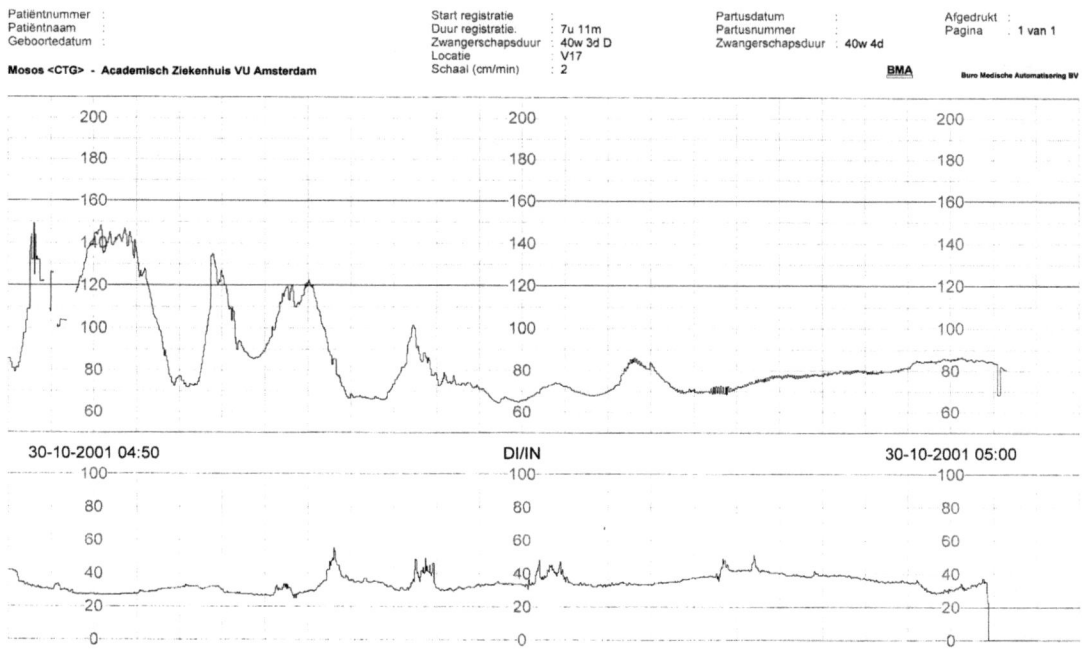

Een kortdurende periode van bradycardie wordt dikwijls gezien aan het begin van de uitdrijvingsperiode als reactie op de moederlijke persactiviteit. Frequent blijken dan voorafgaande aan de perioden van bradycardie variabele deceleraties te zijn opgetreden tijdens de ontsluitingsperiode. De bradycardie aan het begin van de uitdrijving wordt door sommigen toegeschreven aan een verhoogde druk op het foetale caput tijdens een snelle indaling. Er dient echter vooral rekening gehouden te worden met compressie van de arteriële navelstrengcirculatie, gezien de voorafgaande variabele deceleraties. Te heftige en te frequente persactiviteit van de moeder kan mede een oorzaak zijn van een optredende bradycardie en daarom is te overwegen de moeder in een dergelijke situatie één à twee weeën te laten wegzuchten, waarna meestal de foetale hartfrequentie terugkeert naar het basisniveau. Voldoende lange pauzes tussen de persweeën zijn essentieel voor een adequate foetale oxygenatie.

8.5 TACHYCARDIE

In overeenstemming met de FIGO-definities is een hartfrequentie tussen de 110 en 150 slagen te beschouwen als normaal, dient een frequentie tussen 150 en 170 als suspect te worden beschouwd en spreekt men boven de 170 van pathologisch.[1,2] Toch vindt men in de literatuur nog regelmatig 160 als bovengrens van normaal gedefinieerd, voortbordurend op de definitie van Von Winckel die aan het einde van de 19e eeuw geïntroduceerd werd. Er is evenwel ruim voldoende bewijs dat een bovengrens van 150 al aan de hoge kant is. Zo blijkt bij groeivertraagde kinderen met een sterk verminderde variabiliteit in het hartfrequentiepatroon dat de foetale hartfrequentie in het derde trimester niet de normale daling tot ca. 130 vertoont maar eerder rond de 150 slagen/minuut blijft.[1]

Maternale oorzaken van tachycardie zijn het bestaan van koorts, bepaalde medicaties zoals bètamimetica en atropine, maternale hyperthyreoïdie en overmatige stress met een verhoogde catecholaminenproductie door de bijnier.

Het beeld van een chorioamnionitis kan zich manifesteren door een duidelijke toename van de foetale basishartfrequentie (figuur 8.5), zelfs voordat bij de moeder een stijging in de lichaamstemperatuur waarneembaar is. Een stijging in de basishartfrequentie in combinatie met een afname van de hartritmeva-

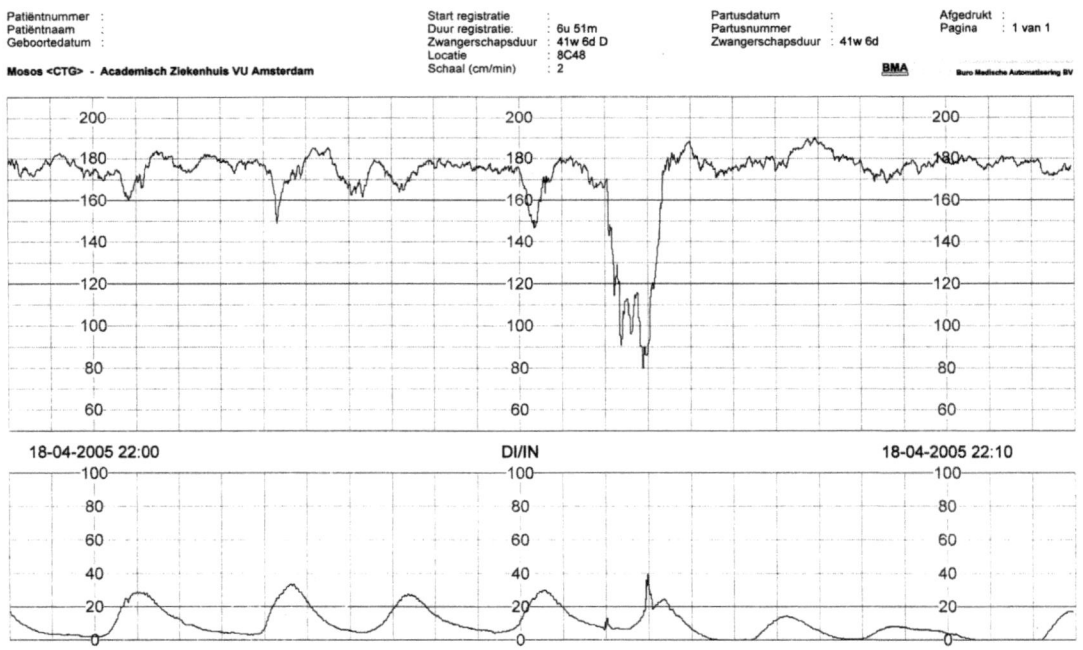

Figuur 8.5 Foetale tachycardie als reactie op een zich ontwikkelende intra-uteriene infectie bij 42 weken zwangerschapsduur. Opvallend is naast de tachycardie de hoge frequentie van de uteruscontracties passend bij een intra-uterien infect. De hartfrequentie keerde terug naar circa 140 slagen per minuut na normalisering van de moederlijke temperatuur onder invloed van antibiotica. Papiersnelheid 2 cm/min.

riabiliteit en langdurige afwezigheid van acceleraties kan wijzen op een uitbreiding van de chorioamnionitis naar een foetale infectie, eventueel zelfs sepsis bij de foetus (figuur 8.6). Bij maternale infecties vanuit een andere bron – zoals de urinewegen – zijn in het algemeen wel acceleraties zichtbaar, overigens wel met verminderde variabiliteit in het basishartritme alleen al vanwege het feit dat de basishartfrequentie verhoogd is.

Een andere belangrijke foetale oorzaak voor tachycardie is foetale anemie. Anemie kan het gevolg zijn van een bestaande bloedgroepincompatibiliteit of van een bloeding zoals bij foetomaternale transfusie of een (meestal artificieel veroorzaakte) bloeding vanuit een foetaal vat. Ernstige anemie uit zich in het foetale hartfrequentiepatroon ook in de vorm van een sinusoïdaal patroon, vooral zichtbaar in het tweede deel van een deceleratie wanneer de foetale hartfrequentie terugkeert naar het basisniveau (zie figuur 5.5).

Een voorbijgaande periode van tachycardie kan ook optreden in aansluiting op (diepe) deceleraties met al of niet een laat karakter. Meestal is er dan tijdens deze 'rebound' tachycardie ook sprake van een periode met afgenomen variabiliteit (figuur 8.7). De zogeheten 'rebound'-tachycardie wordt toegeschreven aan een verhoogde catecholaminenproductie en/of een toename in de sympathicustonus als reactie op de hypoxische stress (navelstrengcompressie) die leidde tot de deceleratie. Aan- of afwezigheid van acceleraties, frequentie, duur en amplitude van de deceleraties, de tijdsrelatie tot de voorafgaande uteruscontracties, en de mate van variabiliteit zijn kenmerken van het hartfrequentiepatroon die extra aandacht verdienen bij een bestaande foetale tachycardie.

De aanwezigheid van een gedragstoestand 4F ('jogging fetus') als oorzaak van een 'tachycardie' is eerder besproken. Feitelijk is dan sprake van een serie opvolgende acceleraties.

Paroxysmale supraventriculaire tachycardie en arteriële 'flutter' zijn andere weinig frequent voorkomende oorzaken van foetale tachycardie. Bij frequenties boven de 220 slagen/minuut is het risico van een cardiale decompensatie bij de foetus groot. Echocardiografie met de toepassing van M-mode en kleuren-Doppler-technieken kunnen behulpzaam zijn bij de diagnostiek.

Artificiële verdubbeling van de feitelijke hartfrequentie bij toepassing van externe cardiotocografie wordt in hoofdstuk 5 besproken.

Figuur 8.6 Foetale tachycardie en verminderde hartritmevariabiliteit als reactie op een zich ontwikkelende ernstige intra-uteriene infectie. Zwangerschapsduur 42 weken. Papiersnelheid 2 cm/min.

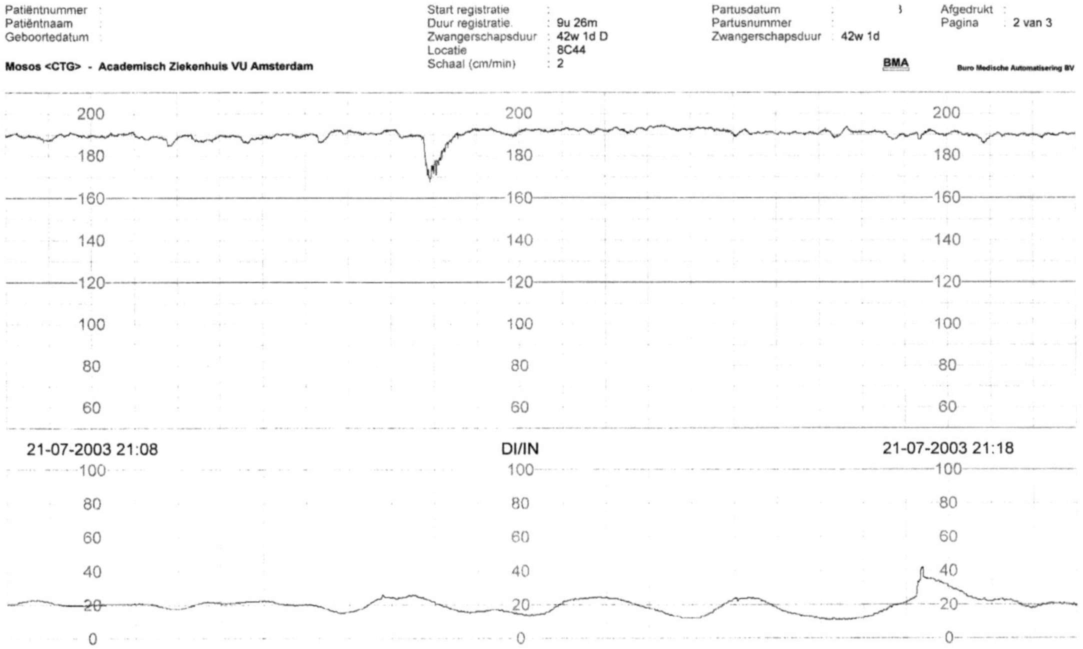

8.6 VARIABILITEIT

Er bestaan vele definities voor de variabiliteit in het foetale hartfrequentiepatroon. De clinicus is in het algemeen slechts vertrouwd met hartfrequenties, maar de feitelijke basis van de hartfrequentievariabiliteit wordt gevormd door verschillen in de lengte van de intervallen tussen twee opeenvolgende hartslagen (externe cardiotocografie) of R-pieken (interne cardiotocografie). De mate waarin de duur van opeenvolgende intervallen verschilt, geeft de kortetermijn-variabiliteit, weer terwijl de fluctuaties in de duur van de intervallen over een periode van meerdere seconden een maat vormen voor de langetermijn-variabiliteit. De kortetermijnvariabiliteit is in het algemeen niet goed te bepalen bij visuele inspectie van het cardiotocogram. In de klinische praktijk wordt dus vrijwel alleen de langetermijnvariabiliteit gehanteerd, die een resultante is van de interactie tussen de sympathische en parasympathische beïnvloeding van het hart. Een toename in de foetale hartfrequentie als reactie op een sympathische impuls verloopt in aanzienlijk meer stappen dan de terugkeer tot de basisfrequentie onder invloed van parasympathicusactiviteit.

Tijdens de baring wordt een bandbreedte van 5-25 slagen/minuut in het algemeen als normaal beschouwd. De bandbreedte wordt dan bepaald tijdens een periode van een stabiele basishartfrequentie in afwezigheid van acceleraties en/of deceleraties. De variabiliteit dient beoordeeld te worden in combinatie met de andere kenmerken van het foetale hartfrequentiepatroon. Er zijn ruim voldoende aanwijzingen dat de variabiliteit in het hartfrequentiepatroon onderdrukt wordt door factoren die het functioneren van het centrale zenuwstelsel of de contractiliteit van de hartspier negatief beïnvloeden. De hartfrequentievariabiliteit is altijd verminderd of zelfs verdwenen in het laatste stadium van ernstige asfyxie en acidose kort voordat de foetus overlijdt (zie ook figuren 8.3 en 8.4). Een strak hartfrequentiepatroon met een bandbreedte minder dan 5 slagen/minuut is uiterst omineus en kan zich ook voordoen bij een basishartfrequentie in het normale bereik.[14] Vanzelfsprekend dienen andere oorzaken van een sterk verminderde hartfrequentievariabiliteit te worden uitgesloten, zoals een ernstige beschadiging van het centraal zenuwstelsel door een andere oorzaak dan asfyxie, bijvoorbeeld de toediening van narcotica of sedativa aan de moeder.

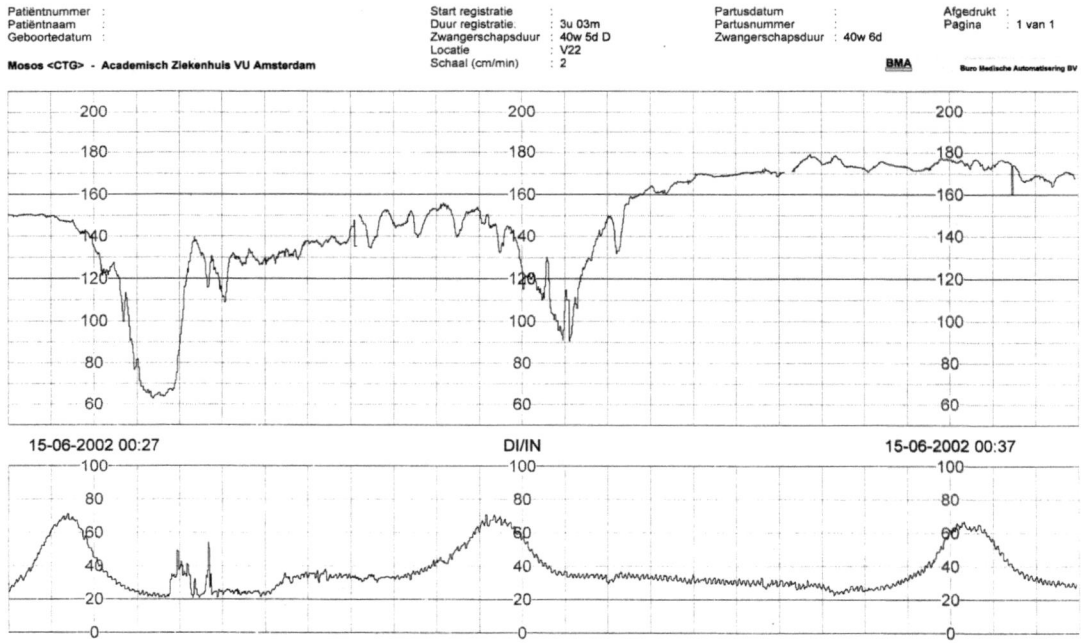

Figuur 8.7 Foetale tachycardie met verlies van variabiliteit na twee variabele deceleraties met een laat karakter. Zwangerschapsduur 42¹weken. Papiersnelheid 2 cm/min.

8.7 DECELERATIES

De interpretatie van deceleraties geeft vaak problemen. Voornamelijk hanteert men niet uniform de definities van Hon. In de volgende paragrafen worden classificatie en interpretatie van de deceleraties besproken, waarbij uitgegaan wordt van de originele definities van Hon, gepubliceerd in 1968.[7]

Voor een correcte classificatie van de deceleraties moet men eerst het gehele cardiotocogram lezen en vervolgens beoordelen. Nadere beschouwing van de originele beslisboom, gepubliceerd door Hon in 1968[7] wijst uit dat, zodra deceleraties variëren in vorm en timing, zij automatisch gedefinieerd dienen te worden als variabele deceleraties (figuur 8.8). Op basis van enkel en alleen de tijdsrelatie tussen een deceleratie en de uteruscontractie noemt men een deceleratie vaak ten onrechte 'vroeg' of juist 'laat'. Het ontbreken van een uniform patroon in de deceleraties – een eerste voorwaarde voor de classificatie van 'vroeg' of 'laat' – wordt hierbij uit het oog verloren. De verwarring is mede veroorzaakt door de introductie van type 0, 1, 2 en variabele deceleraties door Hammacher.[6] Nadere bestudering van de door Hammacher gegeven voorbeelden leert dat alle vier door hem beschreven typen kenmerken vertonen van variabele deceleraties zoals oorspronkelijk beschreven door Hon.

Vroege deceleraties

Volgens Hon zijn vroege deceleraties uniform van karakter; zij hebben een U-vorm en reiken niet beneden de 100 slagen/minuut (figuur 8.9). Zij treden op in samenhang met uteruscontracties. De deceleratie begint tegelijk met of juist na het begin van de wee en eindigt voor het einde van de uteruscontractie. Wanneer deze criteria strikt worden toegepast, blijken vroege deceleraties niet of slechts hoogst zelden voor te komen. Weliswaar ziet men dikwijls deceleraties

Figuur 8.8 Flow-diagram voor de classificatie van deceleraties zoals gepubliceerd door Hon in 1968.[7]

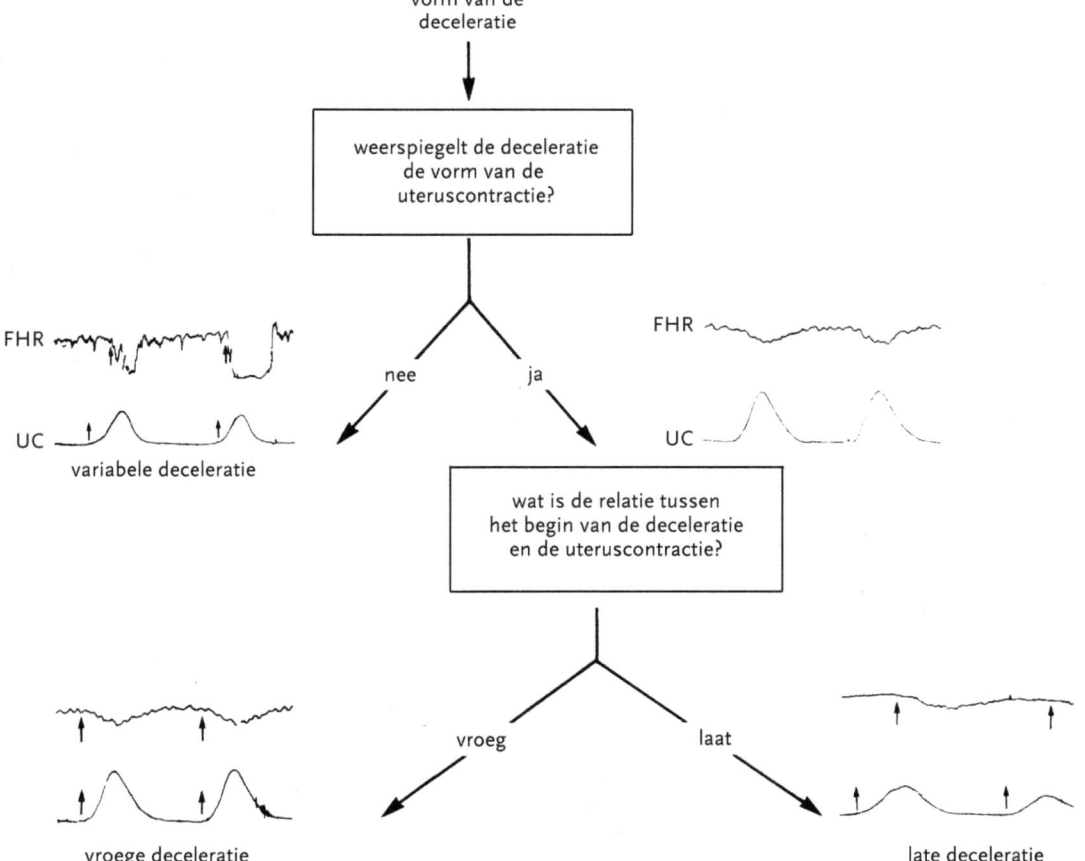

Tabel 8.2 Indicaties voor continue elektronische foetale bewaking tijdens de baring[16]

abnormaal verloop van de baring

inleiding van de baring

stimulatie van weeënactiviteit

langdurige baring

langdurig gebroken vliezen

regionale anesthesie

eerdere sectio caesarea

abnormale uterusactiviteit

verdenking op foetale nood

meconiumhoudend vruchtwater

abnormale foetale harttonen bij auscultatie

abnormaal hartfrequentiepatroon bij aankomst

vaginaal bloedverlies

verdenking op intra-uteriene infectie

foetale problemen

meervoudige zwangerschap

foetale groeirestrictie

preterme geboorte

stuitbevalling

bestaand oligohydramnion

serotiniteit

rhesus-immunisatie

maternale aandoening

hypertensie

diabetes mellitus

hartziekte (cyanotisch)

haemoglobinopathie

ernstige anaemie

hyperthyreoïdie

collageenziekte

nierziekte

in samenhang met uteruscontracties, maar deze zijn vrijwel altijd V-vormig en hebben veelal een dieptepunt beneden de 100 slagen/minuut. Ook aan het criterium van uniformiteit met een vrijwel identieke vorm van de opeenvolgende deceleraties wordt zelden voldaan.

Variabele deceleraties

Variabele deceleraties kunnen optreden tijdens uteruscontracties, maar kunnen zich ook voortzetten tijdens een gedeelte van de weeënpauze. Hon vermeldt in zijn originele publicatie: 'Wanneer de vorm van deceleraties niet uniform is, wordt het deceleratief patroon automatisch geclassificeerd als het patroon van de variabele deceleraties. Variabele deceleraties maken circa 90% uit van de deceleratieve patronen tijdens bevallingen waarbij klinisch foetale nood wordt gediagnosticeerd.

Variabele deceleraties worden waargenomen bij 40-50% van alle bevallingen. Zolang de basisfrequentie normaal blijft, de deceleraties kort van duur zijn, zich beperken tot de wee en zich niet uitstrekken tot de weeënpauze valt het in het algemeen mee met de foetale conditie. Maar dient men zeer bedacht te zijn op (ernstige) foetale nood wanneer te basishartfrequentie (de basislijn) niet (goed) meer te identificeren is.

Variabele deceleraties wijzen op een compressie van de navelstrengvaten. Een kenmerk van variabele deceleraties is dat het deceleratieve deel meestal wordt voorafgegaan en gevolgd door een versnelling in de hartfrequentie, de zogenaamde 'schouders' (figuur 8.10). Deze versnelling aan het begin is een reactie op een verminderd hartminuutvolume ten gevolge van een afklemming van de navelstrengvene. Bij compressie van de navelstreng wordt de vene het eerst afgeklemd, aangezien de bloeddruk in de navelstrengvene aanzienlijk lager is dan in de beide arteriën. Vrijwel altijd wordt de gehele of gedeeltelijke afklemming van de navelstrengvene gevolgd door een afklemming van een of beide navelstrengarteriën. De perifere weerstand neemt nu toe waardoor de bloeddruk van de foetus stijgt. Via de baroreceptorreflex treedt een daling in de hartfrequentie op. Ten slotte normaliseert zich, meestal aan het einde of kort na de wee, de doorbloeding van de navelstrengarterie, terwijl de navelstrengvene nog gecomprimeerd is. Het resultaat is wederom een kortdurende versnelling in de foetale hartfrequentie als reactie op de relatief tekortschietende veneuze terugvloed.

De obstetrische praktijk leert dat variabele deceleraties niet alleen bij de gezonde foetus optreden, maar vooral bij de foetus met groeivertraging. De hoge incidentie van variabele deceleraties kan maar ten dele worden toegeschreven aan het afgenomen vruchtwatervolume, zoals veelal waargenomen bij kinderen met groeivertraging. Men dient ook rekening te houden met een veranderde foetale circulatie, zoals het bestaan van circulatoire redistributie en hypotensie.

De pure variabele deceleraties hebben dus de eerder beschreven typische vorm met een initiële versnelling van de hartfrequentie, vervolgens een snelle daling (meestal V-vormig) in de hartfrequentie tot 60 à 80 slagen/minuut, een snel terugkeren naar de basisfrequentie, en ten slotte een secundaire versnelling (figuur 8.10). Zolang de vorm van deze versnellingen ('de schouders') irregulair en niet glad is, zijn deze in het algemeen niet geassocieerd met ernstige foetale nood.

Deze versnellingen ('de schouders') als onderdeel van de deceleratie kunnen ten onrechte als acceleraties geïnterpreteerd worden. Acceleraties in samenhang met kindsbewegingen treden onregelmatig

Figuur 8.9   Classificatie van deceleraties zoals gepubliceerd door Hon in 1968. [7]

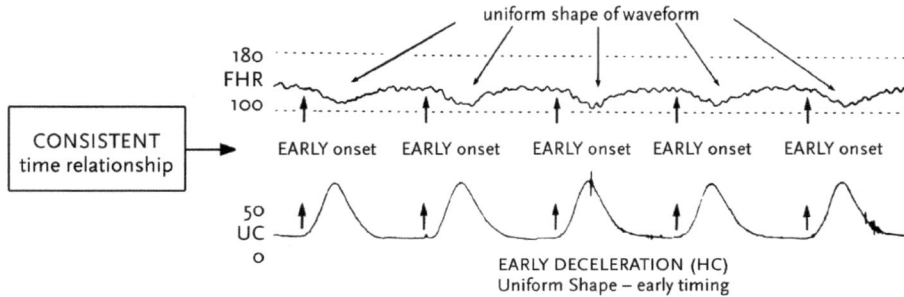

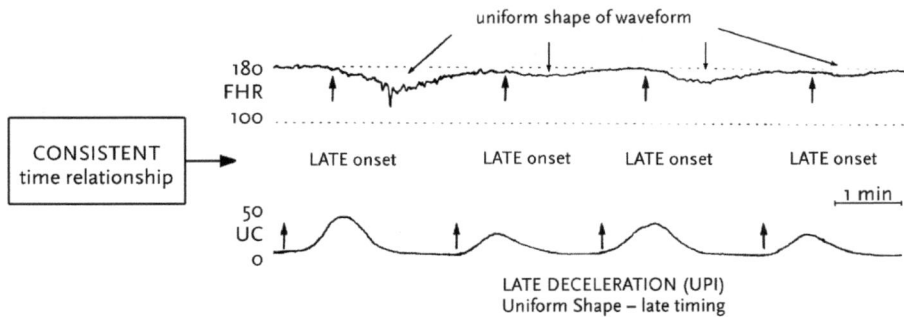

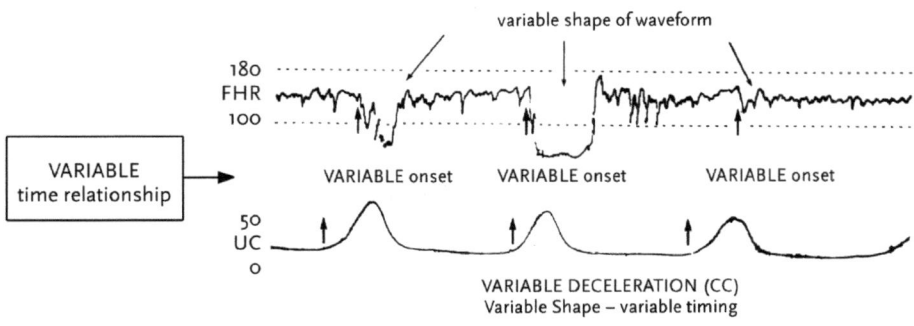

in de tijd op, terwijl de versnellingen als onderdeel van een variabele deceleratie een monotoon karakter hebben en een duidelijke samenhang vertonen met de wee. Soms kan de deceleratieve component vrij kort van duur worden en treedt tijdens de deceleratie slechts een geringe daling van de hartfrequentie

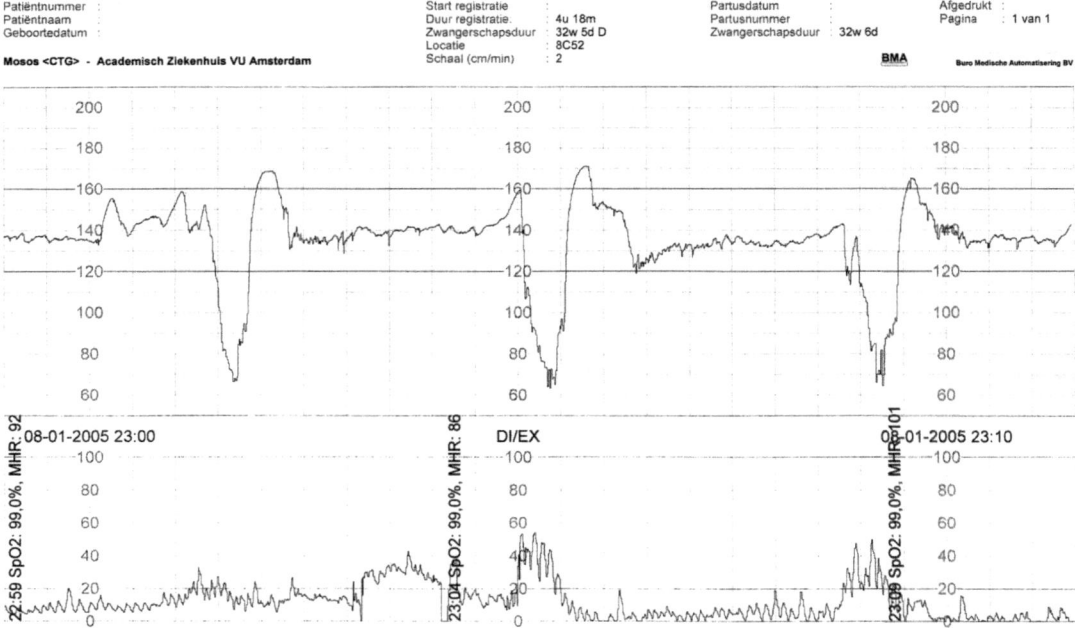

Figuur 8.10 'Pure' variabele deceleraties met 'shouldering'. Zwangerschapsduur 33 weken. Papiersnelheid 2 cm/min.

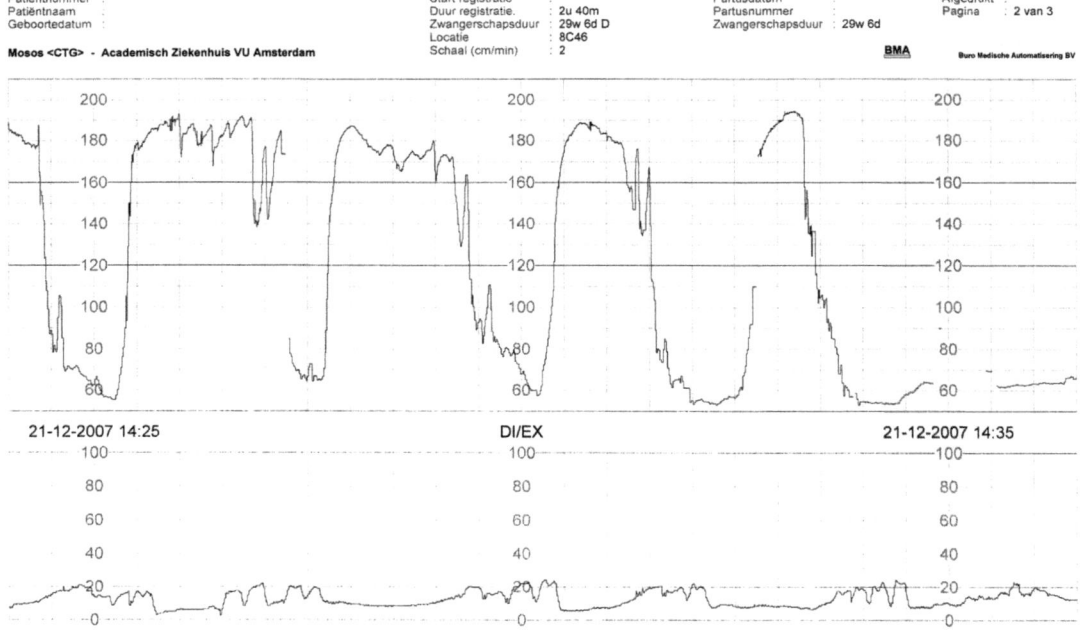

Figuur 8.11 Diepe atypische variabele deceleraties met 'overshoot' en tijdens de korte intervallen tussen de deceleraties een stijging in 'basishartfrequentie'. Vrijwel afwezige variabiliteit tijdens de deceleraties. Zwangerschapsduur 30 weken. Papiersnelheid 2 cm/min.

op. Dit wordt vooral gezien bij ernstige asfyxie. De versnellingen volgend op de deceleratieve component kunnen dan ten onrechte worden aangezien voor acceleraties en domineren dan het patroon.

Belangrijke aspecten van variabele deceleraties zijn de vorm, de duur, de tijd nodig om terug te keren tot de basisfrequentie, de variabiliteit voor en tijdens de deceleratie, de tijdsrelatie tot de ermee samenhangende uteruscontractie, en de hoogte van de basishartfrequentie.

Krebs onderscheidt naast pure variabele deceleraties de zogeheten atypische deceleraties. In zijn onderzoek hadden de kinderen die tijdens de baring atypische variabele deceleraties vertoonden in het algemeen een lagere pH in de navelstrengarterie dan de kinderen met pure variabele deceleraties.

Kenmerken van atypische variabele deceleraties die wijzen op een verslechterende foetale conditie zijn:
- het verdwijnen van de initiële versnelling in de hartfrequentie;
- het verdwijnen van de secundaire versnelling;
- een langzame terugkeer naar de basishartfrequentie;
- een langdurige secundaire versnelling in de hartfrequentie ('overshoot') (figuren 8.11 en 8.18);
- verlies van variabiliteit tijdens de secundaire versnelling ('smoothing');
- het verlies van variabiliteit tijdens de deceleratieve component (figuur 8.11);
- het dieptepunt van de deceleratie na de piek van de uteruscontractie (figuur 8.12);
- een voortzetting van de basisfrequentie op een lager of een hoger niveau;
- een bifasische deceleratie (W-vorm).

Variabele deceleraties met een vermindering van de variabiliteit in de basishartfrequentie, relatieve tachycardie en afwezigheid van acceleraties zijn in hoge mate geassocieerd met meconiumaspiratie.[13]

Shields en Schifrin hebben een bijzonder maar slechts sporadisch voorkomend hartfrequentiepatroon beschreven dat gekenmerkt wordt door een normale basisfrequentie, bijna voortdurende afwezigheid van variabiliteit en milde variabele deceleraties met zogenoemde 'overshoot'.[15] Dit patroon werd vooral gezien in combinatie met serotiniteit, meconiumhoudend vruchtwater, intra-uteriene groeivertraging en neonatale convulsies. Kinderen bij wie dit typische patroon zich had voorgedaan tijdens de bevalling,

Figuur 8.12 Variabele deceleraties met een dieptepunt na de piek van de wee (toegenomen 'lag time'). Zwangerschapsduur 39 weken. Papiersnelheid 2 cm/min.

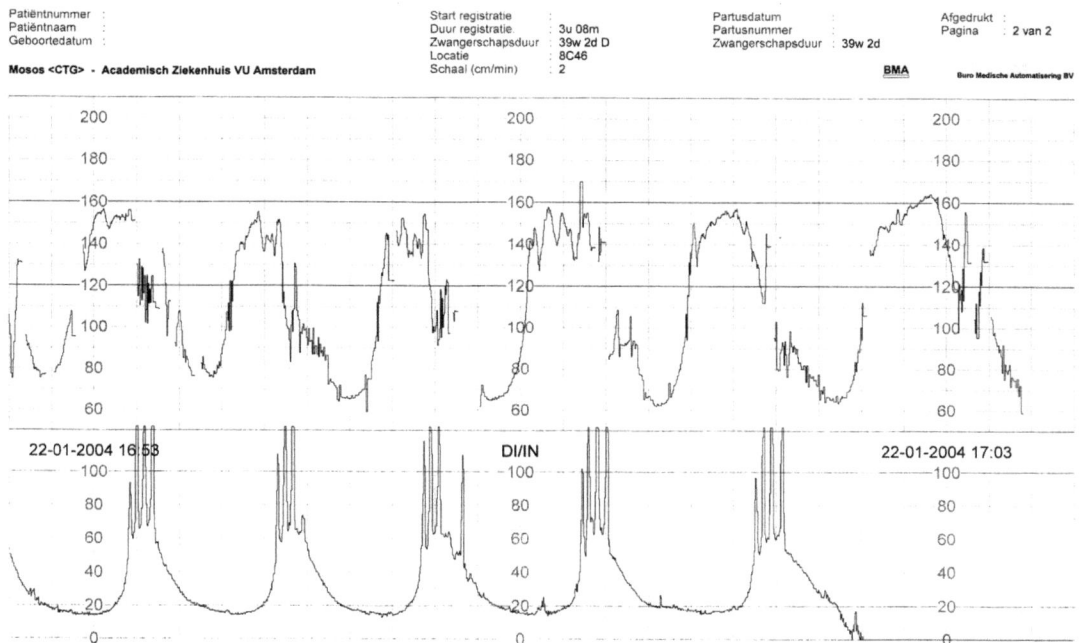

bleken in een hoge frequentie (circa 50%) te lijden aan cerebrale spastische parese. Dit specifieke hartfrequentiepatroon kan zeer verwarrend zijn. Het herhaalde terugkeren van de 'overshoot' kan worden gehouden voor een serie van acceleraties. Vooral indien de 'overshoot' ook verminderde variabiliteit vertoont ('smoothing') dient rekening te worden gehouden met het bestaan van een ernstige foetale acidose.

Dierexperimenteel onderzoek bij het schaap wijst uit dat duur, diepte en vorm van variabele deceleraties niet in relatie staan tot het zuur-base-evenwicht. Bij dieper wordende acidose van de lammerenfoetus blijkt dat de vorm van de deceleraties als reactie op een obstructie van de navelstrengcirculatie niet wezenlijk hoeft te veranderen.[4]

Soms ziet men, vooral aan het einde van de ontsluiting en meer nog tijdens de uitdrijving, een periode met toegenomen variabiliteit (saltatoir patroon) al of niet in samenhang met matige tot ernstige variabele deceleraties (zie figuur 8.13). Waarschijnlijk wijst dit op een cardiovasculaire aanpassing aan de eerder opgetreden gedeeltelijke of complete afklemming van de navelstrengvaten. De ervaring leert dat wanneer dit hartfrequentiepatroon optreedt, zich veelal een (matig) ernstige respiratoire acidose heeft ontwikkeld.

Late deceleraties

Late deceleraties hebben evenals de vroege deceleraties een uniform karakter en treden in principe tijdens iedere wee op. Er is sprake van een langzame daling van de hartfrequentie en een langzaam terugkeren tot het basishartfrequentieniveau. De basisfrequentie is in het algemeen verhoogd, de variabiliteit is verminderd en acceleraties zijn afwezig (figuur 8.14).

Het begin van de deceleratie treedt laat op in vergelijking met de uteruscontractie, in het algemeen meer dan 30 seconden na het begin van de uteruscontractie. Veelal daalt de hartfrequentie tijdens een deceleratie niet meer dan 10 à 20 slagen/minuut, soms zelfs slechts enkele slagen. Pas in het terminale stadium daalt de hartfrequentie beneden de 120 slagen/minuut (figuur 8.15). In het laatste stadium voordat de foetus sterft kan de hartfrequentie langdurig dalen, zelfs tot 60 à 80 slagen/minuut, met een zeer trage terugkeer naar de basislijn of wordt gevolgd door een tijdelijke toename van de basishartfrequentie. Vele van deze kinderen zijn prenataal al als zodanig geïdentificeerd en geboren via een primaire sectio caesarea. De klassieke late deceleraties worden tijdens de baring dan ook niet vaak meer gezien. Late deceleraties in samenhang met een duidelijke afname van de hartfrequentievariabiliteit, afwezigheid van acceleraties en een relatieve stijging van

Figuur 8.13 Toegenomen variabiliteit (saltatoir patroon) tijdens de uitdrijving. Zwangerschapsduur 41 weken. Externe tocodynamometrie waarbij de tocotransducer waarschijnlijk niet goed geplaatst is en geen goede informatie geeft.

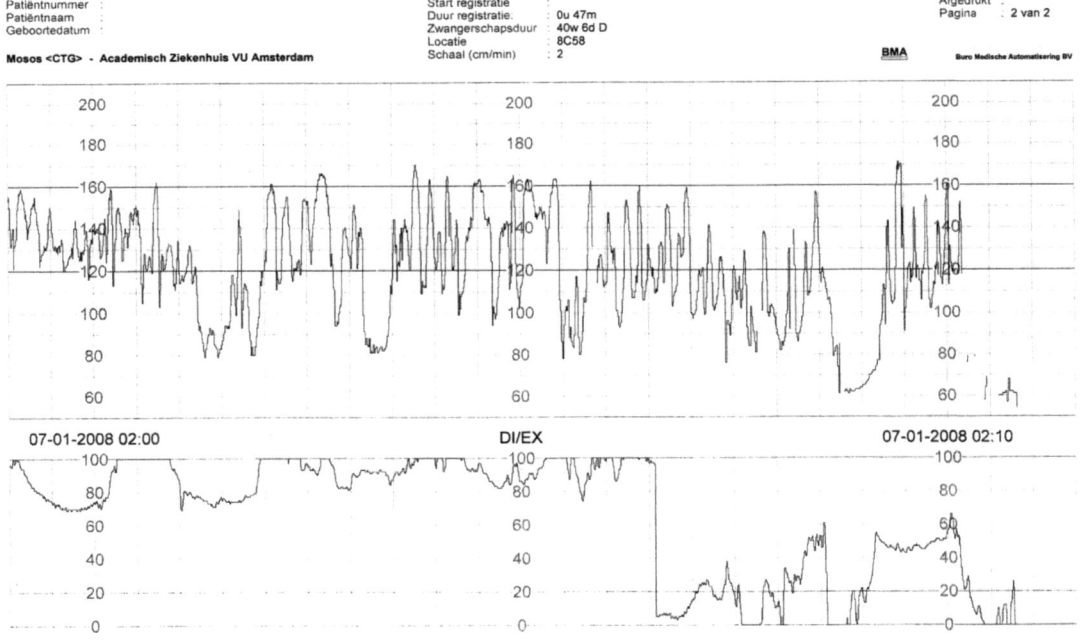

BEOORDELING EN INTERPRETATIE VAN HET CTG TIJDENS DE BARING

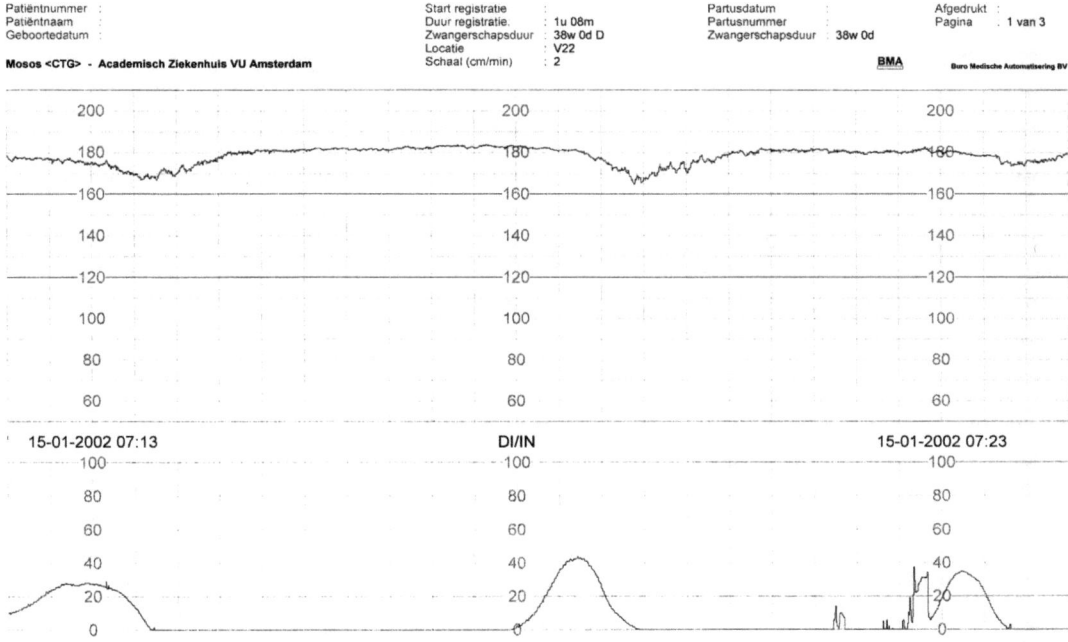

Figuur 8.14 Late deceleraties met een dieptepunt na de piek van de wee, verlies van variabiliteit en een stijging van de basishartfrequentie. Zwangerschapsduur 38 weken. Papiersnelheid 2 cm/min.

Figuur 8.15 Diepe late deceleraties tijdens de uitdrijving. Tevens verlies van variabiliteit en een steeds hogere foetale hartfrequentie in aansluiting aan de deceleraties. Terminaal patroon. Papiersnelheid 2 cm/min.

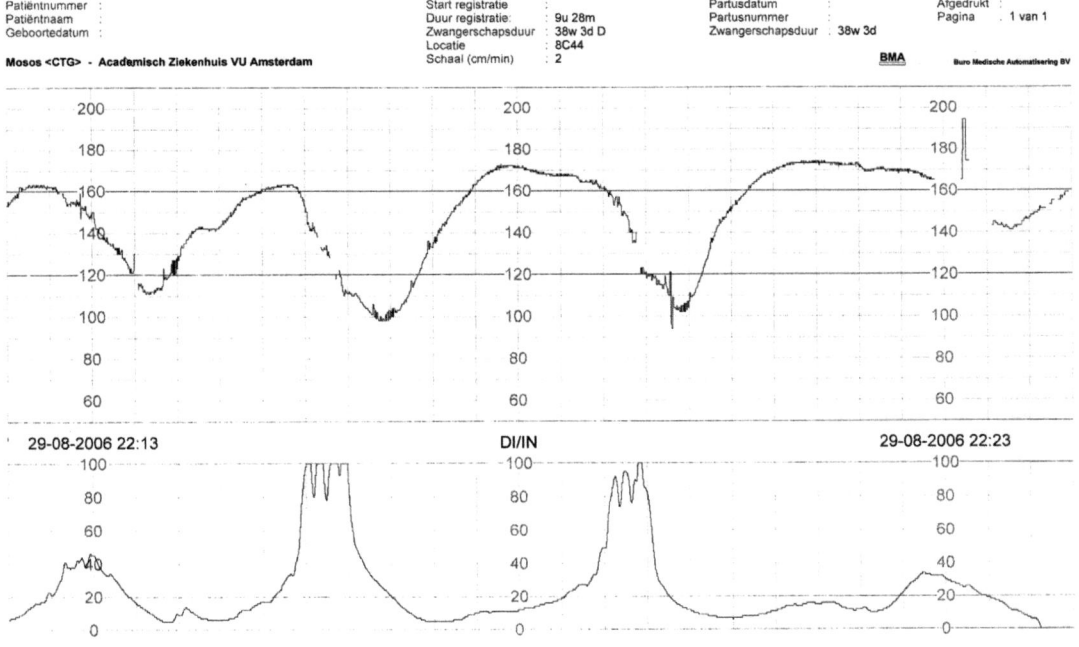

de basisfrequentie zijn een laat teken van een verslechterende foetale conditie. Zij worden vooral gezien bij ernstige utero-placentaire insufficiëntie en ernstige groeivertraging.

8.8 MONOTONIE

Periodieke, gelijkmatig voorkomende versnellingen in de foetale hartfrequentie, vooral indien optredend in samenhang met weeënactiviteit, kunnen leiden tot een monotoon beeld van het geregistreerde foetale hartfrequentiepatroon. In plaats aan versnellingen in associatie met foetale bewegingen dient men eerder te denken aan eerder genoemde oorzaken zoals registratie van de moederlijke hartfrequentie (zie ook figuur 8.10), aan baroreceptorreflex gemedieerde versnellingen in de hartfrequentie als reactie op afklemming van de navelstrengvene (figuur 8.16), of aan overshoot in aansluiting aan (soms weinig uitgesproken) deceleraties (figuur 8.18).

8.9 HET FOETALE HARTFREQUENTIEPATROON TIJDENS DE UITDRIJVING

Het cardiotocogram tijdens de uitdrijvingsperiode voldoet in meer dan 90% van de gevallen niet aan de criteria van normaliteit die antepartum en tijdens de ontsluitingsperiode worden gehanteerd. Voor de interpretatie van foetale hartfrequentiepatronen tijdens de uitdrijving dienen dan ook andere criteria gebruikt te worden, waarbij enige terughoudendheid ten aanzien van ingrijpen op zijn plaats lijkt. Duidelijk afwijkende patronen worden gekenmerkt door een verlies aan variabiliteit, deceleraties waarvan de duur die van de recuperatieperiode overschrijdt en een geleidelijke of snel progressieve persisterende bradycardie. Met de recuperatietijd wordt hier bedoeld de tijd gedurende welke de basishartfrequentie tussen twee opeenvolgende deceleraties zich in het normale bereik bevindt.

Interpretatie van het foetale hartfrequentiepatroon tijdens de uitdrijving wordt bemoeilijkt door de hoge incidentie van CTG-afwijkingen, problemen met de classificatie van deze afwijkingen, en de vaak onduidelijke aetiologie van de CTG-veranderingen. Snelle indaling en een mogelijke compressie van het caput, problemen met de navelstrengcirculatie en te korte weeënpauzes behoren tot de aetiologische factoren. Bij de interpretatie van CTG-afwijkingen en bij afwegingen met betrekking tot al dan niet ingrij-

Figuur 8.16 Versnellingen in de foetale hartfrequentie in samenhang met (minimale) uteruscontracties. De versnellingen zijn vermoedelijk toe te schrijven aan repetitieve afklemming van de navelstrengvene. Zwangerschapsduur 42 weken. Interne tocodynamometrie. Papiersnelheid 2 cm/min.

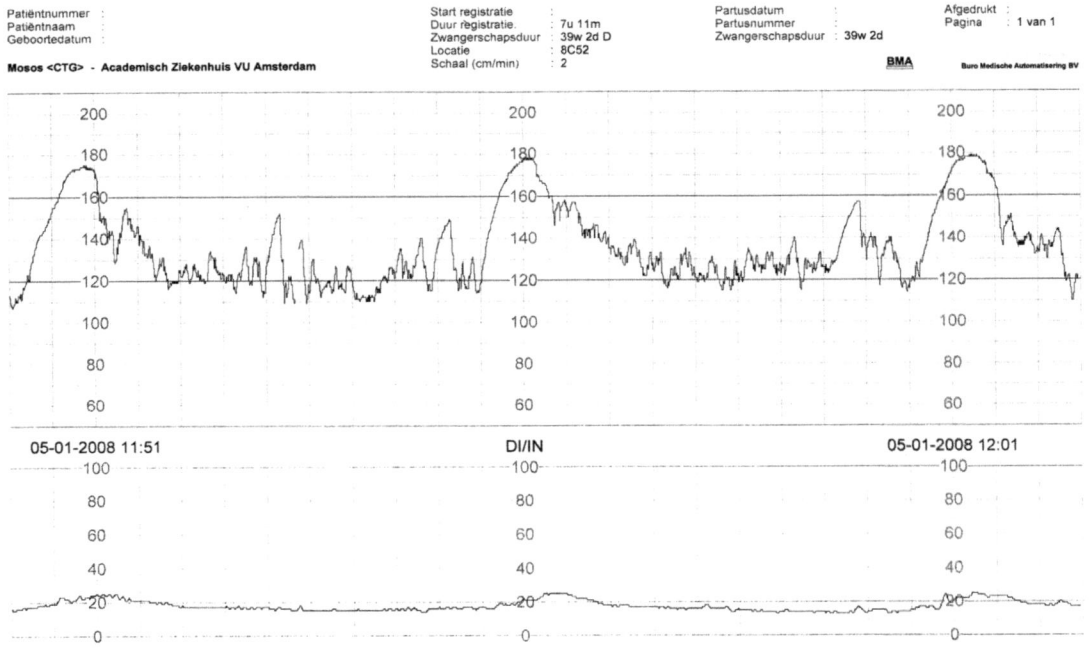

pen, dienen andere complicerende factoren mede in ogenschouw te worden genomen. Zo is sneller ingrijpen geboden in geval van vers meconiumhoudend vruchtwater (cave aspiratie van meconium door de foetus), maternale koorts en foetale tachycardie (cave bèta-hemolytische streptokokken), tijdens al al de ontsluitingsperiode bestaande CTG-afwijkingen c.q. suboptimale pH-waarden verkregen bij microbloedonderzoek (cave snel progressieve verslechtering van de foetale conditie) en foetale groeivertraging of vaginaal bloedverlies. Ondanks de beperkte correlatie tussen uitdrijvings-CTG en de neonatale uitkomst, zijn een aantal verbanden gelegd. Zo zijn navelstreng-pH en Apgarscore negatief gecorreleerd met de duur en de diepte van de deceleraties (en dus met het totale oppervlak van deze deceleraties), wanneer de duur van de deceleraties langer is dan de recuperatietijd, en met veranderingen in de basishartfrequentie zowel naar boven als naar beneden.

Niet alleen tijdens de ontsluitingsperiode maar ook tijdens de uitdrijving is de hartfrequentievariabiliteit van belang. De slechtste neonatale conditie wordt gevonden bij de kinderen met frequente deceleraties en/of bradycardie, bij wie de snelle fluctuaties verdwenen zijn uit het hartfrequentiepatroon. De meest voorkomende CTG-patronen tijdens de uitdrijving zijn afgebeeld in figuur 8.17. De getoonde classificatie is een modificatie van eerder gepubliceerde indelingen.[10]

1. Het ongestoorde CTG: normocardie, normale variabiliteit, geen deceleraties. Komt voor bij minder dan 10% van de uitdrijvings-CTG's. Foetale conditie zonder uitzondering goed.
2. Passagère bradycardie: bradycardie bij begin van uitdrijving. Het onderscheid met 'terminale' (zich niet herstellende) bradycardie kan moeilijk zijn. Bij passagère bradycardie blijft echter meestal normale variabiliteit aanwezig. Terugkeer naar de basislijn binnen 10 minuten; eventueel 1 à 2 weeën niet mee laten persen. De conditie van de pasgeborene is afhankelijk van het hartfrequentiepatroon na de bradycardie. Indien het frequentiepatroon volgend op de bradycardie min of meer normaal is, is er bijna altijd een goede neonatale conditie.
3. Deceleratief: frequente diepe deceleraties tijdens persweeën, het meest voorkomende CTG-patroon tijdens de uitdrijving, vaker optredend bij prematuriteit dan in geval van serotiniteit. De foetale conditie is meestal goed, tenzij de duur en de diepte van de deceleraties toeneemt, de recuperatietijd kort wordt (< 60 sec.), de hartactievariabiliteit afneemt (zie ook figuur 8.18), of geleidelijk een bradycardie optreedt.
4. Terminale bradycardie: abrupte daling van de hartfrequentie zonder terugkeer naar de basisfrequentie, nagenoeg afwezige snelle fluctuaties in de hartfrequentie, een 'wandering' basislijn tijdens de periode van bradycardie. Dit patroon volgt soms op een deceleratief CTG en een initiële progressieve (compensatoire) stijging van de hartfrequentie. Snel progressieve foetale acidemie/hypoxie/asfyxie treedt op. Uitdrijving termineren binnen circa 10 minuten.
5. Progressieve bradycardie: als 4, maar geleidelijker optredend. Snel progressieve foetale acidemie (zie 4).
6. Duidelijk afwijkende hartfrequentiepatronen tijdens de uitdrijving zijn de onder 4 en 5 besproken patronen. Overmatig (en onnodig) obstetrisch ingrijpen, gebeurt veelal bij de passagère bradycardie. Bij twijfel en slechts langzaam vorderende uitdrijving is microbloedonderzoek (ook tijdens de uitdrijvingsfase) geïndiceerd.

8.10 DE KLINISCHE BETEKENIS VAN ABNORMALE HARTFREQUENTIEPATRONEN

Abnormale hartfrequentiepatronen kunnen zich in allerlei variaties voordoen tijdens de baring. Het intrapartum CTG is dikwijls moeilijk te interpreteren. Durante partu kunnen vele variabelen het foetale hartfrequentiepatroon beïnvloeden en de foetale conditie snel doen veranderen, zoals de mate van uterusactiviteit, het aflopen van het vruchtwater, de indaling en stand van het voorliggende deel en het meepersen door de moeder. De effecten verschillen bovendien afhankelijk van de zwangerschapsduur, de foetale 'reservecapaciteit', de duur van de baring, het optreden van meconiumlozing door de foetus, het zich ontwikkelen van een infectie, enzovoort. Tijdens de preterme periode treden durante partu eerder deceleraties op dan à terme. Een afname van de foetale 'reservecapaciteit' wordt eerder gezien bij foetale groeivertraging. De enige zekerheid is dat de voorspellende waarde van het volstrekt normale cardiotocogram goed is, hetgeen impliceert dat de foetale oxygenatie op het moment van de registratie adequaat is.

De hoge incidentie van CTG-afwijkingen durante partu suggereert een relatief hoog aantal foutpositieve waarnemingen. De correlatie is beperkt tussen CTG-afwijkingen en de status van het foetale zuur-base-evenwicht, bepaald via microbloedonderzoek of bloedmonsters uit de navelstrengvaten na de geboorte. Het zuur-base-evenwicht kan aanmerkelijke verschillen vertonen bij vergelijkbare hartfrequentiepatronen.[9] Het lezen, classificeren en interpreteren van intrapartum-CTG's blijft bovendien moeilijk en er zijn aantoonbare grote intra- en interindividuele verschillen, zelfs tussen zogenoemde 'experts'.[2] Al met al meer dan voldoende redenen om het microbloedonderzoek als additionele test beschikbaar te hebben en regelmatig toe te passen.[17] Het microbloedonderzoek is noch patiënt-, noch gebruikersvriendelijk. Toch is het momenteel de enige methode om durante partu nauwkeurig het foetale zuur-base-even-

Figuur 8.17 Classificatie van de meest voorkomende hartfrequentiepatronen tijdens de uitdrijving. FHR= foetale hartfrequentie, UA=uterusactiviteit. [18]

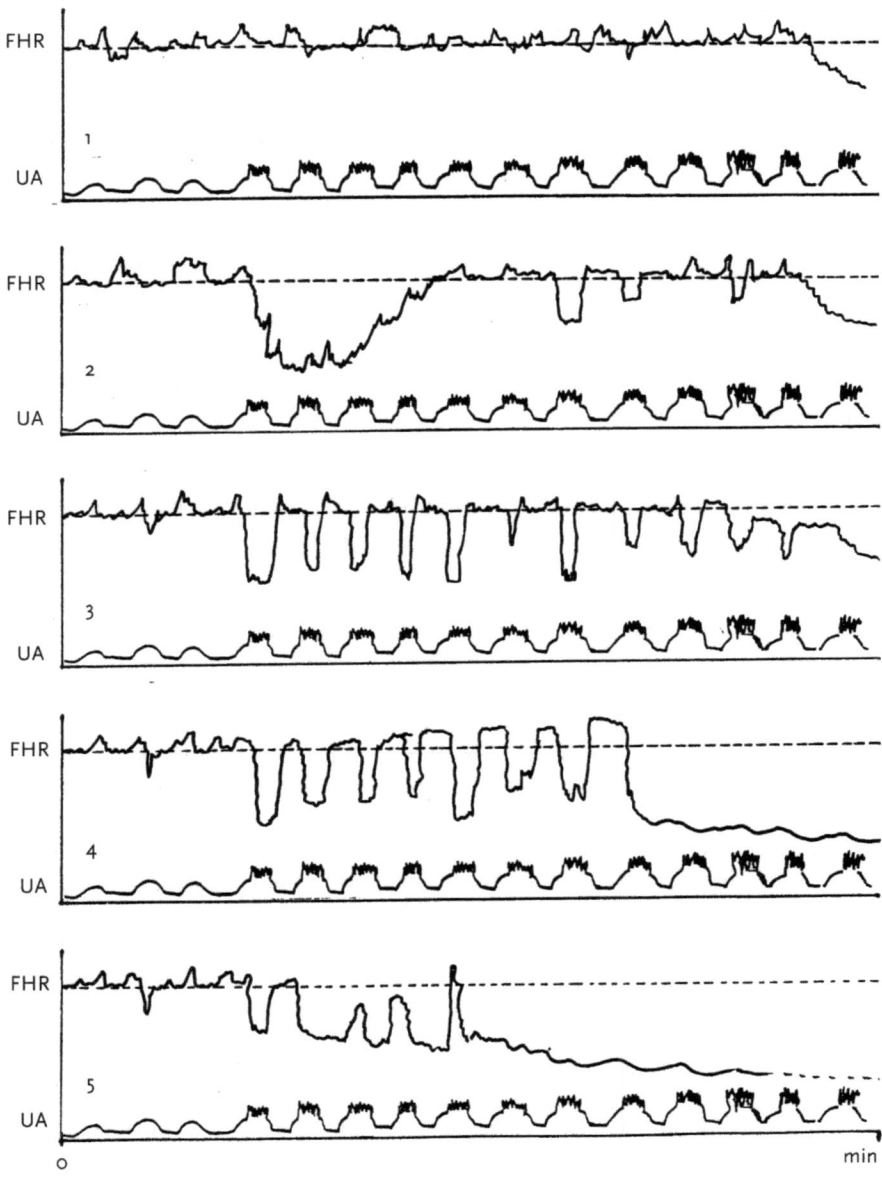

BEOORDELING EN INTERPRETATIE VAN HET CTG TIJDENS DE BARING 115

Figuur 8.18 Cardiotocogram tijdens een 50 minuten durende uitdrijving. Aanvankelijk deceleratief patroon (boven), later met een pseudo-sinusoïdale variabiliteit en late component (midden) en uiteindelijk verlies van de snelle fluctuaties (onder) met 'overshoot' en 'smoothing' in aansluiting aan de deceleraties. Papiersnelheid 2 cm/min. Zoon van 2920 g; pH navelarterie 6,95; pH navelvene 7,02.[18]

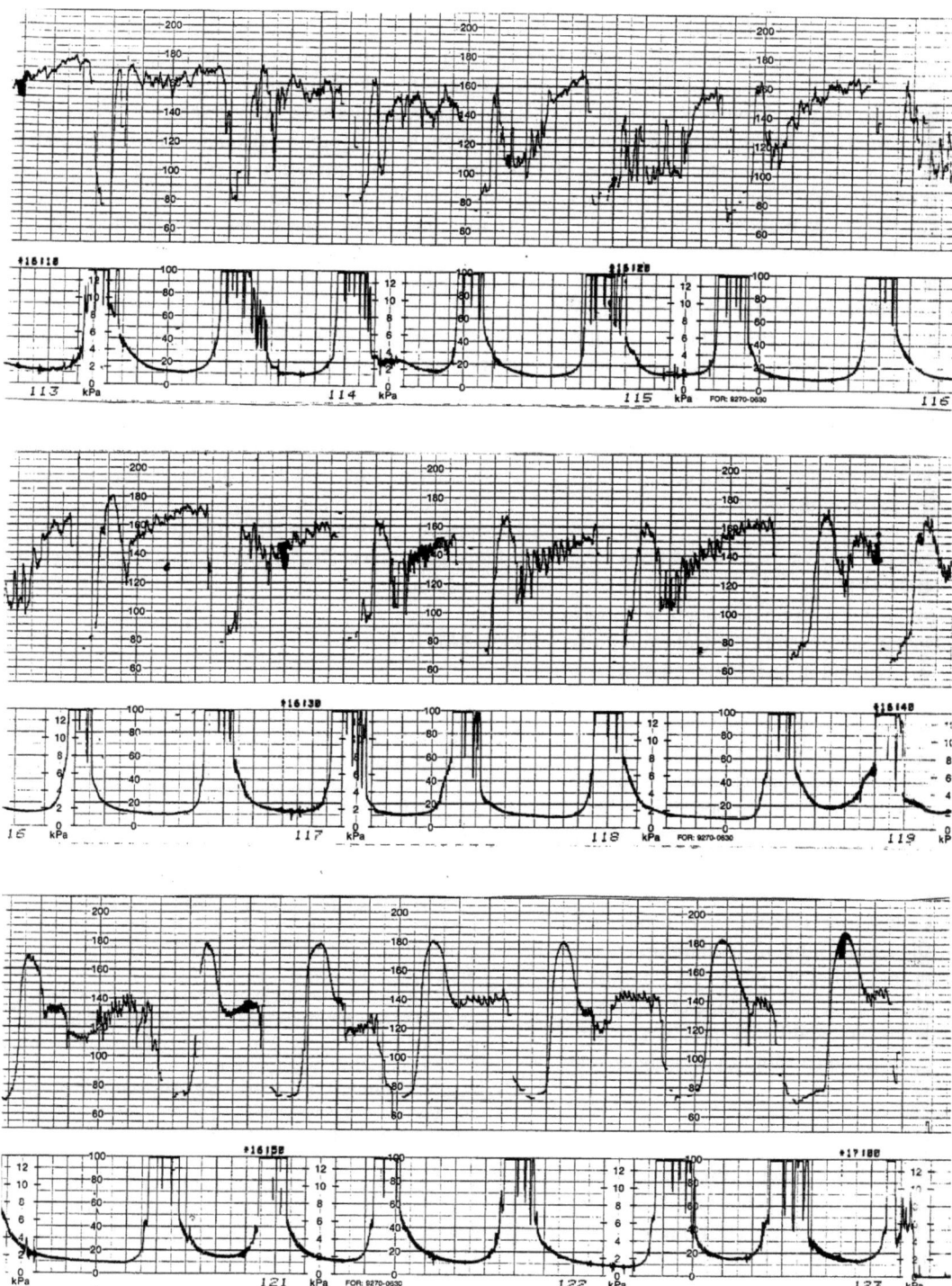

wicht te bepalen. Hoofdstuk 9 behandelt analyse van het foetale ECG-complex als additionele parameter bij cardiotocografie.

Het beleid bij afwijkingen in het foetale hartfrequentiepatroon durante partu zal voornamelijk bepaald worden door bijkomende factoren, in het bijzonder de mate van de ontsluiting en de wijze waarop de uitdrijving vordert. Alvorens te besluiten tot een obstetrische interventie in de vorm van een sectio caesarea of een vaginale kunstverlossing dient men, afhankelijk van de omstandigheden, de mogelijkheden van een tijdelijke of meer permanente verbetering van de foetale conditie te bezien. Eventuele therapeutische toepassingen betreffen een tijdelijke remming van de weeënactiviteit (intra-uteriene resuscitatie), zijligging van de moeder, zuurstoftoediening aan de moeder en amnio-infusie. Zuurstoftoediening aan de moeder als middel om de foetale conditie te verbeteren blijft omstreden. Amnio-infusie in geval van aanwezige variabele deceleraties blijkt regelmatig een gunstig effect te sorteren (zie hoofdstuk 10).[11]

8.11 INDICATIES VOOR INTRAPARTUM-CARDIOTOCOGRAFIE

Tijdens de baring dient men op de hoogte te zijn van eventueel aanwezige pre-existente risicofactoren aan de hand van de algemene (hypertensie) en obstetrische (intra-uteriene vruchtdood) voorgeschiedenis, en over risicofactoren die in het verloop van de zwangerschap (foetale groeivertraging) zijn ontstaan. Daarnaast kan de baring abnormaal verlopen of kan er verdenking ontstaan op foetale nood tijdens het baringsproces. Indicaties voor min of meer continue elektronische foetale bewaking tijdens de baring aan de hand van deze vier categorieën worden gegeven in tabel 8.2.[16] De lijst met indicaties is in principe niet beperkt. Alle aandoeningen/omstandigheden waarbij onzekerheid of het vermoeden bestaat van een verhoogde kans op een plotselinge of geleidelijke teruggang in de foetale conditie, komen in aanmerking voor toepassing van cardiotocografie tijdens de baring.[3]

8.12 CONCLUSIE

Classificatie van hartfrequentiepatronen dient systematisch en nauwgezet te gebeuren alvorens tot interpretatie ervan over te gaan. Interpretatie – dat wil zeggen een oordeel over de conditie van de foetus en over hoe te handelen – vereist dat men de beschikking heeft over alle relevante gegevens. De informatie verkregen aan de hand van het cardiotocogram dient geïntegreerd te worden in het totaal van de klinische, biofysische en biochemische gegevens. De kwantitatieve centrale verwerking en opslag van obstetrische signalen in combinatie met klinische gegevens, biedt aanvullende mogelijkheden voor onder andere monitoring, archivering, rapportage en registratie. Men dient hartfrequentiepatronen altijd dynamisch te lezen en te interpreteren, waarbij men zich een voorstelling dient te maken van wat zich bij de foetus circulatoir en op het niveau van het centrale zenuwstelsel afspeelt.

Tijdens de ontsluiting zijn deceleraties in het algemeen van het variabele type. Bij twijfel over de conditie van de foetus is foetaal microbloedonderzoek aangewezen. Bij afwijkende CTG-patronen tijdens de ontsluitingsperiode kan het microbloedonderzoek informatie verstrekken over de resterende 'reservecapaciteit' van de foetus. Belangrijke signalen van verslechtering van de foetale conditie (vooral bij het decelerative CTG) is een progressieve afname, c.q. het verdwijnen van de snelle fluctuaties of een verandering in de basishartfrequentie naar een hoger of lager niveau.

LITERATUUR

Dawes GS, Rosevaer SK, Pello LC, Moulden M, Redman CWG. Computerized analysis of episodic changes in fetal heart rate variation in early labour. Am J Obstet Gynecol 1991; 165: 618-24.

Donker DK, Geijn HP van, Hasman A. Interobserver variation in the assessment of fetal heart rate recordings. Eur J Obstet Gynaecol Reprod Biol 1993; 52: 21-8.

Geijn HP van. Indicaties voor bewaking ante partum en durante partu. In: Slager E, Buytaert Ph, Devroey P, Dop PA van, Geijn HP van, Kenemans P, Schoemaker J, Slikke JW van der, Kets HE van, red. Infertiliteit, gynaecologie en obstetrie anno 1997. Oss: Organon Nederland, 1997: 292-5.

Haan HH de, Gunn AJ, Gluckman PD. Heart rate changes do not reflect cardiovascular deterioration during brief repeated cord occlusions in near-term fetal lambs. Am J Obstet Gynecol 1997; 176: 8-17.

Hagberg H, Kjellmer I. Perinatal brain damage, excitatory aminoacids and oxygen derived free radicals. In: Geijn HP van, Copray FJA, eds. A critical appraisal of fetal surveillance. Amsterdam: Elsevier, 1994; 604-14.

Hammacher K. Einführung in die Cardiotokographie. Boblingen: Hewlett Packard, 1978; no. 5953-11109/.

Hon EH. An atlas of fetal heart rate patterns. New Haven: Hary, 1968.

Krebs HB, Petres RE, Dun LJ. Intrapartum fetal heart rate monitoring. viii. Atypical variable decelerations. Am J Obstet Gynecol 1983; 159: 1235-40.

Kubli FW, Hon EH, Khazin AF, Takemura H. Observations on heart rate and pH in the human fetus during labour. Am J Obstet Gynecol 1969; 104: 1190-1206.

Melchior J, Bernard N. Second-stage fetal heart rate patterns. In: Spencer JAD, ed. Fetal monitoring. Turubridge Wells, Kent Castle House, 1989; 155-8.

Ouzounian JG, Paul RH. Clinical role of amnioinfusion. Balliere's Clinical Obstetrics and Gynaecology 1996; 10: 259-72.

Rooth G, Huch A, Huch R. Guidelines for the use of fetal monitoring. Int J Gynecol Obstet 1987; 25: 159.

Rossi EM, Philipson EH, Williams TG, Kalhan SC. Meconium aspiration syndrome: intrapartum and neonatal attributes. Am J Obstet Gynecol 1989; 161: 1106-10.

Schifrin BS. Exercises in fetal monitoring. bpm, 1989.

Shields JR, Schifrin BS. Perinatal antecedents of cerebral palsy. Obstet Gynecol 1988; 71: 899-905.

Steer LJ, Danielan PJ. Fetal distress in labor. In: James DK, Steer PJ, Weiner CP, Gonik B, eds. High risk pregnancy, management options. London: Saunders, 1994: 1077-100.

Visser GHA. CTG-indicaties voor microbloedonderzoek. In: Slager E, Gerris JMR, Schoemaker J, Buytaert Ph, Kenemans P, Geijn HP van, Kets HE van, red. Infertiliteit, gynaecologie en obstetrie anno 1991. Oss: Organon Nederland, 1996: 370-5.

Visser GHA. Het foetale hartritme tijdens de uitdrijving. In: Slager E, et al, red. Verloskunde, preventie morbiditeit en mortaliteit perinataal anno 1993. Arnhem: Ciba, 1993; 175-9.

9 Het foetale ECG als intrapartum bewakingsmethode

A. Kwee, G.H.A. Visser

9.1 INLEIDING

Sinds de introductie van het cardiotocogram (CTG) is het aantal interventies vanwege vermeende foetale nood enorm gestegen, terwijl lange-termijn follow-up studies nauwelijks neonatale verbetering hebben laten zien[1,2]. De specificiteit van het CTG is slecht en de beoordeling is onderhevig aan inter- en intra-observer variatie[3]. Met toevoeging van het verrichten van microbloedonderzoek (MBO) daalt het aantal onnodige kunstverlossingen, maar het MBO geeft slechts een momentopname en dient dus herhaald te worden bij een persisterend abnormaal CTG. Bovendien is het invasief, technisch lastig en patiënt- en dokter onvriendelijk. Om deze redenen wordt het niet overal toegepast en zeker niet consequent.[4] Er is daarom behoefte aan aanvullende technieken voor intrapartum foetale bewaking.

Na tientallen jaren van onderzoek is het nu mogelijk om via de schedelelektrode het foetale ECG te registreren. Analoog aan het volwassen elektrocardiogram (ECG), waarbij hypoxie van het hart leidt tot specifieke ECG-veranderingen, worden ook bij foetale hypoxie ECG-veranderingen gezien. Het foetale hart en de hersenen zijn even gevoelig voor zuurstoftekort en daarmee geeft de informatie over de myocardfunctie indirect informatie over de oxygenatie van de foetale hersenen. Uit dierexperimenteel onderzoek is gebleken dat veranderingen in het ST-segment van het ECG correleren met foetale hypoxie.[5,6,7] De eerste twee humane studies, waarbij werd gerandomiseerd tussen bewaking met CTG alleen versus CTG + foetaal ECG, toonden aan dat het aantal pasgeborenen met metabole acidose en het aantal kunstverlossingen vanwege foetale nood significant lager waren in de CTG + ECG-groep.[8,9] De STAN®-monitor (ST-analyser) (Neoventa Medical, Gothenburg, Zweden) is ontwikkeld om de RR-metingen van het ECG, die gebruikt worden om het CTG weer te geven, te combineren met de analyse van het ST-segment. Dit systeem geeft een automatische signalering van veranderingen in het ST-segment en alarmeert indien er een significante verandering optreedt. Met de STAN® klinische richtlijnen, waarbij de beoordeling van het CTG geïntegreerd wordt met de ST-veranderingen, wordt aangegeven of interventie noodzakelijk is.[10]

9.2 PATHOFYSIOLOGIE

Het ECG is een weergave van de elektrische spanningen opgewekt door het myocard. De P-golf komt overeen met de contractie van de boezems, het QRS-complex met de contractie van de kamers. De laatste component is de T-golf, die overeenkomt met het regenereren van myocardiale membraanpotentialen omdat het hart zich voorbereid op de volgende slag. De verhouding tussen de hoogte van de T-top en de QRS-amplitude geeft de T/QRS ratio (Figuur 9.1). Als de energiebalans in het hart positief is, is er een stabiele T/QRS ratio met een horizontaal of licht omhoog hellend ST-segment. Bij hypoxie wordt de energiebalans negatief en verandert het ECG als gevolg van myocardiale hypoxie. Er ontstaat een bifasisch ST-segment, waarbij de horizontale of positieve helling neigt naar een negatieve helling. De foetus reageert op hypoxie door een adrenalinetoename waardoor het myocard nog meer wordt geactiveerd. Hierdoor dreigt de energiebalans nog negatiever te worden en is extra energie nodig. Adrenaline activeert bètareceptoren, die op hun beurt cyclisch AMP activeren, het fosforylasesysteem wordt geactiveerd en de glycogenolyse wordt in gang gezet (anaeroob metabolisme). Met het vrijkomen van glycogeen komen kaliumionen vrij en als gevolg daarvan neemt de hoogte van de T-golf toe (figuur 9.2). De T/QRS ratio stijgt. Tegelijkertijd wordt er lactaat geproduceerd dat bijdraagt aan de ontwikkeling van metabole acidose. De energiebalans bereikt nu opnieuw zijn evenwicht omdat het aerobe metabolisme wordt gesteund door anaeroob metabolisme. Naarmate het tempo van de glycogenolyse stijgt, neemt de T-top in hoogte toe. Een toename in T-golfamplitude is de klassieke reactie van een foetus die reageert op hypoxie, gekarakteriseerd door een plotselinge adrenalinetoename en myocardiaal anareoob metabolisme. Dit patroon wijst erop dat de foetale metabole verdediging intact is en de foetus het vermogen heeft hypoxie te verwerken. De mate waarin de T-top toeneemt, hangt af van de hoeveelheid glycogeen die de foetus nodig heeft om zijn myocardiale energiebalans in stand te houden. Een bifasische ST doet zich in twee situaties voor (figuur 9.2). Ten eerste wanneer het foetale hart is blootgesteld aan acute hypoxie en nog niet de kans heeft gehad te reageren. Ten tweede wanneer het foetale

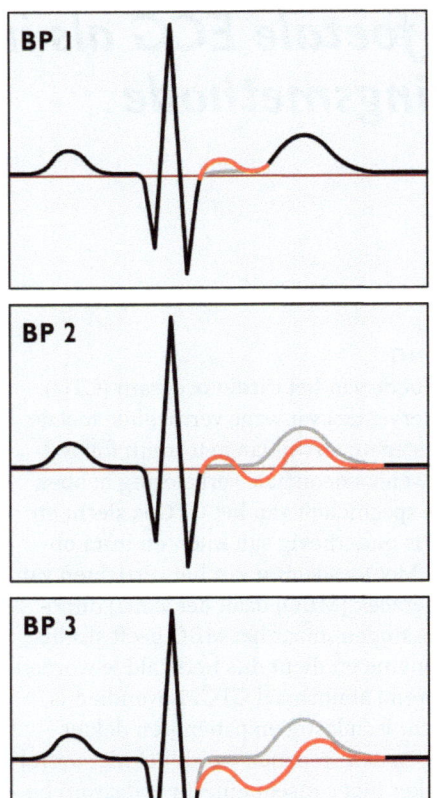

Figuur 9.2 Voorbeeld stijging T-top en Bifasische ST-segmenten (BP) klasse 1, 2 en 3.

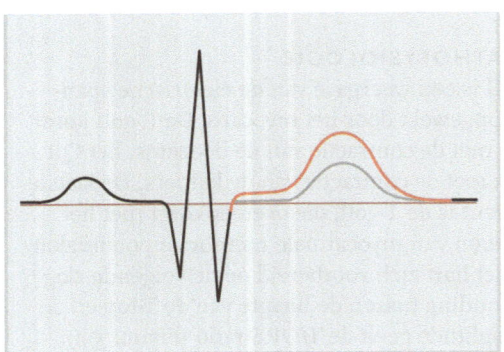

Figuur 9.1 Voorbeeld ECG-complex met ST-segment.

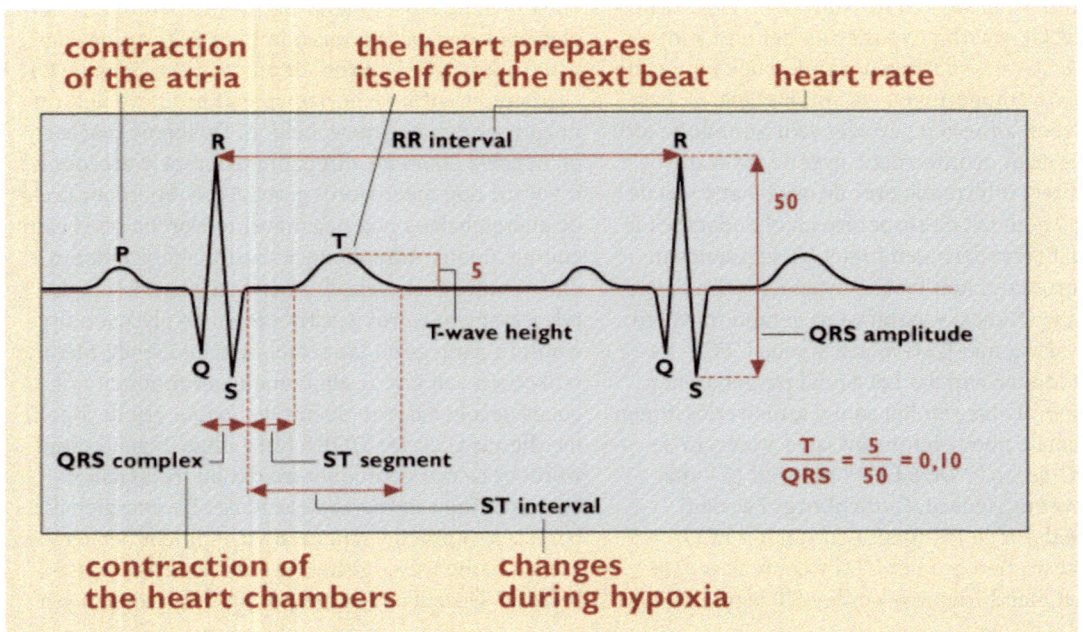

hart een verminderde capaciteit heeft om te reageren, omdat het is blootgesteld aan eerdere stresssituaties en hulpbronnen ontbreken of al zijn verbruikt.

Wanneer de asfyxie ernstig en langdurig is, keert de ST-golfvorm terug naar normaal, als uiting van een duidelijk gereduceerd vermogen van de foetus zijn verdediging te gebruiken. Dit betekent dus dat in het eindstadium van asfyxie geen ST-veranderingen meer verwacht mogen worden.

Bifasische ST-veranderingen kunnen ook waargenomen worden bij hartspierfunctiestoornissen, zoals infecties en anatomische afwijkingen. Ook bij

Figuur 9.3 Voorbeeld STAN-registratie (1 cm/min), waarbij een stabiele T/QRS ratio zichtbaar is (geen ST-events). Er is dus geen reden tot interventie.

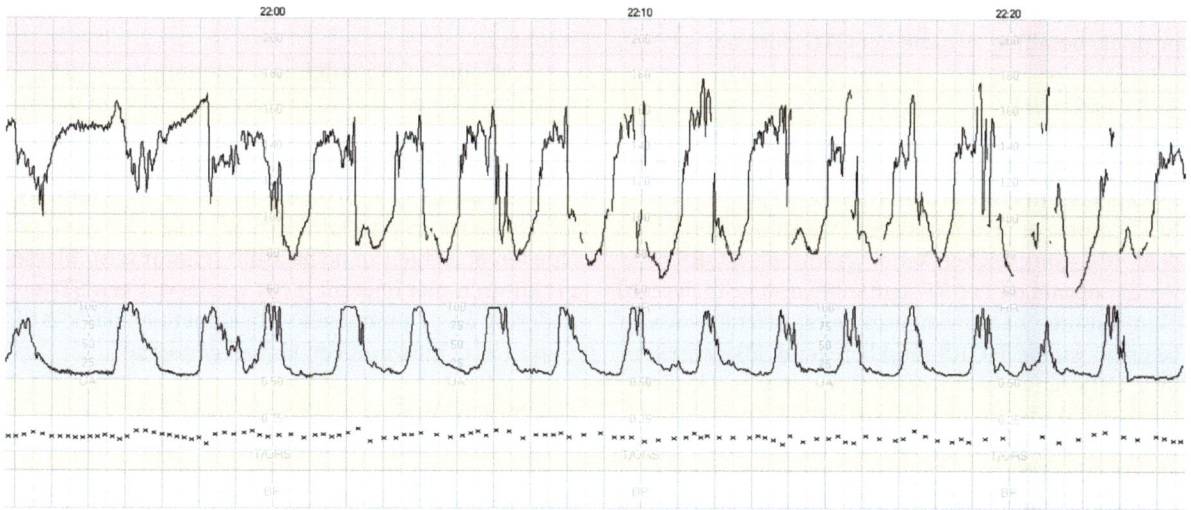

Figuur 9.4 Voorbeeld STAN-registratie met 2 ST-events, welke worden weergegeven in het scherm (ST-event), waarbij in het logboek te zien is om wat voor soort ST-event het gaat.

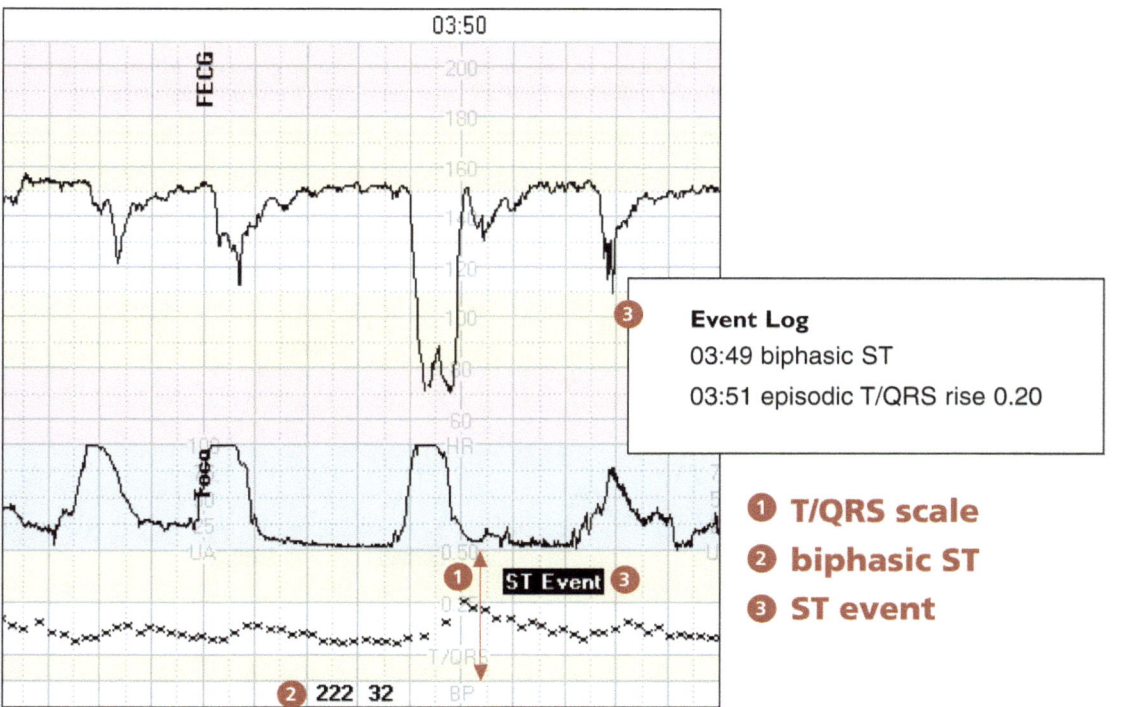

❶ T/QRS scale
❷ biphasic ST
❸ ST event

de premature foetus worden meer bifasische ST-segmenten gezien aangezien het vermogen om met een plotselinge adrenalinetoename op hypoxie te reageren geringer is, evenals het vermogen opgeslagen glycogeen te gebruiken. Ook bij de foetus in goede conditie kunnen ST-veranderingen worden gezien bij adrenalinetoename als reactie op de fysieke krachten uitgeoefend door de contracties van de baarmoeder op het kind. Deze 'arousal' van het kind is onderdeel van een normale bevalling, waarbij het CTG normaal is.[10,11]

9.3 TECHNIEK

Via een enkel-spiraals schedelelektrode en een elektrode op het been van de moeder kan het foetale ECG geregistreerd worden. Na elke 30 geaccepteerde ECG-complexen (30 hartslagen) wordt een gemiddeld ECG-complex berekend, waaruit de T/QRS ratio wordt bepaald en het ST-segment wordt geanalyseerd. Tien minuten na aanvang van de registratie wordt de basislijn van de T/QRS-ratio berekend. Elke berekende T/QRS ratio wordt weergegeven door een kruisje en als sprake is van een bifasisch ST-segment wordt dit door een 1,2 of 3 onder het bijbehorende kruisje geregistreerd (figuur 9.3). Een significante verandering wordt automatisch in het scherm op het moment van optreden weergegeven als 'ST-verandering'. In het logboek worden de ST-veranderingen in chronologische volgorde weergegeven (figuur 9.4). Er worden verschillende ST-veranderingen gedefinieerd:

– Episodische T/QRS stijging: de T/QRS ratio stijgt kortdurend en keert binnen 10 minuten weer terug naar de basislijn. Dit past bij kortdurende hypoxie en wordt meestal gezien tijdens een variabele deceleratie bij een contractie. De foetus gebruikt tijdelijk een anaeroob metabolisme om de hartfunctie te ondersteunen.
– Basislijn T/QRS stijging: de stijging in T/QRS ratio duurt langer dan 10 minuten. Dit past bij persisterende stress, waarbij de foetus moet reageren op stress met een anaeroob metabolisme.
– Bifasische ST: er worden bifasische ST-segmenten klasse 1,2 en 3 gedefinieerd, afhankelijk van de positie ten opzichte van de basislijn (Figuur 9.2). Klasse 1 is klinisch niet relevant. Er is sprake van een ST-verandering als er 3 bifasische ST-segmenten klasse 2 of 3 op rij zijn, dit wordt een koppel genoemd.

Ook bij een stuitligging kan een foetaal ECG verkregen worden. Een speciale functie van de monitor zorgt ervoor dat het ECG wordt omgedraaid, waardoor het op dezelfde manier als bij een hoofdligging kan worden geanalyseerd.

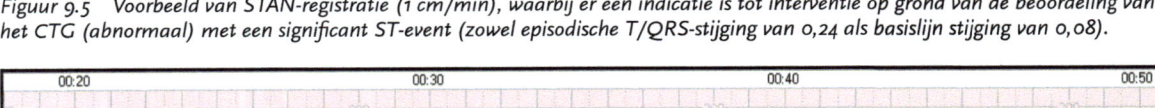

Figuur 9.5 Voorbeeld van STAN-registratie (1 cm/min), waarbij er een indicatie is tot interventie op grond van de beoordeling van het CTG (abnormaal) met een significant ST-event (zowel episodische T/QRS-stijging van 0,24 als basislijn stijging van 0,08).

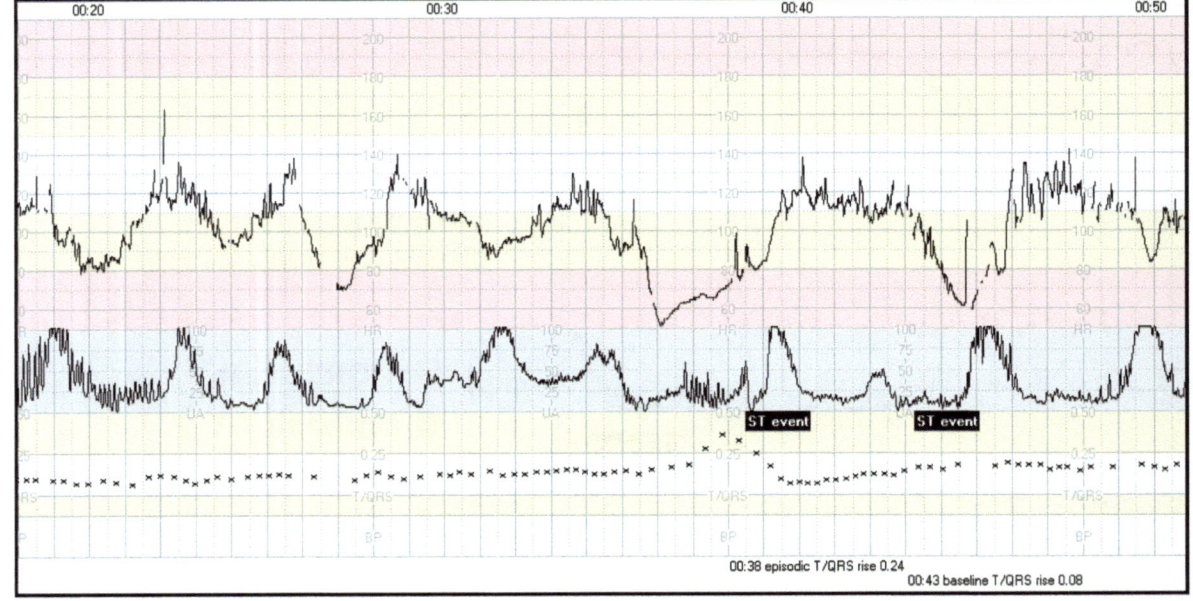

Als de elektrode is aangebracht op de cervix of een dode foetus kan het ECG van de moeder worden geregistreerd. Het ECG ziet er anders uit: de P-golf ontbreekt en het QRS-complex is breder en valt samen met de pols van de moeder.

Slechte signaalkwaliteit wordt automatisch weergegeven. De ST-veranderingen worden dan niet waargenomen. De kruisjes die wel verschijnen, zijn betrouwbaar en kunnen door de gebruiker zelf worden beoordeeld. Een nieuwe huid- of schedelelektrode kan het probleem oplossen. Soms is het echter niet goed mogelijk een goed signaal te verkrijgen, bijvoorbeeld door veel haar van de foetus.

9.4 INTERPRETATIE

Het STAN concept is gebaseerd op een geïntegreerde interpretatie van CTG en ST-veranderingen. De klinische relevantie van een significante ST-verandering (ST-verandering) hangt dus af van de beoordeling van het CTG. Het CTG wordt volgens de FIGO criteria geclassificeerd als normaal, suboptimaal, abnormaal of (pre-) terminaal (Tabel 9.1).[12] Bij een normaal CTG kunnen ST-veranderingen genegeerd worden, omdat de positief voorspellende waarde van een normaal CTG hoog is. Bij een (pre-) terminaal CTG wordt directe interventie geadviseerd. Bij een suboptimaal of abnormaal CTG laten de STAN-richtlijnen zien welke ST-verandering nog geaccepteerd kan worden en bij welke ST-verandering interventie geadviseerd wordt (Tabel 9.2) (Figuur 9.5). Interventie kan het weghalen van een oorzaak zijn (bijvoorbeeld hypertonie, overstimulatie, hypotensie, vena cava compressie), dan wel geboorte van het kind. Tijdens de uitdrijving geldt in principe dat na een ST-verandering bij een suboptimaal of abnormaal CTG de foetus zo snel mogelijk geboren dient te worden. De STAN-richtlijnen kunnen worden gebruikt vanaf een zwangerschapsduur van 36 + 0 weken.

9.5 EVIDENCE

Er zijn 3 gerandomiseerde STAN-trials in de Cochrane meta-analyse van 2006 opgenomen (Plymouth RCT (n=2434), Zweedse RCT (n=4966) en Finse RCT (n=1483).[8,9,13,14,15] In deze trials werden in totaal 8872 vrouwen geïncludeerd, waarin het CTG werd vergeleken met CTG + ST-analyse. Gebruik van ST-analyse was geassocieerd met een lagere incidentie van metabole acidose bij de geboorte (relatief risico (RR) 0.64, 95 % betrouwbaarheidsinterval (BI) 0.41-1.00, gegevens van 8108 neonaten) en met een lagere incidentie van neonatale encephalopathie (RR 0.33, 95% BI: 0.11-0.95). Metabole acidose was gedefinieerd als een arteriële navelstreng pH < 7.05 met een base deficit > 12 mmol/l. In de STAN-arm werden minder vaginale kunstverlossingen (RR 0.87, 95% BI 0.87-

Tabel 9.1 Classificatie van het CTG volgens de FIGO-richtlijnen

CTG-classificatie	Basishartfrequentie	Variabiliteit Reactiviteit	Deceleraties
Normaal	• 110-150 bpm	• 5-25 bpm • Acceleraties	• Vroege deceleraties • Ongecompliceerde variabele deceleraties met een duur < 60 sec en een slagenverlies < 60 slagen
Suboptimaal*	• 100-110 bpm • 150-170 bpm • korte periode bradycardie (<100 bpm ≥ 3 min	• > 25 bpm (saltatoir patroon) • < 5 bpm > 40 min met afwezigheid van acceleraties	• Ongecompliceerde variabele deceleraties met een duur < 60 sec en een slagenverlies > 60 slagen
Abnormaal	• 150-170 bpm en verminderde variabiliteit • >170 bpm • persisterende bradycardie (< 100 bpm > 3 min)	• < 5 bpm > 60 min • Sinusoidaal patroon	• Gecompliceerde variabele deceleraties met een duur > 60 sec • Herhaalde late deceleraties
Preterminaal	•Totaal verlies aan variabiliteit (< 2 bpm) and reactiviteit met of zonder deceleraties of bradycardie		

*Combinatie van verschillende suboptimale kenmerken resulteert in een abnormal CTG
Bpm = beats per minute

0.96) verricht. Er was geen verschil in incidentie van keizersnedes (RR 0.97, 95% BI 0.84-1.11). In alle trials mocht in beide armen MBO's verricht worden. In de STAN-arm werden significant minder MBO's verricht (RR 0.76, 95% BI 0.67-0.86). Wel moet worden opgemerkt dat de afzonderlijke relatieve risico's voor het primaire eindpunt van de studies (metabole acidose) verschilden, respectievelijk 0.5, 0.4 en 2.4 voor de Plymouth, Zweedse en Finse trial. Inmiddels is een 4^e RCT gepubliceerd, waarbij 799 vrouwen met een abnormaal CTG en/of meconiumhoudend vruchtwater werden geïncludeerd.[16] Behoudens een verschil in incidentie van MBO's (minder in de STAN-arm) werden geen verschillen gevonden.

Een aantal observationele studies suggereren dat ST-analyse een waardevolle aanvulling is op het CTG en MBO.[17-20] Vooral de sterke reductie van foutpositieve CTG interpretaties lijkt de belangrijkste winst.

9.6 RECENTE ONTWIKKELINGEN

Sinds 2000 wordt de STAN-methodologie op steeds grotere schaal toegepast binnen Europa. Hierdoor zijn ook enkele pitfalls en tekortkomingen van de richtlijnen in de dagelijks praktijk duidelijk geworden.[21] Recent zijn om deze reden de richtlijnen aangepast na consensus binnen een Europese expertgroep.[22] Tabel 9.1 en 9.2 laten de herziene richtlijnen zien en tabel 9.3 een checklist.

Naast deze checklist, is er nog de volgende informatie voor het gebruik van de STAN klinische richtlijnen:
- Interventie hangt af van de oorzaak van de foetale nood en de fase van de bevalling. Het omvat gekwalificeerde beoordeling van het CTG, opheffen van oorzaken van de foetale nood (zoals overstimulatie of maternale hypotensie) en termineren van de baring.
- Tijdens de uitdrijvingsfase betekent interventie dat onmiddellijk beëindiging van de baring (kunstverlossing) is geïndiceerd tenzij spontane geboorte wordt verwacht binnen 5-10 minuten.
- Als het CTG langer dan 60 minuten abnormaal is, of eerdere als er een snelle verslechtering is, met normaal ST, is gekwalificeerde beoordeling met het checken van de foetale conditie vereist.
- Bij een preterminaal CTG is termineren van de baring altijd geïndiceerd, onafhankelijk van de ST-informatie.
- Bij een pauze in de registratie of slechte signaal kwaliteit met periodes van missende T/QRS-ratios > 4 minuten kunnen ST-events gemist worden: beleid is afhankelijk van het CTG-patroon en de klinische situatie.
- Bij aanwezigheid van maternale koorts kan bij een suboptimaal CTG elk ST-event als significant worden beschouwd.

9.7 CONCLUSIE

Het CTG heeft een lage specificiteit en leidt zonder additionele bewakingstechnieken tot vele onnodige interventies. MBO is tot dusverre de gouden standaard. Deze techniek is echter invasief en lastig en geeft slechts een momentopname. Gebruik van ST-analyse leidt tot een sterke afname van foutpositieve CTG-interpretatie en resultaten van de eerste gerandomiseerde onderzoeken tonen een afname van inter-

Tabel 9.2 ST-analyse

ST-event	Normaal CTG	Suboptimaal CTG	Abnormaal CTG	Preterminaal CTG
Episodische T/QRS-stijging		• > 0.15	• > 0.10	
Basislijn T/QRS-stijging	• Expectatief beleid • Continue monitoring	• > 0.10	• > 0.05	• Onmiddelijk termineren baring
Bifasische ST		• 3 bifasische ST-events[2]	• 2 bifasische ST-events[2]	

Deze richtlijnen indiceren situaties waarin obstetrische interventie kan zijn vereist[1]
[1] Interventie kan het beeindigen van de baring zijn of materno-foetale resuscitatie door het opheffen van een onderliggende oorzaak als bijvoorbeeld overstimulatie, maternale hypotensie of hypoxie.
[2] De tijdsduur tussen bifasische ST-events moeten worden gerelateerd aan het CTG-patroon en de klinische situatie.

Tabel 9.3 STAN klinische richtlijnen Checklist

Voor gebruik ST-analyse	> 36 weken
	Gebroken vliezen
	Geen contra-indicatie gebruik inwendige elektrode
	Ontsluitingsfase, geen actief of reflectoir persen
Bij begin ST-analyse	Check de reactiviteit en 'non deteriorating' fetal state; classificeer CTG
	Check normale ECG-golf met voldoende signaal kwaliteit
	Check Event Log bericht 'Basislijn T/QRS bepaald'

venties en van kinderen geboren in slechte conditie. Toevoeging van ST-analyse reduceert de noodzaak tot MBO, maar vervangt dit niet geheel, vooral niet tijdens de ontsluitingsperiode. De voornaamste tekortkoming van de STAN-methode is de noodzaak tot visuele beoordeling van het CTG, wat – zoals bekend – gepaard gaat met een grote inter- en intra-observer variabiliteit. Permanente bijscholing en bespreking van casuïstiek is vooral daarom van belang.
Eerdaags worden de resultaten bekend van de grote Nederlands CTG-STAN trial.[23] Deze moet antwoord geven op de vraag of in de Nederlandse situatie het gebruik van de STAN-methode is te verkiezen boven bewaking met behulp van CTG en MBO.

LITERATUUR

Low JA, Pickersgill H, Killen H, Derrick EJ. The prediction and prevention of intrapartum asphyxia in term pregnancies. Am J Obstet Gynecol 2001: 184: 724-30.

Parer JT, King T. Fetal Heart Rate monitoring: Is it salvageable? Am J Obstet Gynecol 2000; 182: 982-7.

Nielsen PV, Stigbsy B, Nickelsen C, et al. Intra- and interobserver variability in the assessment of intrapartum cardiotocograms. Acta Obstet Gynecol Scand 1987; 66: 421-424.

Westgate J, Greene K. How well is fetal blood sampling used in clinical practice? BJOG 1994; 101: 250-1.

Rosen KG, Dagbjartsson A, Henriksson BA, et al. The relationship between circulating catecholamines and ST-waveform in the fetal lamb electrocardiogram during hypoxia. Am J Obstet Gynecol 1984; 149: 190-5.

Hökegård KH, Karlsson K, Kjellmer I, Rosen KG. ECG changes in the fetal lamb during asphyxia in relation to β-adrenoreceptor stimulation and blockade. Acta Physiol Scand 1979; 105: 195-203.

Westgate JA, Bennet L, Brabyn C, et al. ST waveform changes during repeated umbilical cord occlusions in near-term fetal sheep. Am J Obstet Gynecol 2001; 184: 743-51.

Westgate J, Harris M, Curnow JSH, et al. Plymouth randomised trial of cardiotocogram only versus ST waveform plus cardiotocogram for intrapartum monitoring: 2400 cases. Am J Obstet Gynecol 1993; 169: 1151-60.

Amer-Wåhlin I, Hellsten C, Noren H, et al. Cardiotocography only versus cardiotocography plus ST analysis of fetal electrocardiogram for intrapartum fetal monitoring: a Swedish randomised controlled trial. Lancet 2001; 358: 534-8.

Rosen KG, Luzietti R. Intapartum fetal monitoring: its basis and current developments. Prenat Neonat Med 2000; 5: 155-68.

Kwee A, Dekkers AHS, Van Wijk HPJ, Van der Hoorn-van den Beld CW, Visser GHA. Occurrence of ST-changes recorded with the STAN® S21-monitor during normal and abnormal fetal heart rate patterns during labour. Eur J Obstet Gynecol Reprod Med 2006, Nov 27, Epub ahead of print.

FIGO. Guidelines for the use of fetal monitoring. Int J Gynaecol Obstet 1987; 25: 159-67.

Ojala K, Vaarasmaki M, Makikallio K, Valkama M, Tekay A: A comparison of intrapartum automated fetal electrocardiography and conventional cardiotocography-a randomised controlled study. BJOG 2006, 113: 419-423.

Noren H, Amer-Wahlin I, Hagberg H, et al. Fetal electrocardiography in labor and neonatal outcome: Data from the Swedish randomised controlled trial on intrapartum fetal monitoring. Am J Obstet Gynecol 2003; 188: 183-92.

Neilson JP: Fetal electrocardiogram (ECG) for fetal monitoring during labour. Cochrane Database Syst Rev 2006, 3: CD000116.

Vaysserre C, David E, Meyer N, Haberstich R, Sebahoun V, Roth E, Favre R, Nisand I, Langer B. A French randomized controlled trial of ST-segment analysis in a population with Abnormal cardiotocograms during labor. Am J Obstet Gynecol 2007; 197.

Amer-Wahlin I, Bordahl P, Eikeland T, et al. ST analysis of the fetal electrocardiogram during labor: Nordic observational multicenter study. J Matern Fetal Neonatal Med 2002; 12: 260-6.

Kwee A, Van der Hoorn-van den Beld CW, Veerman J, Dekkers AHS, Visser GHA. STAN S21-monitor for fetal surveillance during labour: an observational study in 637 patients. J Mat Fet Neonat Med 2004; 15: 400-7.

Luttkus AK, Noren H, Stupin JH, et al. Fetal scalp pH and ST analysis of the fetal ECG as an adjunct to CTG. A multi-center observational study. J Perinat Med 2004; 32: 486-94.

Dervaitis KL, Poole M, Schmidt G, et al. ST segment analysis of the fetal electrocardiogram plus electronic fetal heart rate monitoring in labor and its relationship to umbilical arterial blood gases. Am J Obstet Gynecol 2004; 191: 879-84.

Westerhuis MEHM, Kwee A, Van Ginkel AA, Drogtrop AP, Gyselaers WJA, Visser GHA. Limitations of ST-analysis in clinical practice: three cases of intrapartum metabolic acidosis. BJOG 2007: 114:1194-201.

Amer-Wahlin A, Arulkumaran S, Hagberg H, Visser GHA. Fetal electrocardiogram: ST wavefrom analysis in intrapartum surveillance. BJOG 2007; 114: 1191-93.

Westerhuis ME, Moons KG, van Beek E, Bijvoet SM, Drogtrop AP, van Geijn HP, van Lith JM, Mol BW, Nijhuis JG, Oei SG, Porath MM, Rijnders RJ, Schuitemaker NW, van der Tweel I, Visser GH, Willekes C, Kwee A. A randomised clinical trial on cardiotocography plus fetal blood sampling versus cardiotocography plus ST-analysis of the fetal electrocardiogram (STAN) for intrapartum monitoring. BMC Pregnancy Childbirth. 2007 Jul 26; 7: 13.

10 Amnio-infusie

J.G. Nijhuis

Amnio-infusie is het artificieel vergroten van het vruchtwatercompartiment rondom de foetus. Dit kan zowel tijdens de zwangerschap als durante partu.

Tijdens de zwangerschap kan transabdominaal amnio-infusie gerealiseerd worden. Dit werd vooral gedaan in het tweede of derde trimester van de zwangerschap om een beter 'echovenster' te creëren in gevallen van oligo- of anhydramnion. Deze techniek had natuurlijk wel het risico dat kleeft aan een 'amnionpunctie' bij die zwangerschapsduur, zoals het breken van de vliezen of een chorio-amnionitis.

Met de huidige echoapparatuur is de behoefte aan een dergelijk 'venster' nauwelijks meer aanwezig en in de praktijk wordt deze techniek daarom weinig meer toegepast.

Wel kan het soms nog nuttig zijn bij foetale invasieve technieken, zoals laserbehandeling of andere operatieve ingrepen (bijvoorbeeld het aanleggen van een drain in de foetale blaas).

Tijdens de bevalling zijn er twee klassieke indicaties voor amnio-infusie, namelijk (dik) meconiumhoudend vruchtwater en variabele deceleraties door navelstrengcompressie.

10.1 UITVOERING VAN AMNIO-INFUSIE DURANTE PARTU

De techniek is eenvoudig. Vereist is wel dat de vliezen gebroken zijn, en een intra-uteriene druklijn kan worden ingebracht. De huidige intra-uteriene druklijnen hebben bijna altijd een mogelijkheid om infusie toe te passen. Via genoemde toegang kan dan met behulp van een infuuszak fysiologisch zout geïnfundeerd worden. De vloeistof hoeft niet speciaal verwarmd te worden, kamertemperatuur is voldoende. De vloeistof kan 'vlot' inlopen, onderzoek heeft laten zien dat de infuussnelheid niet van belang is. Ook kan men kiezen voor een bolustoediening, waarbij hoeveelheden van 400-600 cc gebruikelijk zijn. Het is verstandig vast te leggen hoeveel men infundeert en hoeveel er weer 'uit' loopt. Echoscopisch kan gevolgd worden of en in welke mate de vruchtwatercompartimenten toenemen.

Amnio-infusie wordt beschouwd als een veilige en relatief onschuldige procedure, maar complicaties zoals hypertonie, chorio-amnionitis en abruptio placentae worden beschreven. Hierbij is het oorzakelijk verband overigens niet altijd helder. In figuur 10.1 wordt het CTG gedemonstreerd voor en na een amnion-infusie.

10.2 AMNIO-INFUSIE BIJ DIK MECONIUMHOUDEND VRUCHTWATER

De bedoeling hiervan is het voorkomen van een meconium aspiratie syndroom, een complicatie die kan leiden tot ernstige morbiditeit en mortaliteit. Het ligt voor de hand te denken dat 'verdunning' een belangrijke verklaring is voor het potentiële positieve effect van amnio-infusie bij dik meconiumhoudend vruchtwater. De meest recente Cochrane analyse[2] concludeert nog dat 'amnioinfusion is associated with improvements in perinatal outcome, particularly in settings where facilities for perinatal surveillance are limited.' Dit is een interessante, maar begrijpelijke conclusie. Immers, het complicatierisico is al niet hoog en als de neonatale opvang prima is, zal het steeds moeilijker zijn verschillen aan te tonen.

Fraser et al publiceerden recent hun multicenter studie naar de preventie van het meconium aspiratie syndroom door middel van amnio-infusie.[3] In de studie werden 1998 vrouwen geïncludeerd met een zwangerschapsduur meer dan 36 weken en met dik meconiumhoudend vruchtwater. De incidentie van sterfte en/of matige en/of ernstige morbiditeit was 4,5% (44 kinderen) bij amnio-infusie en 3,5% (35 kinderen) in de controlegroep, het relatief risco (RR) was 1.26 (betrouwbaarheidsinterval - CI - 0.82-1.95).

In beide groepen stierven 5 kinderen en er was geen verschil in het aantal keizersneden. De power van de studie was te klein om te zien of de aanwezigheid van deceleraties van invloed was.

Op basis van deze studie publiceerde de ACOG hun 'committee opinion', waarin zij met name de studie van Fraser et al.[4] aanhalen en concluderen dat profylactische amnio-infusie bij dik meconiumhoudend vruchtwater alleen overwogen zou moeten worden in de aanwezigheid van andere risicofactoren. Hiertoe zou bijvoorbeeld de aanwezigheid van deceleraties kunnen behoren.

10.3 AMNIO-INFUSIE BIJ VARIABELE DECELERATIES DOOR (VERONDERSTELDE) NAVELSTRENGCOMPRESSIE

Het meest recente overzicht dat het nut van amnio-infusie bij variabele deceleraties door (veronderstelde) navelstrengcompressie onderzoekt, dateert al weer uit 1998.[1] In deze Cochrane analyse zijn 14 studies opgenomen. Enkele belangrijke variabelen laten zich hier samenvatten. Reductie van variabele deceleraties (4 studies, 227 vrouwen) werd aangetoond: RR 0.54 (CI 0.43-0.68). Het aantal keizersneden is ook minder (9 studies, 953 zwangeren): RR 0.52 (CI 0.40-0.69). Na amnio-infusie waren de de Apgarscores beter, evenals de arteriële pH's (6 studies, 660 bevallingen): RR 0.45 (CI 0.31-0.64).

De conclusie van Hofmeyr luidt dan ook: 'amnio-infusion appears useful to reduce the occurrence of variable fetal heart rate decelerations, improve short-term measures of neonatal outcome, and lower the use of caesarean section.' De methode lijkt ook veilig te zijn, alhoewel bij deze aantallen toch nog gewaarschuwd wordt dat bij grotere aantallen potentiële risico's aan het licht kunnen komen.

In conclusie kan gesteld worden dat amnio-infusie niet bewezen zinvol is ter preventie van meconium aspiratie syndroom bij dik meconiumhoudend vruchtwater, zeker indien de neonatale opvang optimaal is. Of en in welke mate de verdunning de taken voor de kinderarts verlicht, zal wel nooit meer helemaal duidelijk worden.

Amnio-infusie is een veilige en eenvoudige procedure die vooral zinvol is als methode om variabele deceleraties door (veronderstelde) navelstrengcompressie te behandelen. Daarmee kunnen onnodige interventies voorkomen worden bij een betere neonatale uitkomst.

LITERATUUR

Hofmeyr GJ. Amnioinfusion for potential ar suspected umbilical cord compression in labour. Cochrane Database of Systematic Reviews 1998, Issue 1. Art No.: CD000013. DOI: 10.1002/14651858.CD000013.

Hofmeyr GJ. Amnioinfusion for meconium-stained liquor in labour. Cochrane Database of Systematic Reviews 2002, Issue 1. Art No.: CD000014. DOI: 10.1002/14651858.CD000014.

ACOG Commitee Opinion: Amnioinfusion does not prevent meconium aspiration syndrome. Obstet & Gynecol 2006; 108: 1053-1055.

Fraser WD, Hofmeyr J, Lede R et al. Amnioinfusion fpr the prevention of the meconium aspiration syndrome. N Engl J Med 2005; 353: 909-917.

Figuur 10.1   CTG-registratie voor en na amnio-infusie. Amnio-infusie wordt gestart om 19.22 uur.

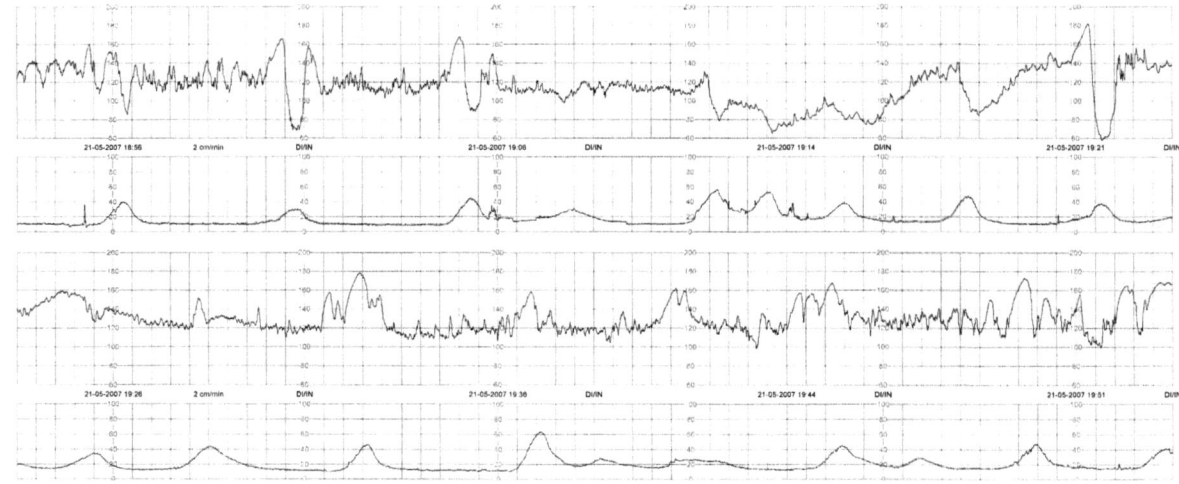

11 Het inleiden van de baring

F.J.M.E. Roumen, F.K. Lotgering, G.G.M. Essed

11.1 INLEIDING

Onder inductie (letterlijk: het opwekken van een proces door een uitwendige prikkel) van de baring wordt verstaan het kunstmatig op gang brengen van het proces van de bevalling. Het is wenselijk om onderscheid te maken tussen:
1. inductie bij stugge, staande, gesloten cervix, het zogenaamde rijp maken of 'rijpen', en
2. inductie bij weke, verstreken, al enigszins ontsloten cervix, het zogenaamde 'inleiden' in de klassieke zin.

Het betreft twee verschillende fysiologische stadia van de bevalling. Deze twee stadia vragen om verschillende benaderingen.

In Nederland wordt 1 op de 4 à 5 ziekenhuisbevallingen geïnduceerd. Er is – na een geleidelijke toename in de jaren tachtig – sinds de jaren '90 een licht dalende trend (1997 26%, 2007 20%) (figuur 11.1). Aanvankelijk werd voornamelijk ingeleid bij rijpe cervix, met oxytocine op medische indicatie. Maar met de beschikbaarheid van prostaglandine E preparaten is de indicatie sterk verruimd. Er zijn nog steeds opmerkelijke verschillen in inductiepercentages tussen ziekenhuizen, ook na correctie voor verschillen in patiëntenpopulatie.[1] Waarschijnlijk worden deze veroorzaakt door verschillen in indicatiestelling, ingegeven door angst om af te wachten, druk van patiënten, gemak voor de dokter, logistieke omstandigheden en juridische factoren.[2]

Figuur 11.1 De LVR-2 percentages die aangeven hoe de bevalling is begonnen: spontaan, geïnduceerd of als geplande keizersnede. (Met dank aan de Stichting Perinatale Registratie Nederland en Mw. dr. P.Elferink)

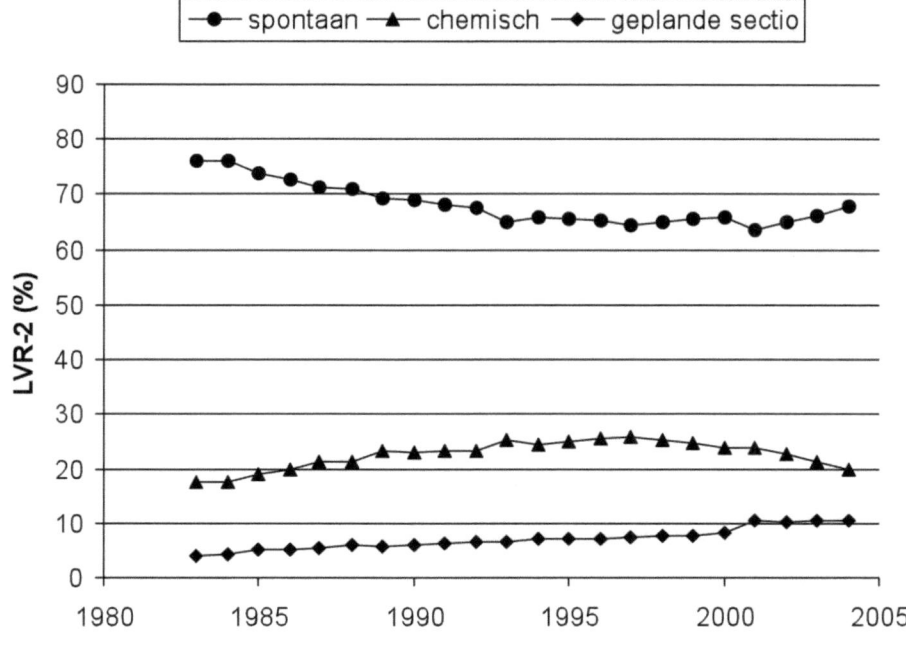

Bij de inductie van de bevalling wordt voornamelijk gebruikgemaakt van oxytocine en prostaglandine E_2 en E_1. De keuze van het middel wordt vaak bepaald door de rijpheid van de baarmoedermond, waarbij oxytocine vooral wordt gebruikt voor de inductie bij rijpe cervix en de prostaglandines vaker – maar zeker niet uitsluitend – bij onrijpe cervix. Figuur 11.2 toont het resultaat van het (gekozen en gebruikte) middel op het slagingspercentage van de inductie, uitgedrukt in spontane geboorte, respectievelijk keizersnede. Het percentage geslaagde inleidingen is het grootst bij de inducties waarbij gebruik wordt gemaakt van oxytocine (in 2007 spontaan vaginaal 76%, sectio 13%), lager bij het gebruik van prostaglandine (in 2007 spontaan vaginaal 69%, sectio 19%) en het minst bij de combinatie van prostaglandine en oxytocine (in 2007 spontaan vaginaal 61%, sectio 24%). Het percentage vaginale kunstverlossingen ligt rond de 12% bij gebruik van oxytocine alleen of van prostaglandine alleen, en ligt rond de 16% bij gebruik van prostaglandine plus oxytocine. Het lijkt aannemelijk dat deze verschillen eerder verschillen in uitgangsrijpheid van de cervix reflecteren dan verschillen in effectiviteit van het gebruikte inductiemiddel.

In dit hoofdstuk worden de fysiologische veranderingen van de cervix die nodig zijn voor een succesvol verloop van de bevalling besproken, en de voor- en nadelen van medisch ingrijpen rond het begin van de baring.

11.2 FYSIOLOGIE VAN DE CERVIX ROND DE BEVALLING

De cervix uteri is een dynamische anatomische structuur die gedurende de zwangerschap als barrière dient tussen de foetus in utero en de vagina als deur naar de buitenwereld. In de aanloop naar de bevalling verandert de structuur van de cervix van stevig, stug en niet openend onder uteruscontracties, naar zacht, elastisch en wel openend onder uteruscontracties, waarna de volledig geopende cervix het kind kan laten passeren. Dit systeem is betrouwbaar maar niet foutloos: bij vroeggeboorte gaat de cervix te vroeg open, bij dystocie gaat de cervix niet volledig open. Ondanks recente vorderingen is het inzicht in de complexe fysiologie van cervixrijping nog steeds beperkt, maar wel is duidelijk dat het bij het remodelleren van de cervix om een ontstekingsachtig proces gaat.

De cervix bestaat voornamelijk (circa 80%) uit fibreus bindweefsel en voor circa 15% uit glad spierweefsel, het percentage glad spierweefsel neemt van uterus naar vagina af van 28% naar 6%.[3] Het proces van rijping kent een gradueel begin vroeg in het derde trimester, waarin weliswaar zowel de synthese als de denaturatie van collageen toenemen, maar waarbij

Figuur 11.2   De LVR-2 percentages van spontane bevallingen (open tekens) en keizersneden (gesloten tekens) bij bevallingen die geïnduceerd werden met prostaglandine, oxytocine, of zowel prostaglandine als oxytocine.
(Met dank aan de Stichting Perinatale Registratie Nederland en Mw. dr. P.Elferink)

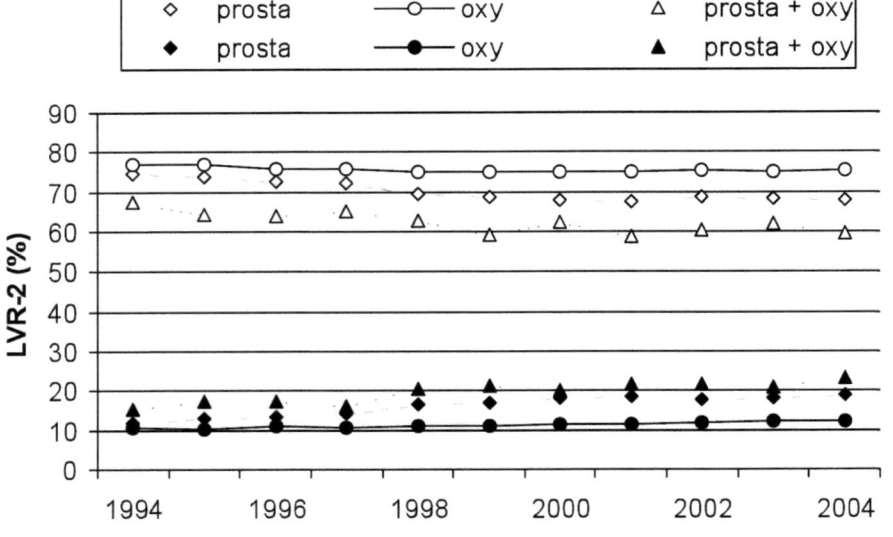

de nadruk ligt op de denaturatie. In deze fase kan de cervix al zacht aanvoelen maar het sterk gedenatureerde collageennetwerk biedt dan nog wel voldoende weerstand tegen contracties. In de directe aanloop naar de bevalling lost het gedenatureerde collageen op en verliest de cervix haar stevigheid.[4] Gelijktijdig verloopt een deel van de cervixrijping via een lokaal neurogeen en inflammatoir proces, waarbij oedeemvorming ontstaat als gevolg van vaatlekkage en infiltratie met immuuncellen.[5] Het is aannemelijk, alhoewel niet zuiver te meten, dat bij de mens het natuurlijke proces van remodellering van de cervix van onrijp naar rijp, in afwezigheid van bloeding, infectie, of andere overmatige prostaglandineprikkel, ongeveer 1 tot 2 dagen vergt.

De lengte van de cervix draagt bij aan de massa collageen en daarmee aan de stevigheid van de cervix. De cervixlengte kan echoscopisch worden gemeten, maar er is een beduidende inter- en intra-observer variatie.[6] In de aanloop naar de bevalling neemt de cervixlengte af. De uteriene kant van de cervix reageert eerder dan het vaginale deel, een verschijnsel dat echoscopisch kan worden waargenomen en wordt betiteld als funneling.

De stand van de cervix verandert tijdens de aanloop naar de bevalling. De onrijpe cervix is gericht naar de fornix posterior, maar tijdens het rijpingsproces beweegt de cervix geleidelijk naar voren, waardoor uiteindelijk het cervicale kanaal in rechte lijn komt te liggen met de vagina. De richting van de cervix is gemeten met behulp van echoscopisch onderzoek,[7] maar een zuivere hoekmeting is lastig en de klinische toepasbaarheid ervan lijkt beperkt.

De ontsluiting van de cervix is voor experimentele doeleinden accuraat gemeten met ultrageluidkristallen die op het vaginale deel van de cervix waren bevestigd.[8] Zoals figuur 11.2 laat zien, is er in de directe aanloop tot de bevalling aanvankelijk een latente fase waarin uteruscontracties niet resulteren in ontsluiting. Vervolgens ontstaat een reactieve fase waarin de cervix wel reageert tijdens een contractie maar vrijwel compleet terugveert. Pas in de acceleratiefase neemt de ontsluiting toe met de contracties. Het begin van de acceleratiefase ligt bij nulliparae gemiddeld bij 4,8 cm en bij parae bij 3,4 cm. Bij parae is de berekende kracht die nodig is om 1 cm dilatatie te bereiken minder dan bij nulliparae.

11.3 BEPALEN VAN DE RIJPHEID
Bij gebrek aan accurate meetmethoden wordt de rijpheid van de cervix veelal klinisch ingeschat aan de hand van een aantal variabelen zoals ontsluiting, verstrijking, consistentie en positie. Dergelijke

Figuur 11.3 Ontsluiting van de cervix in vrouwen, gemeten met ultrasound kristallen bevestigd aan de cervix. In de vroege latente fase reageert de cervix op contracties niet met ontsluiting, in de latere latente fase neemt de ontsluiting tijdelijk toe tijdens contracties, in de acceleratie fase ontsluit de cervix progressief met de contracties.
(Met toestemming overgenomen uit van Dessel HJHM et al.[8]) .

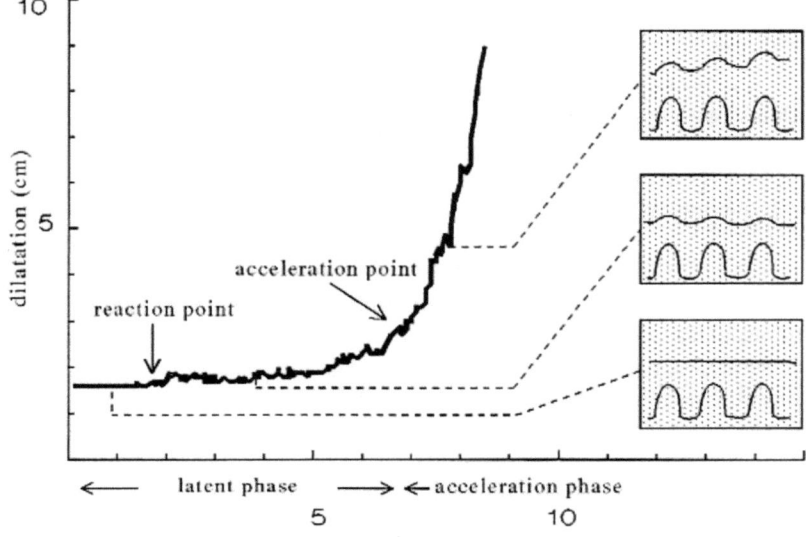

Tabel 11.1   De Bishop-score. Een Bishop-score van ≤ 5 is ongunstig, een score van ≥ 9 is gunstig

Score	0	1	2	3
Ontsluiting (cm)	0	1-2	3-4	≥ 5
Verstrijking (%)	0-30	40-50	60-70	≥ 80
Consistentie	Stug	Vrij week	Week	
Positie t.o.v. bekkenas	Achter	In	Voor	
Indaling voorliggend deel	Hodge 1	Hodge 2	Hodge 3	Hodge 3-4

inschattingen zijn per definitie tot op zekere hoogte subjectief.

De Bishop-score, oorspronkelijk voor multiparae bedoeld, is de meest gangbare klinische score voor de inschatting van de rijpheid van de cervix.[9] Zoals beschreven in tabel 1, wordt bij deze score aan de vier genoemde karakteristieken van de cervix en aan de mate van indaling van het voorliggend deel een puntenwaardering toegekend. Alhoewel de Bishop-score een aanzienlijke inter- en intra-observervariatie vertoont, zoals mag worden verwacht van een klinische scoringssysteem, wordt het beschouwd als een redelijke voorspeller van een succesvolle inductie.[10] Een lage Bishop-score (≤ 5) gaat gepaard met een toegenomen kans op een verlengde duur van de inductie, het mislukken van de inductie en keizersnede, zeker bij nulliparae.[11] Dit was in het verleden vóór de introductie van de prostaglandines al zo, maar is sindsdien ook zo gebleven.[12] Bij een Bishop-score ≥ 9 is de kans op een vaginale baring gelijk aan die na een spontaan begin daarvan. De diverse onderdelen van de Bishop-score zijn echter niet gelijkwaardig. De voorspellende waarde van de ontsluiting en de mate van verstrijking zijn het grootst.[13]

Een gemodificeerde vorm van de Bishop-score (Calder-score) wordt geadviseerd door het Royal College of Obstetricians and Gynaecologists in haar National Evidence-Based Clinical Guideline on Induction of Labour.[14]

Foetaal fibronectine

In de cervicovaginale afscheiding kan foetaal fibronectine aangetoond worden. De voorspellende waarde van de aanwezigheid van foetaal fibronectine met betrekking tot een succesvolle inleiding is echter nog steeds onduidelijk. In sommige onderzoeken ging de aanwezigheid van een verhoogd gehalte aan foetaal fibronectine gepaard met een verkorte ontsluitingsduur, in andere onderzoeken echter niet.[10,15]

11.4 INDUCTIE BIJ RIJPE CERVIX

Bij een rijpe cervix (Bishop-score ≥ 9) is de kans op een vaginale baring na inleiding gelijk aan die van een spontane bevalling. Dat geldt zowel voor inleiding met amniotomie plus oxytocine als voor inleiding met prostaglandines.

11.4.1 Amniotomie en oxytocine

Bij rijpe cervix is alleen amniotomie vaak al genoeg prikkel om de bevalling op gang te brengen, waarschijnlijk omdat de lokale prostaglandineproductie wordt gestimuleerd. Amniotomie zal als regel alleen worden verricht als het voorliggende foetale deel is ingedaald of in het bekken is gebracht, omdat anders het risico bestaat dat de navelstreng uitzakt. Na amniotomie is CTG-controle wenselijk ter detectie van eventuele navelstrengcompressie. Als de methode na enige uren niet succesvol blijkt te zijn, kan oxytocine worden bijgegeven.

Alhoewel bij rijpe cervix amniotomie alleen kan volstaan, wordt het als regel toegepast in combinatie met oxytocine, omdat de combinatie van amniotomie plus oxytocine effectiever is. Amniotomie plus oxytocine leidt tot meer bevallingen binnen 24 uur dan amniotomie alleen (RR 0,13; 95% CI 0,04-0,41).[16]

Oxytocine (vanuit Grieks: oxus:scherp, snel; tokos: geboorte), is een eiwithormoon dat structurele gelijkenis vertoont met vasopressine. Het wordt als pro-oxyfysine geproduceerd in de hypothalamus, verpakt in neurosecretoire blaasjes en axonaal getransporteerd naar de hypofyse-achterkwab en van daaruit als oxytocine afgegeven aan de bloedbaan. Het wordt afgebroken door het enzym oxytocinase en het wordt uitgescheiden via lever, darm en nieren. Oxytocine heeft een halfwaardetijd van 3-6 minuten, een stabiele serumconcentratie wordt bereikt na 30-40 minuten. Vanaf een amenorrhoeduur van ca. 20 weken wordt het myometrium gevoelig voor oxytocine, waarna de gevoeligheid met het aantal bindingsplaatsen voor oxytocine in het myometrium geleidelijk verder toeneemt tot 34 weken. Daarna verandert de gevoeligheid tot aan de bevalling nauwelijks. Tijdens de bevalling neemt de gevoeligheid voor oxytocine weer sterk toe.[17]

In 1953 werd oxytocine voor het eerst gesynthetiseerd Oxytocine is onder de naam Syntocinon® beschikbaar.[18] De sterkte wordt uitgedrukt in Internationale Eenheden (IE). Toediening van oxytocine veroorzaakt ritmische uteruscontracties en het is een effectief middel voor het inleiden van de baring bij rijpe cervix. Om het nauwkeurig te kunnen doseren wordt het intraveneus toegediend via een infuuspomp of een perfusorsysteem. Tijdens oxytocine-inleiding is continue bewaking van het foetale hartritmepatroon wenselijk, vanwege het risico van overstimulatie en foetale hypoxie/acidose.

Een methode van toediening is die waarbij 10 IE oxytocine worden opgelost in 1000 ml NaCl 0,9% of glucose 5%, waardoor een concentratie ontstaat van 10 mIE/ml. Voorzichtigheidshalve wordt gestart met een dosis van 1 mIE/min, gevolgd door een verdubbeling van de dosis elke 30-40 minuten tot er sprake is van een normale progressie van de baring of voldoende contractieactiviteit. Normale progressie blijkt uit het partogram. Het partogram is een grafische weergave van het baringsverloop waarbij de vordering van de ontsluiting wordt uitgezet tegen de tijd. Het voordeel van het aanleggen van een partogram is, dat men eerder dan zonder partogram zal opmerken of er een stoornis in de ontsluiting optreedt. Voldoende contractieactiviteit blijkt bij uitwendige registratie uit een weeënfrequentie van 3-4 per 10 minuten, of bij inwendige registratie uit ca 150 Montevideo Eenheden (ME = maximale amplitudo in mmHg x aantal per 10 minuten) in de reactieve fase en maximaal 350 ME in de acceleratiefase. Het gebruik van intra-uteriene drukkatheters heeft doorgaans geen toegevoegde waarde en kan incidenteel resulteren in ernstige complicaties. Er zijn verschillende doseringsschema's in omloop, die variëren in startdosis, ophoogdosis en interval en maximumdosis en waarvan het resultaat weinig verschilt. Om doseringsfouten te voorkomen is het raadzaam om oxytocine alleen toe te dienen volgens een schriftelijk vastgelegd lokaal protocol. Veiligheidshalve wordt als regel een maximale dosis van 20 mIE/min geadviseerd, maar incidenteel kan een hogere dosering – tot zelfs 40 mIE/min – nodig zijn om effectieve weeën te bewerkstelligen. Het is niet mogelijk om met oxytocine selectief de frequentie van de weeën of de amplitudo te beïnvloeden. Bij het spontaan of kunstmatig breken van de vliezen is het volgens sommigen raadzaam de dosis te halveren. Bij overdosering dient de toediening van het middel direct beëindigd te worden. Bij hoge doses oxytocine kan waterintoxicatie optreden als gevolg van de antidiuretisch hormoonachtige werking van oxytocine.

11.4.2 Prostaglandines

Prostaglandines zijn onverzadigde vetzuren, die overal in het lichaam lokaal worden gesynthetiseerd uit arachidonzuur. Ze werken voornamelijk op de plaats waar ze zijn gevormd, omdat de halveringstijd in de circulatie heel kort is. Prostaglandines spelen een complexe rol als signaalstoffen bij pijn, worden door weefselcellen geproduceerd na contact met bloed of bacteriële infectie en beïnvloeden de contractiliteit van glad spierweefsel, waaronder dat van de uterus. Bloed en bacteriële infectie, maar ook het breken of strippen van de vliezen, zetten de uterus aan tot prostaglandineproductie en daarmee tot het initiëren of versnellen van de bevalling door toename van uteruscontracties en verweking van de cervix. Prostaglandinesyntheseremmers zijn goede pijnstillers en weeënremmers, en kunnen infecties maskeren.

Synthetische prostaglandines worden sinds 1970 gebruikt voor het opwekken van abortus. Prostaglandine E_2 en E_1 worden thans veel gebruikt voor het induceren van de bevalling bij onrijpe cervix. Daarnaast worden deze middelen ook gebruikt voor het inleiden van de bevalling bij rijpe cervix en zijn daarbij even effectief als oxytocine. Gezien de farmacologische eigenschappen en toedieningswijze (intermitterend vaginaal, rectaal, of oraal), versnelde opname in waterig milieu (zoals bij breken van de vliezen na vaginale toediening), en grote verschillen in individuele gevoeligheid, is de dosering niet te titreren en de respons zeer variabel. Dat kan resulteren in overmatige weeënactiviteit en foetale hypoxie/acidose. Daarom is continue foetale bewaking door middel van cardiotocografie bij prostaglandine-inductie minstens even wenselijk als bij oxytocine-inductie. Vanwege de genoemde eigenschappen zijn prostaglandines niet de middelen van eerste keus bij het inleiden van de bevalling bij rijpe cervix.

11.4.3 Andere methoden

De gangbare medische methoden voor het inleiden van de bevalling bij rijpe cervix, amniotomie, oxytocine en synthetische prostaglandines, zijn zo effectief dat er weinig plaats is voor andere methoden. Wel zijn er een reeks van min of meer traditionele doe-het-zelfmethoden die incidenteel effectief lijken te zijn, omdat er bij rijpe cervix vaak maar een bescheiden prikkel nodig is om de bevalling op gang te brengen en daarnaast ook de kans bestaat dat de bevalling spontaan na (maar niet noodzakelijk door) de interventie op gang kan komen. Daartoe behoren onder andere coïtus als natuurlijke prostaglandinetoediening en tepelstimulatie als natuurlijke oxytocinetoediening.

Strippen

Het zogenaamde 'strippen', dat wil zeggen het losmaken van de vliezen net boven de cervix, is een traditionele, bewezen effectieve methode van inductie. Het Royal College of Obstetricians and Gynaecologists adviseert in haar National Evidence-Based Clinical Guideline on Induction of Labour om 'strippen' aan te bieden aan alle vrouwen die in aanmerking komen voor het inleiden van de bevalling, omdat dat de noodzaak van inleiding met 20% verkleint.[14] Belangrijk is om daarbij te vermelden dat 'strippen' het nadeel heeft van ongemak bij het onderzoek en bloeding, maar niet wordt geassocieerd met moederlijke of kinderlijke infectie of morbiditeit. Vooraf moet men wel geïnformeerd zijn omtrent de positie van de placenta (cave: laagliggende placenta).

11.5 INDUCTIE BIJ ONRIJPE CERVIX

Bij een onrijpe cervix (Bishop-score ≤ 5) bevat de cervix nog veel collageen en zal dus veel weerstand bieden tegen het opentrekken door uteruscontracties. Bij gebrek aan voldoende natuurlijke rijping zal de cervix eerst medicamenteus of anderszins tot rijping moeten worden gebracht alvorens de weeën tot effectieve ontsluiting zullen kunnen leiden.

11.5.1 Amniotomie en oxytocine

Voordat synthetische prostaglandines beschikbaar waren werd in sommige situaties wel getracht de bevalling met staande vliezen in te leiden door middel van oxytocine-toediening alleen. Dit resulteerde wel in weeënactiviteit maar doorgaans niet in ontsluiting. Deze methode is dan ook niet effectief gebleken.

Bij onrijpe cervix is de kans op succesvolle 'inductie' gering, tenzij er een intra-uteriene infectie optreedt en de rijping van de cervix daarbij snel vordert. Ook inductie met behulp van amniotomie plus oxytocine is vanwege de stugheid van de cervix vaak weinig succesvol en heeft een verhoogde kans op een lange inductietijd, het mislukken van de inleiding en een keizersnede (zeker bij nulliparae).[11]

11.5.2 Prostaglandines

Prostglandines vormen naar de huidige kennis een belangrijke, zo niet de belangrijkste factor in de complexe remodellering van de cervix tijdens het rijpingsproces. Daarom is het voor de hand liggend, dat synthetische prostaglandines worden aangewend bij pogingen de bevalling bij onrijpe cervix op gang te brengen.

Prostaglandines geven bij orale of systemische toediening veel bijwerkingen als koorts, misselijkheid, braken en diarree. Om die reden en ter verhoging van de effectiviteit, worden ze bij voorkeur lokaal in de vagina of in het endocervicale kanaal toegediend.[19] Evenals bij de natuurlijke rijping resulteert toediening van synthetische prostaglandines in het oplossen van de collagene vezels en toename van het watergehalte in de cervix en daarmee tot verweking. Bij volledig onrijpe cervix eist dit proces eerder dagen dan uren, tenzij een excessieve prikkel wordt toegediend. In grote lijnen geldt dan ook dat de effectiviteit en de bijwerkingen van toegediende prostaglandines gelijke tred houden. Aangezien daarbij de dosering van prostaglandines niet is te titreren en er aanzienlijke verschillen in individuele gevoeligheid zijn, is de respons dus zeer variabel. Dat kan resulteren in overmatige weeënactiviteit en foetale hypoxie/acidose en daarom is foetale bewaking door middel van cardiotocografie gewenst en is de kans op een keizersnede verhoogd.

11.5.2.1 Prostaglandine E_2

Dinoproston is de synthetische vorm van het natuurlijke prostaglandine E_2. In Nederland zijn drie prostaglandine E_2 preparaten voor lokale toediening geregistreerd, Prepidil®, Prostin E_2® en Propess®. Prepidil® bevat 0,5 mg dinoproston en wordt 1 tot 3 x per dag intracervicaal toegediend met een interval van minimaal 6 uur. Prostin E2® wordt intravaginaal toegediend in een aanvangsdosering van 1 mg dinoproston, bij onvoldoende effect na 6 uur gevolgd door 2 mg. Propess® bevat 10 mg dinoproston, opgelost in een lint dat in de fornix posterior wordt geplaatst en 12 uur in situ kan blijven, waarbij 0,3 mg per uur wordt afgegeven.

Theoretisch heeft Propess het voordeel boven de gel dat het lint in het geval van overstimulatie verwijderd kan worden, maar het is niet aangetoond dat daarmee ook het klinisch effect van de overstimulatie effectief wordt gecoupeerd. Wegens de mogelijkheid van cumulatief effect is het wenselijk gelijktijdige toediening van prostaglandine en oxytocine te vermijden. Daarbij wordt voor Prepidil en Prostin E_2 een interval na toediening van minimaal 6 uur geadviseerd en na verwijdering van Propess minimaal ½ uur.

11.5.2.2 *Prostaglandine E_1*

Misoprostol (Cytotec®) is een prostaglandine E_1 analoog dat effectief is gebleken voor het opwekken van abortus en ook voor het induceren van de bevalling bij onrijpe cervix. Het is een goedkoop middel dat wereldwijd alleen officieel is geregistreerd voor de behandeling van maagzweren. De tabletten bevatten 200 mcg werkzame stof, bij vaginale toediening zijn de gastro-intestinale bijwerkingen beduidend minder dan na oraal gebruik. Het middel is effectiever dan prostaglandine E_2, maar gaat daarom ook vaker gepaard met overstimulering, CTG-veranderingen en meconiumhoudend vruchtwater.[20] Er zijn in de literatuur veel doseringsschema's te vinden. In Nederlands onderzoek bleek dat een dosering van 25 mcg misoprostol intravaginaal elke 3 tot 6 uur veilig was.[21] Hogere vaginale doseringen geven meer overstimulatie. Aangezien misoprostol niet commercieel verkrijgbaar is in tabletten van 25 mcg, moet deze dosering in de eigen apotheek worden bereid. Bijstimulatie met oxytocine binnen 4 uur wordt ontraden. Omdat misoprostol niet voor inductie van de baring is geregistreerd, is het noodzakelijk om voor toediening de patiënt om toestemming te vragen voor dit off-label gebruik en daarvan aantekening in de status te maken.

11.5.2.3 *Andere methoden*

Mechanische methoden voor het induceren van de bevalling worden al vele eeuwen toegepast, maar wel met wisselend succes.

Strippen

Het strippen van de vliezen is voor het induceren van de bevalling minder effectief naarmate de cervix minder rijp is. In vergelijking met geen interventie leidt wekelijks strippen vanaf een zwangerschapsduur van 38 weken, in een populatie met wisselende rijpheid van de cervix, tot een gemiddelde verkorting van de zwangerschapsduur met 3 dagen, minder zwangerschappen boven de 41 weken (RR 0,62; 95% CI 0,49-0,79) en 42 weken (RR 0,28; 95% CI 0,15-0,50) en minder inleidingen (RR 0,57; 95% CI 0,48-0,68).[22] Om 1 inleiding te voorkomen moeten 7 vrouwen worden gestript.

Ballonkatheter

Een ballonkatheter (bijvoorbeeld Foley #16), via het cervicale kanaal ingebracht in de extra-amniotische holte en daarna gevuld, kan de bevalling induceren. Evenals bij strippen is dat waarschijnlijk het gevolg van lokale prostaglandineproductie. Het effect kan mogelijk worden versterkt door tractie op de katheter waardoor de ballon tegen het ostium internum van de cervix wordt getrokken en daardoor mechanisch dilaterend werkt. De resultaten van deze therapie zijn wisselend.[23] Effectiever is het om de ballonmethode te combineren met prostaglandines,[24] maar de combinatie van ballonkatheter en extra-amniotische toediening van prostaglandines is berucht voor overstimulatie.

Extra-amniotische zoutoplossing

Infusie van extra-amniotische fysiologische zoutoplossing (40 ml/uur) via een ballonkatheter is weinig effectief. In vergelijking met vaginale toediening van prostaglandines leidt deze methode tot minder vaginale bevallingen binnen 24 uur (RR 1,33; 95% CI 1,02-1,75) en een grotere kans op keizersnede (RR 1,48; 95% CI 1,14-1,90).[23]

Hygroscopische dilatatoren

Het inbrengen van synthetische laminariastiften (Dilapan-S®, Lamicel®) in het cervicale kanaal leidt, door het hygroscopische effect, tot verwijding door oprekking en daarmee waarschijnlijk tot lokale prostaglandineproductie. Er zijn stiften van verschillende dikte (3 en 4 mm) en lengte (55 en 65 mm); er zijn vaak meerdere stiften nodig om het cervicale kanaal te vullen. De methode werd vooral gebruikt bij zwangerschapsafbreking in het tweede trimester, maar tegenwoordig wordt daarvoor als regel de zeer effectieve combinatie van het antiprogestageen mifepriston en prostaglandine E_1 gebruikt.

11.6 INDUCTIE BIJ LITTEKENUTERUS

In de uterus is een litteken een potentieel zwakke plek. Als gevolg daarvan is de kans op littekenruptuur verhoogd. De kans op een littekenruptuur neemt bij een 'trial of labour', in vergelijking met een electieve repeat sectio, toe met 2.7 per 1000 (95% CI 0,73 – 4,73), de kans op perinatale sterfte met 1.4 per 10.000 (95% CI 0 – 9,8) en de kans op hysterectomie met 3.4 per 10.000 (95% CI 0 – 12,6).[25] Men moet 370 geplande keizersneden uitvoeren om één uterusruptuur te voorkomen.[25]

Bij inductie van de bevalling na sectio neemt de kans op littekenruptuur in vergelijking met de spontaan begonnen bevalling toe van 4 per 1000 naar 10 per 1000 (RR 2.9, 95% CI 1,8-4,7). Nadat was gerapporteerd dat de kans op een uterusruptuur bij vrouwen met een sectio-litteken significant toenam van 1.6 per 1000 vrouwen bij geplande keizersnede naar 5.2 per 1000 na spontaan begin van de bevalling, 7.7 per 1000 na inductie zonder prostaglandine en 24.5 per 1000 na prostaglandine inductie, werd inleiden of primen van de baring met prostaglandinepreparaten (zowel E_1 als E_2) door velen gecontra-indiceerd geacht.[26] Voortschrijdend inzicht suggereert echter, dat deze ogenschijnlijke verschillen worden veroorzaakt door methodologische onvolkomenheden in een retrospectief cohortonderzoek en dat er in werkelijkheid geen significant verschil in ruptuurkans bestaat tussen bevallingen die wel of niet zijn geïnduceerd met prostaglandine.[25] Toch blijft voorzichtigheid geboden, gezien de recente bevindingen in prospectief Nederlands onderzoek onder vrouwen met een sectio in de voorgeschiedenis.[27] In vergelijking met geen gebruik van uterotonica, ging inleiding met oxytocine weliswaar niet gepaard met een verhoogd risico op uterusruptuur (OR 1.5, 95% CI 0.5-4.4), maar stimulering met oxytocine wél (OR 2.2, 95% CI 1.04-5.0). Het risico op uterusruptuur was het hoogste na inleiding met prostaglandine E_2 (OR 6.8, 95% CI 3.2-14.3), gevolgd door de combinatie van prostaglandine E_2 en oxytocine (OR 4.8, 95% CI 1.6-14.6). Gezien de algemene meerkans op littekenruptuur bij voorgaande sectio blijft het oude adagium van kracht: voorkom de éérste sectio!

Inleiden van de bevalling na sectio bij rijpe cervix met oxytocine, al of niet in combinatie met mechanische methoden, is verantwoord mits laag en voorzichtig wordt gestimuleerd. Naast de bekende subjectieve symptomen als continue pijn onder in de buik en onrust van de patiënte kenmerkt een beginnende uterusruptuur zich vaak door CTG-veranderingen als deceleraties en tachycardie. Soms zijn deze CTG-veranderingen zelfs het eerste signaal dat er iets mis is. Tijdige herkenning hiervan kan dan leiden tot op tijd ingrijpen.

11.7 WANNEER KAN HET, MAG HET (NIET), MOET HET?

Wanneer kan het?

De rijpheid van de cervix is een belangrijke determinant van het succes van een geïnduceerde bevalling. Bij onrijpe cervix kan zorgvuldige indicatiestelling, dat wil zeggen bezinning op de noodzaak om te induceren, de vrouw onnodig ongemak en een verhoogde kans op een keizersnede voorkomen. Soms is het induceren van de bevalling tevens het induceren van ellende.

Wanneer mag het?

Inductie van de bevalling eist veiligheidsmaatregelen, wegens de verhoogde kans op overstimulatie, foetale hypoxie/ acidose, en keizersnede.

Om die reden zijn de volgende voorzorgen noodzakelijk:
1 correcte indicatiestelling;
2 lokaal inductie protocol;
3 foetale bewaking door middel van cardiotocografie;
4 mogelijkheid tot spoedsectio.

In het belang van de juiste inschatting van het succes en de risico's van de inductie is het wenselijk dat voorafgaand aan de inductie zorgvuldig aandacht wordt besteed aan:
1 de rijpheid van het kind (zwangerschapsduur of longrijpheid);
2 de grootte van het kind in verhouding tot de moeder (wanverhouding);
3 de ligging van het kind en de indaling van het voorliggend deel;
4 de rijpheid van de cervix (Bishop-score);
5 de indicatie(s);

6   de contra-indicatie(s);
7   de afweging of afwachten dan wel geplande keizersnede niet beter is.

Omdat het induceren van de bevalling zelden een vanzelfsprekendheid is voor de vrouw in kwestie, is het wenselijk dat voorafgaand aan het plannen van de inductie
1   goede voorlichting wordt gegeven;
2   individueel advies wordt gegeven;
3   informed consent wordt gevraagd en verkregen.

Wanneer mag het niet?
Bij het induceren van de bevalling gaat het om een zorgvuldige afweging van de voor- en nadelen. Voorzichtigheid is geboden bij de volgende niet-limitatieve lijst van 'absolute' en 'relatieve' contra-indicaties.

Absolute contra-indicaties wegens te groot risico van inductie voor moeder en/of kind
1   baringsonmogelijke ligging (zoals dwarsligging);
2   wanverhouding;
3   placenta praevia;
4   vasa praevia;
5   voorliggende navelstreng;
6   klassiek sectio-litteken;
7   bestaande foetale hypoxie/acidose;
8   herpes genitalis infectie (actief primo-infect);
9   hiv-infectie (onbehandeld of > 500 c/ml).

Relatieve contra-indicaties of extra voorzorgen vereist wegens verhoogd risico van inductie
1   internistische afwijkingen (zoals sommige hartaandoeningen);
2   sectio-litteken;
3   meerling;
4   stuitligging;
5   grande multipariteit.

Wanneer moet het?
Omdat het induceren van de baring – vooral bij onrijpe cervix en nulliparae[13,28-30] – gepaard gaat met een toegenomen kans op keizersnede,[31] is het wenselijk dat de voordelen en nadelen van inductie expliciet worden gemaakt. Dit geldt niet alleen voor bevallingen die op 'medische indicatie' worden geïnduceerd, maar ook - of juist - voor 'electieve inleidingen' zonder duidelijke medische of obstetrische indicatie.[32-34]

Gangbare indicaties wegens medische of obstetrische reden
1   ernstige maternale ziekte (belang van de vrouw);
2   preëclampsie/ eclampsie;
3   foetale groeivertraging (< p5);
4   oligohydramnion bij naderende serotiniteit (41 – 42 wk);
5   verdenking slechte foetale conditie (zoals hartritme stoornis, bloedgroepantagonisme);
6   verdenking chorioamnionitis;
7   langdurig gebroken vliezen (≥ 48 uur);
8   serotiniteit (≥ 42 wk);
9   diabetes mellitus (≥ 38 wk);
10 intra-uteriene vruchtdood;
11 existentiële nood zwangere vrouw, bij infauste prognose kind.

Electieve en semi-electieve indicaties wegens subjectieve wens patiënt of hulpverlener
1   sociale redenen;
2   psychologische redenen;
3   logistieke redenen;
4   bekkenklachten;
5   macrosomie;
6   naderende serotiniteit (41 – 42 wk);
7   preëxistente hypertensie.

11.8 COMPLICATIES
Complicaties kunnen optreden bij alle methoden van inductie van de bevalling.

Mislukken van de inductie
De belangrijkste complicatie is het mislukken van de inductie. De kans op vaginale bevalling is kleiner na inductie dan na een spontaan begin van de bevalling. Een onrijpe cervix (Bishop-score ≤ 5) heeft, na inductie met prostaglandines, een slechte prognose met betrekking tot een succesvolle inleiding.[33,35,36] Bij nulliparae is de kans op een keizersnede na inductie verdubbeld,[13,28-30] en dit is onafhankelijk van een eventuele medische indicatie.[28,33] De indicatie voor de keizersnede luidt dan meestal niet vorderen van indaling en/of ontsluiting. In werkelijkheid is het eerder de ontmoediging van de zwangere vrouw en/of de dokter als gevolg van de lange duur van de latente fase. Het is belangrijk om voldoende tijd te nemen voor de cervixrijping en het ontwikkelen van de reactieve fase, hetgeen meer dan 24 uur in beslag kan nemen. Additionele risicofactoren zijn een hogere leeftijd van

de zwangere vrouw, een hogere BMI en een hoger kindsgewicht.[13,34,37-40]

Onvoldoende voorlichting kan oorzakelijk bijdragen aan een gecompliceerd verloop van de baring. Als de arts met de inductie primair 'priming' van de cervix beoogt, maar de patiënte verwacht een 'inleiding', dan kan het vertrouwen in de zorgverlener ernstig worden beschadigd. In plaats van de baring wordt dan teleurstelling en demotivatie geïnduceerd. Goede voorlichting is essentieel ter voorkoming van desillusie en iatrogene schade bij de zwangere vrouw en haar partner.

Overmatige weeënactiviteit

Overmatige weeënactiviteit kan zowel bij toediening van prostaglandine als van oxytocine voorkomen. We spreken van overstimulatie of tachysystolie als de contracties vaker optreden dan 5 per 10 minuten, langer duren dan 2 minuten, en/of een tussenpauze hebben van minder dan 1 minuut. Er is sprake van hypertonie als de rusttonus voortdurend hoger is dan 20 mm Hg. Door de overmatige weeënactiviteit neemt de uteroplacentaire circulatie af en kan foetale hypoxemie/acidose ontstaan. Als er als gevolg van abnormale weeënactiviteit CTG-veranderingen ontstaan, zoals repetitieve deceleraties, tachycardie of verstrakking, dan spreekt men wel van het overstimulatie syndroom. De behandeling bestaat uit het direct staken van de medicatie, zoals het stopzetten van de oxytocine-pomp of het verwijderen van het Propess®-lint. Verwijdering van intravaginale of intracervicale gel door spoeling blijkt helaas niet effectief. Aanvullende maatregelen zijn zijligging van de zwangere vrouw, toediening van zuurstof en intraveneuze infusie van extra vocht. Verder kan 'fetal rescue' behandeling worden gegeven in de vorm van een bolusinjectie met een tocolyticum, zoals fenoterol (Partusisten®, 50 mcg/ml intraveneus in 10 minuten), of atosiban (Tractocile®, 6,75 mg intraveneus in 1 minuut).

Uterusruptuur

Bij littekenuterus is de kans op uterusruptuur na inductie van de bevalling groter dan wanneer de bevalling spontaan is begonnen. Mogelijk is het risico op littekenruptuur ook groter na toediening van prostaglandine al of niet in combinatie met oxytocine.[26,27] Hoe dit ook zij, het blijft uiteraard raadzaam waar mogelijk bij littekenuterus overstimulatie te voorkomen. Naast symptomen als onrust en continue pijn onder in de buik, kunnen CTG-afwijkingen als deceleraties en/of tachycardie de eerste aanwijzingen zijn voor een beginnende littekenruptuur. Tijdige herkenning daarvan zal leiden tot tijdig ingrijpen.

Hyponatriaemie

Hyponatriaemie is een zeldzame complicatie die op kan treden bij toediening van oxytocine in hoge dosering in combinatie met grote hoeveelheden (>3 liter) vooral hypotone zoutoplossing gedurende langere tijd. De belangrijkste symptomen zijn hoofdpijn, misselijkheid, braken en bewustzijnsveranderingen. De therapie bestaat uit het stopzetten van het infuus en toediening van hypertone zoutoplossing op geleide van de elektrolytenconcentratie.

Pediatrische complicaties

De pasgeborene kan na inductie van de bevalling 'respiratory distress' vertonen als gevolg van onbedoelde vroeggeboorte of 'wet lung' als gevolg van een keizersnede na mislukte inductie. Gelukkig zijn deze problemen zeldzaam, evenals sepsis na langdurige inleiding en/of frequent inwendig onderzoek en meconiumaspiratie na overstimulatie.

Overige complicaties

De mechanische inductiemethoden gaan incidenteel gepaard met opstijgende infectie, hevig bloedverlies bij placenta praevia en verbloeding na ruptuur van een vas praevium. Dit zijn gelukkig zeer zeldzame complicaties.

LITERATUUR

Elferink-Stinkens PM, Brand R, le Cessie S, van Hemel OJ. Large differences in obstetrical intervention rates among Dutch hospitals, even after adjustment for population differences. Eur J Obstet Gynecol Reprod Biol 1996; 68: 97-103.

Rayburn WF, Zhang J. Rising rates of labor induction: present concerns and future strategies. Obstet Gynecol 2002; 100: 164-7.

Rorie DK, Newton M. Histologic and chemical studies of the smooth muscle in the human cervix and uterus. Am J Obstet Gynecol 1967; 99: 466-9.

Breeveld-Dwarkasing VN, te Koppele JM, Bank RA, van der Weijden GC, Taverne MA, van Dissel-Emiliani FM. Changes in water content, collagen degradation, collagen content, and concentration in repeated biopsies of the cervix of pregnant cows. Biol Reprod 2003; 69: 1608-14.

Collins JJ, Usip S, McCarson KE, Papka RE. Sensory nerves and neuropeptides in uterine cervical ripening. Peptides 2002; 23: 167-83.

Valentin L, Bergelin I. Intra- and interobserver reproducibility of ultrasound measurements of cervical length and width in the second and third trimesters of pregnancy. Ultrasound Obstet Gynecol 2002; 20: 256-62.

Novakov-Mikic A, Ivanovic L, Dukanac J. Transvaginal ultrasonography of uterine cervix in prediction of the outcome of labour induction. Med Pregl 2000; 53: 569-78.

Van Dessel HJHM, Frijns JHM, Kok FThJGTh, Wallenburg HCS. Ultrasound assessment of cervical dynamics during the first stage of labor. Eur J Obstet Gynecol Reprod Biol 1994; 53: 123-7.

Bishop EH. Pelvic scoring for elective induction. Obstet Gynecol 1964; 24: 266-8.

Reis FM, Gervasi MT, Florio P, Bracalente G, Fadalti M, Severi FM, Petraglia F. Prediction of successful induction of labor at term: role of clinical history, digital examination, ultrasound assessment of the cervix, and fetal fibronectin assay. Am J Obstet Gynecol 2003; 189: 1361-7.

Johnson DP, Davis NR, Brown AJ. Risk of cesarean delivery after induction at term in nulliparous women with an unfavorable cervix. Am J Obstet Gynecol 2003; 188: 1565-72.

Xenakis EM, Piper JM, Conway DL, Langer O. Induction of labor in the nineties: conquering the unfavorable cervix. Obstet Gynecol 1997; 90: 235-9.

Vrouenraets FPJM, Roumen FJME, Dehing CJG, van den Akker ESA, Aarts MJB, Scheve EJT. Bishop score and risk of cesarean delivery after induction of labor in nulliparous women. Obstet Gynecol 2005; 105: 690-7.

Royal College of Obstetricians and Gynaecologists. Induction of labour. Evidence-based Clinical Guideline Number 9 2001.

Kiss H, Ahner R, Hohlagschwandtner M, Leitich H, Husslein P. Fetal fibronectin as a predictor of term labor: a literature review. Acta Obstet Gynecol Scand 2000; 79: 3-7.

Howarth GR, Botha DJ. Amniotomy plus intravenous oxytocin for induction of labour. Cochrane Database Syst Rev 2001; 3: CD003250.

Caldeyro-Barcia R, Poseiro JJ. Oxytocin and contractility of the pregnant human uterus. Ann N Y Acad Sci 1959; 75: 813-30.

Kelly AJ, Tan B. Intravenous oxytocin alone for cervical ripening and induction of labour. Cochrane Database Syst Rev 2001; 3: CD003246.

Keirse MJ. Prostaglandins in preinduction cervical ripening: Meta-analysis of worldwide clinical experience. J Reprod Med 1993; 38(1 Suppl): 89-100.

Hofmeyr GJ, Gülmezoglu AM. Vaginal misoprostol for cervical ripening and induction of labour. Cochrane Database Syst Rev 2003; 1: CD000941.

van Gemund N, Scherjon S, LeCessie S, van Leeuwen JH, van Roosmalen J, Kanhai HH. A randomised trial comparing low dose vaginal misoprostol and dinoprostone for labour induction. BJOG. 2004; 111: 42-9.

Boulvain M, Stan C, Irion O. Membrane sweeping for induction of labour. Cochrane Database Syst Rev 2005; 1: CD000451.

Boulvain M, Kelly A, Lohse C, Stan C, Irion O. Mechanical methods for induction of labour. Cochrane Database Syst Rev 2001; 4: CD001233.

Matonhodze BB, Hofmeyr GJ, Levin J. Labour induction at term--a randomised trial comparing Foley catheter plus titrated oral misoprostol solution, titrated oral misoprostol solution alone, and dinoprostone. S Afr Med J 2003; 93: 375-9.

Guise JM, McDonagh MS, Osterweil P, Nygren P, Chan BK, Helfand M. Systematic review of the incidence and consequences of uterine rupture in women with previous caesarean section. BMJ 2004; 329: 19-25.

Lydon-Rochelle M, Holt VL, Easterling TR, Martin DP. Risk of uterine rupture during labor among women with a prior cesarean delivery. N Engl J Med 2001; 345: 3-8.

Kwee A, Bots ML, Visser GH, Bruinse HW. Obstetric management and outcome of pregnancy in women with a history of caesarean section in the Netherlands. Eur J Obstet Gynecol Reprod Biol 2007; 132: 171-6

Seyb ST, Berka RJ, Socol ML, Dooley SL. Risk of caesarean delivery with elective induction of labour at term in nulliparous women. Obstet Gynecol 1999; 94: 600-7.

Cammu H, Martens G, Ruyssinck G, Amy JJ. Outcome after elective labor induction in nulliparous women: a matched cohort study. Am J Obstet Gynecol 2002; 186: 240-4.

Luthy DA, Malmgren JA, Zingheim RW. Cesarean delivery after elective induction in nulliparous women: the physician effect. Am J Obstet Gynecol 2004; 191: 1511-5.

Yeast JD, Jones A, Poskin M. Induction of labor and the relationship to cesarean delivery: a review of 7001 consecutive inductions. Am J Obstet Gynecol 1999; 180: 628-33.

Maslow AS, Sweeney AL. Elective induction of labor as a risk factor for cesarean delivery among low-risk women at term. Obstet Gynecol 2000; 95: 87-22.

Dublin S, Lydon-Rochelle M, Kaplan RC, Watts DH, Critchlow CW. Maternal and neonatal outcomes after induction of labor without an identified indication. Am J Obstet Gynecol 2000; 183: 986-94.

Boulvain M, Marcoux S, Bureau M, Fortier M, Fraser W. Risks of induction of labour in uncomplicated pregnancies. Paediatr Perinat Epidemiol 2001; 15: 131-9.

Prysak M, Castronova FC. Elective induction versus spontaneous labor: a case-control analysis of safety and efficacy. Obstet Gynecol 1998; 92: 47-52.

Vahratian A, Zhang J, Troendle JF, Sciscione AC, Hoffman MK. Labor progression and risk of cesarean delivery in electively induced nulliparas. Obstet Gynecol 2005; 105: 698-704.

Heffner LJ, Elkin E, Fretts RC. Impact of labor induction, gestational age, and maternal age on cesarean delivery rates. Obstet Gynecol 2003; 102: 287-93.

Ecker JL, Chen KT, Cohen AP, Riley LE, Lieberman ES. Increased risk of cesarean delivery with advancing maternal age: indications and associated factors in nulliparous women. Am J Obstet Gynecol 2001; 185: 883-7.

Crane SS, Wojtowycz MA, Dye TD, Aubry RH, Artal R. Association between prepregnancy obesity and the risk of cesarean delivery. Obstet Gynecol 1997; 89: 213-6.

Nuthalapaty FS, Rouse DJ, Owen J. The association of maternal weight with cesarean risk, labor induction, and cervical dilation rate during labor induction. Obstet Gynecol 2004; 103: 452-6.

Deel 3 Doppler-flow-velocimetrie

12 Doppler-flow

Techniek en toepassing

M.C. Haak, L.G.M. Mulders, J.M.G. van Vugt

12.1 INLEIDING

Het Doppler-effect is als volgt gedefinieerd: een waarnemer hoort een hogere toon dan uitgezonden wordt door een geluidsbron, als de bron en waarnemer elkaar naderen; hij hoort een lagere toon als de bron en de waarnemer zich van elkaar verwijderen.

Dit fenomeen is ontdekt en beschreven door de Oostenrijkse wiskundige Christian Doppler, die beschreef dat het licht van een ster die zich van de aarde af beweegt in het spectrum verschuift naar rood en het licht van een ster die de aarde nadert verschuift naar blauw. Hieruit formuleerde Doppler het principe van de frequentieverschuiving; hij gaf hiervoor een formule waaruit de snelheid van de bewegende ster te berekenen zou zijn.

De verificatie van deze theorie in 1845 is afkomstig van de Nederlander Buys Ballot, die demonstreerde dat het Doppler-principe ook gold voor geluidsgolven. Met behulp van een treintje met een trompetspeler die een constante toon aanblies, toonde hij aan dat er een verschuiving in toonhoogte plaatsvindt bij naderen en passeren van het treintje.

Dit Doppler-principe vond in het begin van de 20e eeuw ook toepassing met ultrageluid door de Fransman Paul Langevin. Dit leidde uiteindelijk in de Eerste Wereldoorlog tot het gebruik van sonar voor het opsporen van Duitse onderzeeërs. De eerste medische toepassing dateert van 1950. Satomura ontwikkelt het eerste Doppler-ultrageluidsapparaat voor medisch-diagnostische toepassingen.

12.2 HET PRINCIPE VAN DOPPLER-ULTRAGELUID

Geluid kan worden beschreven als een drukgolf die zich voortplant in een medium. De tijd voor het doorlopen van één golfbeweging wordt periodetijd genoemd. Het aantal perioden dat in één seconde doorlopen wordt, wordt de frequentie van de drukgolf genoemd. De frequentie wordt uitgedrukt in Hertz (Hz). Heeft bijvoorbeeld een drukgolf een periodetijd van 0,1 s, dan bedraagt de frequentie dus 10 Hz. Hoorbaar geluid heeft een frequentiebereik van 50-15.000 Hz (15 kHz). Geluid met een frequentie boven 20 kHz wordt ultrageluid genoemd. Voor klinische toepassingen worden frequenties gebruikt tussen 1.000.000 Hz (1 MHz) en 20.000.000 Hz (20 MHz).

Ultrageluid kan worden opgewekt met piëzo-elektrische kristallen (die zich bevinden in de transducer of probe), waarbij een elektrisch veld tussen twee elektroden omgezet wordt in een drukgolf. Het uiteindelijke beeld dat met ultrageluidtechnieken wordt verkregen is afhankelijk van de wijze waarop de echo's op de weergaveapparatuur worden gepresenteerd, en van de manier waarop de transducer tijdens het onderzoek de structuren aftast. Zo is er bij het waarnemen van bewegende structuren onderscheid tussen A-, B- en M-mode, en real-time linear-array en real-time phased-array scanners. Met behulp van Doppler-ultrageluid is het mogelijk de snelheid ten opzichte van de transducer van een bewegende structuur te meten. Hoewel het in feite mogelijk is de snelheid van alle bewegende structuren te meten, wordt Doppler-ultrageluid gebruikt voor het meten van de bloedstroomsnelheid. Doppler-ultrageluid maakt gebruik van het feit dat de echo van een bewegende structuur een andere frequentie terugkaatst dan de uitgezonden frequentie waarmee het object getroffen wordt. Dit frequentieverschil (fd) kan worden gemeten. De snelheid (v) van de bewegende structuur (bijvoorbeeld bloedcellen) ten opzichte van de transducer kan worden berekend met de formule:

$$F_d = 2F_c \cdot v/c \, (\cos \alpha)$$

F_d = Doppler-frequentieverschuiving
F_e = uitgezonden ultrageluid frequentie
$v \cos \alpha$ = snelheid component van de bloedcellen
c = voortplantingssnelheid van geluid in weefsel (± 1540 m/s)

waarin F = uitgezonden frequentie, c = voortplantingssnelheid van ultrageluid in weefsel (1500 m/s), en cos α = hoek α, waaronder de structuur zich beweegt ten opzichte van de transducer.

Uit het bovenstaande blijkt dat de hoek α bekend dient te zijn voor het meten van de absolute bloedstroomsnelheid. De snelheid van een bloedstroom in een vat zal niet overal even groot zijn; in het algemeen is zij het grootst in het midden van het vat en zal zij naar de vaatwand toe afnemen ten gunste van de ondervonden vaatwandweerstand.

12.3 DOPPLER-APPARATUUR

Doppler-signalen kunnen met twee typen apparatuur verkregen worden: continuous wave (cw) en pulsed wave (pw) Doppler (figuur 12.1). Cw-apparatuur bedient zich van twee piëzo-elektrische kristallen (één om het signaal uit te zenden en één om de terugkerende echo op te vangen) die continu uitzenden en ontvangen. De techniek is niet in staat onderscheid te maken tussen signalen komend van verschillende diepten. Daarom zal men gebruikmaken van patroonherkenning, zowel auditief als visueel. Het bloedstroomprofiel van een vat is namelijk karakteristiek voor dat vat. Pw-apparatuur gebruikt slechts één kristal dat alternerend uitzendt en de terugkerende echo's ontvangt (zoals bij de beeldvormende apparatuur). Het grote voordeel van pw-apparatuur ten opzichte van het cw-apparaat is dat het pw-apparaat in staat is signalen van verschillende diepten te scheiden doordat het mogelijk is een samplevolume gericht in een vat te plaatsen. Door het samplevolume in het vat te verplaatsen, kan een indruk worden verkregen over de bloedstroomsnelheid op alle plaatsen in dat vat (figuur 12.2). De pw-techniek kan worden gecombineerd met tweedimensionale beeldvorming (het zogenoemde duplexsysteem). Op deze wijze wordt het nadeel van cw-apparatuur (geen selectiviteit in het verloop van de ultrageluidbundel) overwonnen. De pw-techniek daarentegen heeft het nadeel dat men niet continu, maar met korte intervallen na elkaar meet. Dit beperkt de maximale bloedstroomsnelheid die men kan meten. Voor toepassing in de verloskunde heeft dit geen consequenties, omdat de maximale bloedstroomsnelheden beperkt zijn.

Naast de cw- en de pw-techniek bestaat er nog de kleuren-Doppler-techniek. De verkregen Doppler-informatie wordt in kleur weergegeven: zo wordt de bloedstroom naar de transducer toe in rood weer-

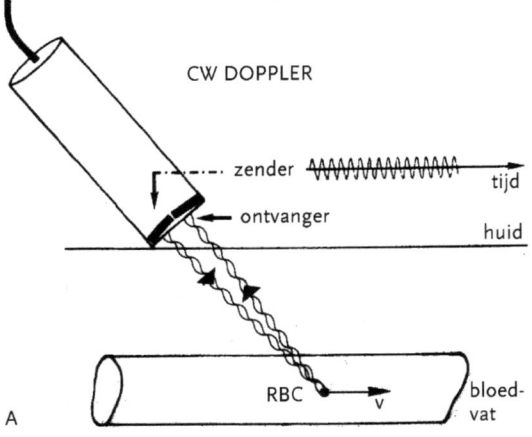

Figuur 12.1 a Diagram van een toepassing van continuous wave Doppler. rbc rode bloedcel, v snelheid. Het uitzendkristal produceert een continue bundel ultrageluid. b Diagram van een toepassing van pulsed wave Doppler. rbc rode bloedcel, v snelheid. Het uitzendkristal produceert bundels ultrageluid met een tussenpoos van 1/prf (pulse repetition frequency).

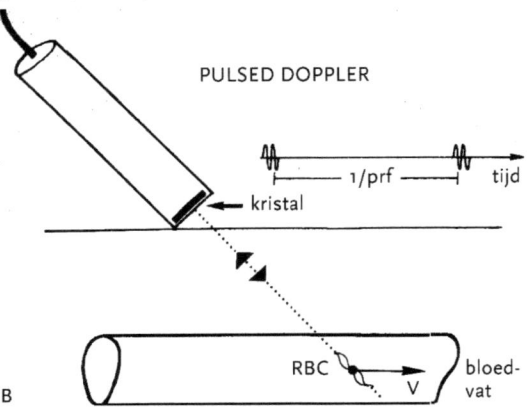

Figuur 12.1 b Diagram van een toepassing van pulsed wave Doppler. rbc rode bloedcel, v snelheid. Het uitzendkristal produceert bundels ultrageluid met een tussenpoos van 1/prf (pulse repetition frequency).

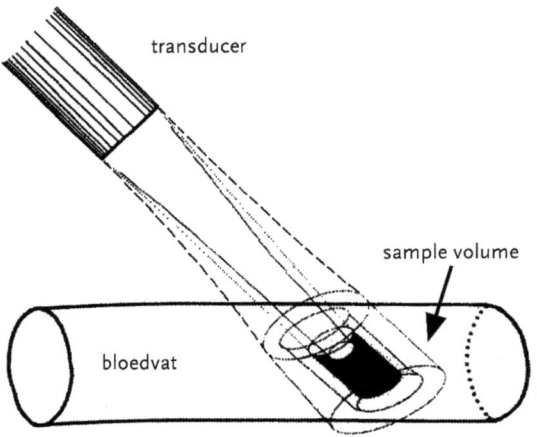

Figuur 12.2 Grootte van het samplevolume in relatie tot de grootte van het vat.

gegeven, die van de transducer af in blauw (figuur 12.3). De snelheid van het bloed wordt in variaties van helderheid afgebeeld.

12.4 HET SIGNAAL

Het verkregen Doppler-signaal van een bloedstroom bestaat uit een compleet frequentiespectrum als gevolg van de verschillende snelheden van de erytrocyten in het betreffende bloedvat. Ook kan eruit worden opgemaakt of er een bloedstroom naar de transducer toe (boven de X-as) dan wel van de transducer vandaan (onder de X-as) is. In het verkregen profiel worden de verschillende frequenties gerepresenteerd door de grijze figuur (figuur 12.4). De hoogste frequenties (snelst stromende deeltjes in het midden van het vat) aan de rand van het signaal, de laagste

Figuur 12.3   Kleuren-Doppler-registratie van de navelstreng. In rood is de bloedstroom in de richting van de transducer weergegeven, in blauw de bloedstroom van de transducer af.

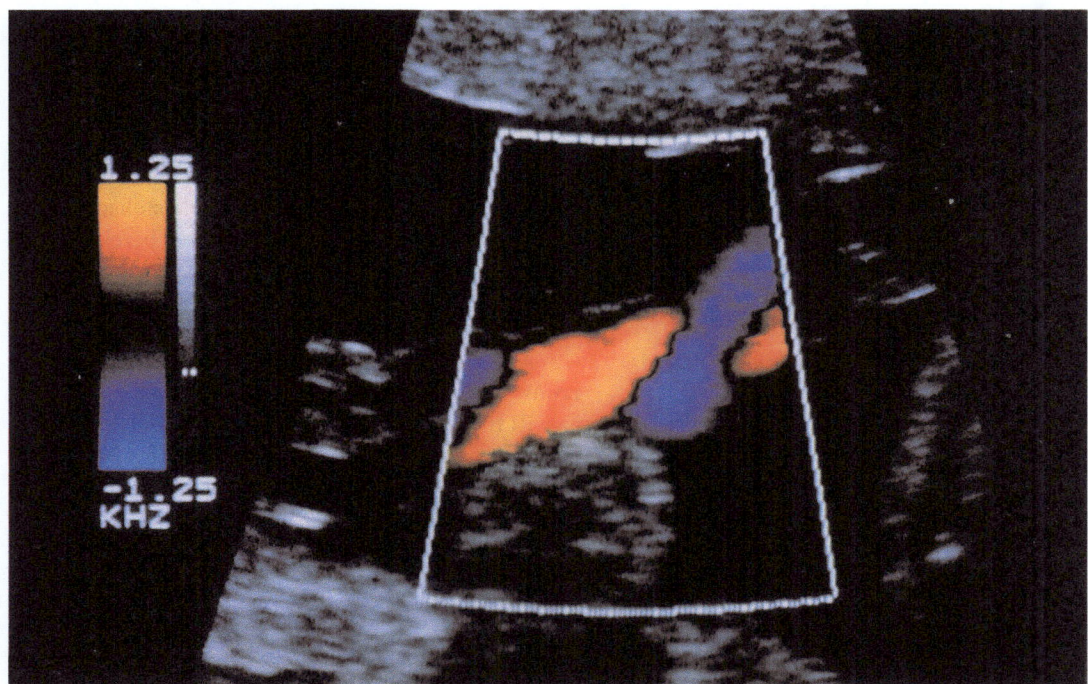

Figuur 12.4   Het frequentiespectrum van een Doppler-signaal van een registratie in de foetale abdominale aorta.

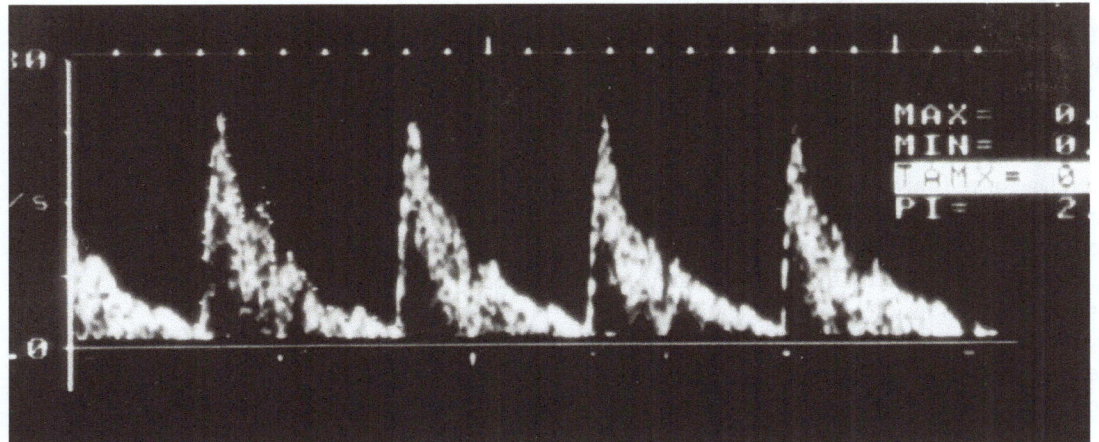

frequenties (bewegingen van de vaatwand) rond de X-as. Men streeft ernaar het betreffende bloedvat zoveel mogelijk centraal (in het midden van het vat) te insoneren; de grootste intensiteit van het Dopplersignaal zal zich dus bevinden aan de rand (maximaal omhullende kromme, max-kromme). Uitgaande van deze max-kromme kan het Doppler-signaal gekwantificeerd worden.

Op elke Doppler-apparatuur functioneert een zogeheten wall-filter. Met het wall-filter kunnen de lage frequenties van het Doppler-spectrum weggefilterd worden, dat wil zeggen de frequenties in het spectrum die zich rondom de X-as bevinden (voornamelijk bewegingen van de vaatwand) en alleen maar verstoring van het spectrum geven. Hier zit echter een addertje onder het gras: bij verminderde einddiastolische bloedstroomsnelheid (bijvoorbeeld in de navelstrengarterie) zou men abusievelijk kunnen denken dat er sprake is van afwezige einddiastolische flow, een situatie die als pathologisch wordt beschouwd. Derhalve dient men zich ervan te vergewissen dat het wall-filter zo laag mogelijk (< 125 Hz) wordt gezet. Overigens bezit het ideale systeem de mogelijkheid om het wall-filter geheel uit te schakelen.

12.5 DE BLOEDSTROOMSNELHEIDSCURVE

Wanneer het meten van de absolute waarde van de maximale bloeddoorstromingssnelheid in een bloedvat het doel van het onderzoek is, dient de hoeka bekend te zijn en ingesteld te worden. De verhouding tussen verschillende componenten (bijvoorbeeld de piek-systolische en de einddiastolische flow) binnen een hartslag is echter onafhankelijk van de insonatiehoek. De vorm van de bloedstroomsnelheidscurve wordt bepaald door een complexe interactie van de voorwaartse bloeddrukgolf met teruggekaatste drukgolven door de perifere weerstand in het distale stroomgebied van het betreffende bloedvat. Als de perifere weerstand hoog is, wordt de voorwaartse drukgolf sterk gereflecteerd, zodat het diastolische deel van de drukgolf sterk wordt gedempt. Dit resulteert in een lage of zelfs afwezige diastolische bloedstroomsnelheid of zelfs een omgekeerde stroomrichting tijdens de diastole. Een lage perifere weerstand daarentegen laat de voorwaartse drukgolf veel minder gedempt door, hetgeen resulteert in een relatief hoge diastolische bloedstroomsnelheid en lage pulsatiliteit. Zowel de maternale zijde van het placentaire vaatbed (uteriene vaten) als de foetale zijde (a.umbilicalis)

worden in de normale humane zwangerschap gekenmerkt door signalen met een lage pulsatiliteit.

De bloedstroompulsatiliteit geeft dus indirecte informatie over de perifere impedantie (weerstand en compliantie) in het distale stroomgebied van een arterie. Benadrukt moet worden dat de pulsatiliteit mede bepaald wordt door onder andere de hartprestatie (drukopbouw), die voornamelijk de systolische fase bepaalt, alsook de hartfrequentie (diastolische uitlooptijd, zie ook verder) en de bloedviscositeit. Het zou een te grove vereenvoudiging zijn om de pulsatiliteit van de bloedstroom zonder meer gelijk te stellen aan de perifere weerstand.

12.6 PARAMETER/INDEX

Het Doppler-signaal kan gekwantificeerd worden aan de hand van de max-kromme. Van de max-kromme kunnen de piek-systolische (A), einddiastolische (B) en de gemiddelde bloedstroomsnelheid berekend worden. Met deze getallen kan de bloedstroomsnelheidscurve als volgt in maat en getal worden uitgedrukt:
– A/B-ratio (Engels: S/D-ratio = systolic/diastolic ratio),
– RI (resistance index, weerstandsindex), een parameter die in wezen dezelfde is als de A/B-ratio (immers: ri = (A–B)/A = $1 - (A/B)^{-1}$),
– PI (pulsatility index, pulsatiliteitsindex = (A–B)/ gemiddelde).

Zie ook figuur 12.5. Op theoretische gronden kan men uit deze drie parameters kiezen voor de PI om de

Figuur 12.5 De definitie van de indices om de snelheidscurve te beschrijven.

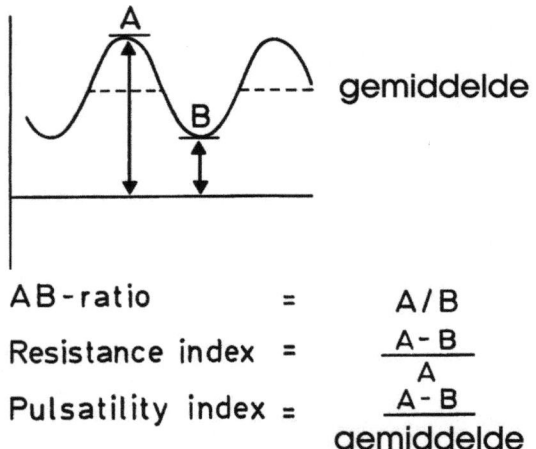

bloedstroomsnelheidscurve te kwantificeren. Wanneer namelijk de vorm van het signaal verandert zonder dat het einddiastolisch niveau verandert, zal zich dat wel reflecteren in het gemiddelde (en derhalve in de PI), en niet in de A/B of de RI. Dit lijkt echter meer een theoretisch voordeel dat weinig voordelen biedt voor de dagelijkse praktijk. Alledrie indices zijn sterk gecorreleerd aan elkaar. De A/B-ratio en de RI hebben allebei een rekenkundig bezwaar. Bij verdwijnen van de einddiastolische bloedstroomsnelheid zal de A/B-ratio exponentieel stijgen (en zelfs oneindig worden als het einddiastolisch niveau verdwijnt), terwijl de RI praktisch gelijk wordt aan 1. In de breuk van alle drie de parameters staat zowel in de teller als de noemer m/s als dimensie. Wanneer deze door elkaar gedeeld worden valt deze weg; daarom zijn de PI, RI en A/B ratio dus dimensie-loos. Bij het meten van een PI hoeft dus geen hoek ingesteld te worden bij het verkrijgen van het signaal, wat wel noodzakelijk is wanneer men geïnteresseerd is in het meten van absolute bloedstroomsnelheden.

Naast de numerieke waarde van de PI (of A/B-ratio, resp. RI) wordt in de klinische praktijk m.b.t. de navelstrengarterie vaak gewerkt met patroonherkenning. Er is al dan niet einddiastolische flow aanwezig, of eventueel zelfs omkering van einddiastolische bloedstroomsnelheid (reversed flow). Beide fenomenen wijzen op ernstige pathologie.

12.7 TOEPASSINGEN

Uteriene vaten

Campbell et al. beschreven als eersten het onderzoek van de maternale placentaire circulatie met behulp van Doppler-ultrageluid.[1] Zij bestudeerden de bloedstroomsnelheidscurven van de subplacentair gelegen aa.arcuatae. Talloze onderzoekers volgden, en bestudeerden de uteroplacentaire circulatie op wisselende plaatsen in de uteriene vaten met behulp van pw- of cw-Doppler. Oosterhof en Aarnoudse bestudeerden de invloed op Doppler-metingen afhankelijk van de plaats van insoneren in de uteriene vaten, alsook de invloed van de placentalokalisatie op de bloedstroomsnelheidscurven.[7] Significant lagere PI-waarden werden verkregen in de aa.arcuatae vlakbij het placentabed in vergelijking met die welke geregistreerd werden ter plaatse van de kruising van a.uterina met a.iliaca externa. Tegenwoordig geeft men er de voorkeur aan pulsed-Doppler-metingen te verrichten in de a.uterina, daar waar deze de a.iliaca externa kruist. Voordelen van deze plaats zijn dat de kruising van a.iliaca interna en a.uterina gemakkelijk te identificeren is door middel van kleuren-Doppler (figuur 12.6). Op deze manier wordt de totale impedantie van de utero-placentaire circulatie weerspiegeld. Slechts bij zeer unilateraal gelokaliseerde placenta's is de PI van de ipsilaterale a.uterina lager dan die van de contralaterale.

Tijdens een wee stagneert door afsluiting van de spiraalarteriën de maternale placentacirculatie

Figuur 12.6 Bloedstroomsnelheidscurve van de a.uterina in de tweede helft van een normale zwangerschap (zie ook figuur 13.2).

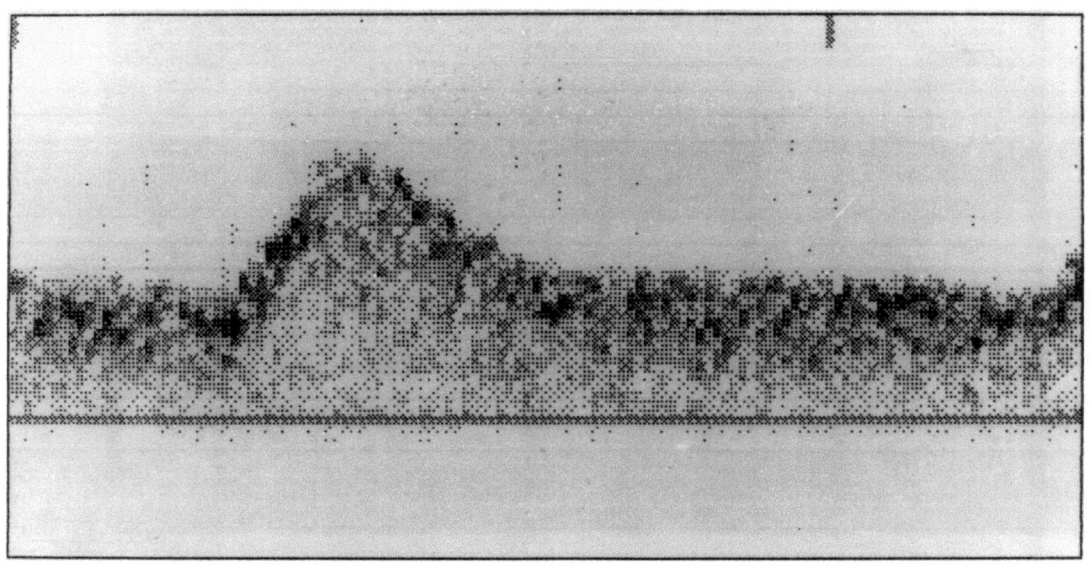

gedurende 30 à 40 seconden, terwijl de umbilicale doorstroming normaal doorgaat. Dit betekent dat men de maternale utero-placentaire circulatie niet tijdens contracties moet bestuderen.

Navelstrengarterie
De navelstrengarterie is het meest bestudeerde vat in de zwangerschap. Met behulp van zowel cw- als pw-Doppler is het gemakkelijk de bloedstroomsnelheidscurve te verkrijgen. Eerst wordt echoscopisch de vrij in het vruchtwater drijvende navelstreng gelokaliseerd. Of men proximaal of distaal in het verloop van de navelstreng meet, is niet erg relevant voor het resultaat. In geval van duplex pulsed-Doppler wordt het samplevolume à vue op het navelstrengvat gepositioneerd. Bij cw-apparatuur wordt de geluidsbundel in de richting van het vat gehouden. Door geringe manipulaties in de positionering van de geluidsbundel (cw) en eventuele bijstelling van de positie van het sample volume (pw), wordt het karakteristieke Doppler-signaal verkregen (figuur 12.7). Wanneer er geen einddiastolische component is, dat wil zeggen deze verdwijnt onder het wall-filterniveau, moet men meerdere pogingen ondernemen om vanuit andere richtingen – met een scherpere insonatiehoek – wel eventueel een einddiastolisch signaal te registreren.

Voorwaarde voor een representatief en kwalitatief goed Doppler-signaal is dat men een steady state-opname verkrijgt van minstens 15 uniforme hartcycli zonder ruis of bewegingsartefacten, waarna men deze procedure tweemaal herhaalt vanuit andere insonatiehoeken (dus drie steady state-opnamen). Een steady state van de foetus betekent afwezigheid van foetale ademhaling en foetale bewegingen (verhoging van de foetale hartfrequentie, inverse relatie met PI). Ook bij een dergelijke procedure blijft er voor de metingen in de navelstrengarterie een intra- en interobservervariatie bestaan van 5-15%. Men neemt aan dat de hoogte van de PI voornamelijk bepaald wordt door de perifere impedantie (weerstand en compliantie) in het placentaire vaatbed, en in veel mindere mate door hartfrequentie, foetale polsdruk en dergelijke. Deze laatste variabelen verklaren de intrafoetale biologische variabiliteit.

De PI in de navelstrengarterie is onafhankelijk van foetale gedragstoestanden en er is geen dagnachtritme. Vanuit klinisch oogpunt kan men stellen dat PI-veranderingen in bloedstroomsnelheidscurven zo groot zijn bij pathologie, dat ze goed onderscheiden kunnen worden van de normale variaties.

Foetale hersenvaten
Het gecombineerde gebruik van realtime- en pulsed-Doppler-apparatuur maakt ook bloedstroomsnelheidsmetingen mogelijk in de hersenvaten. De belangrijkste hersenvaten kan men visualiseren door eerst het vlak te verkrijgen, waarin men de distantia biparietalis (DBP) meet. Door de transducer iets meer naar caudaal te bewegen wordt een transversaal vlak ter hoogte van de thalamus verkregen. Anterior van de thalamus treft men de cirkel van Willis aan met de aftakkingen van de grote hersenvaten (figuur 12.8).

Figuur 12.7   Bloedstroomsnelheidscurve van de a.umbilicalis.

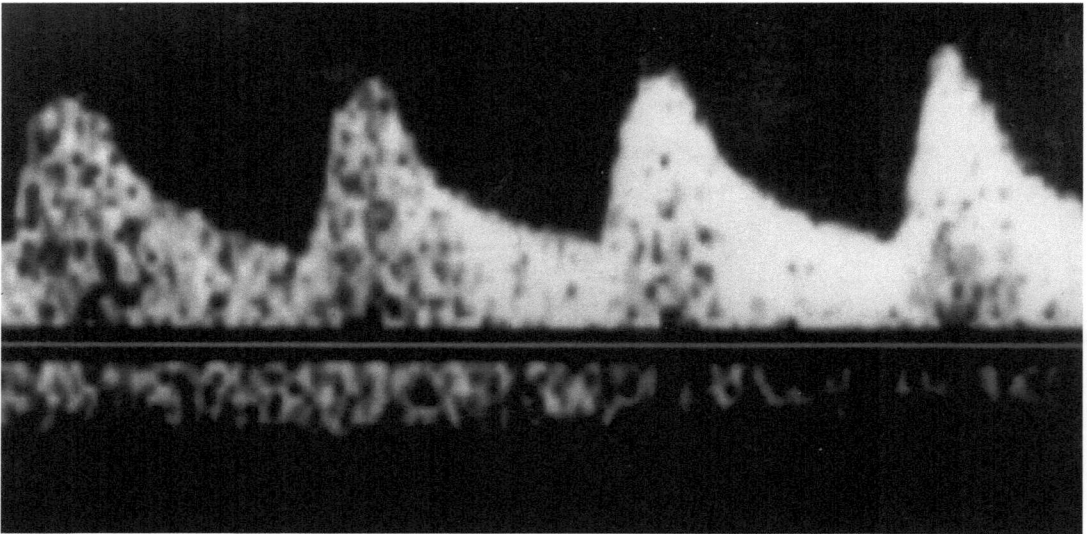

Met name met behulp van kleuren-Doppler is het vrij eenvoudig om behalve in de a.carotis interna ook bloedstroomsnelheidsprofielen te bestuderen in de cirkel van Willis en de grote hersenvaten, zoals de a.cerebri anterior, media en posterior. De a.cerebri media is over een lang, recht traject te vervolgen en is daardoor het gemakkelijkst meetbare hersenvat. De PI in de a.cerebri media is hoger naarmate deze meer distaal gemeten wordt. Ter standaardisering is het derhalve gebruikelijk te meten op 1/3 van de afstand van de oorsprong tot waar de a.cerebri media (dicht tegen de schedel aan), zich verder opsplitst.

Veneuze circulatie

De bloedstroom in de vena umbilicalis pulseert niet en wordt gemoduleerd door foetale ademhalingsbewegingen. Bij meting in een vrijliggende navelstrenglus in het vruchtwater ontstaan veelal pulsaties door voortgeleiding van de pulsaties van de navelstrengarteriën. Beter is het om de vena umbilicalis te meten vlak na inmonding in de foetale buik.

De ductus venosus is de verbinding tussen de vena umbilicalis en de vena cava inferior. Door de plotse afname van het vaatkaliber bij de overgang van vena umbilicalis naar ductus venosus krijgt het veneuze, maar zuurstofrijke bloed, afkomstig uit de placenta, een hoge snelheid. Door deze hoge snelheid en de stroomrichting waarmee het het rechteratrium binnenkomt, stroomt het zuurstofrijke bloed via het foramen ovale naar het linkeratrium, waar het via het linker ventrikel het lichaam van de foetus van zuurstof kan voorzien.

De grote venen, die dicht bij het hart gelegen zijn, hebben geen continue flow (zoals in de vena umbilicalis) maar een pulsatiel patroon door het voortgeleiden van de atriale drukken. De ductus venosus kent twee pieken per hartcyclus; de eerste representeert de systole van de ventrikels (door vooruitstuwing van het bloed), de tweede piek valt samen met het begin van de diastole (snelheidsverhoging in de vene door de aanzuigende werking van de atria), het dal dat daarna komt valt samen met de atriale contractie aan het einde van de diastole (vermindering van de stroomsnelheid door hogere perifere weerstand). De ductus venosus kan met behulp van color Doppler het beste in een para-sagittale doorsnede afgebeeld worden in het verlengde van de v.umbilicalis. Het is vaak te herkennen aan de 'aliasing' in het kleurenspectrum door de hoge bloedstroomsnelheden. Het samplevolume dient daar geplaatst te worden. Als alternatief kan de ductus venosus ook in de transversale abdominale doorsnede opgezocht worden, doch heeft

Figuur 12.8   Kleuren-Doppler-registratie van de cirkel van Willis.

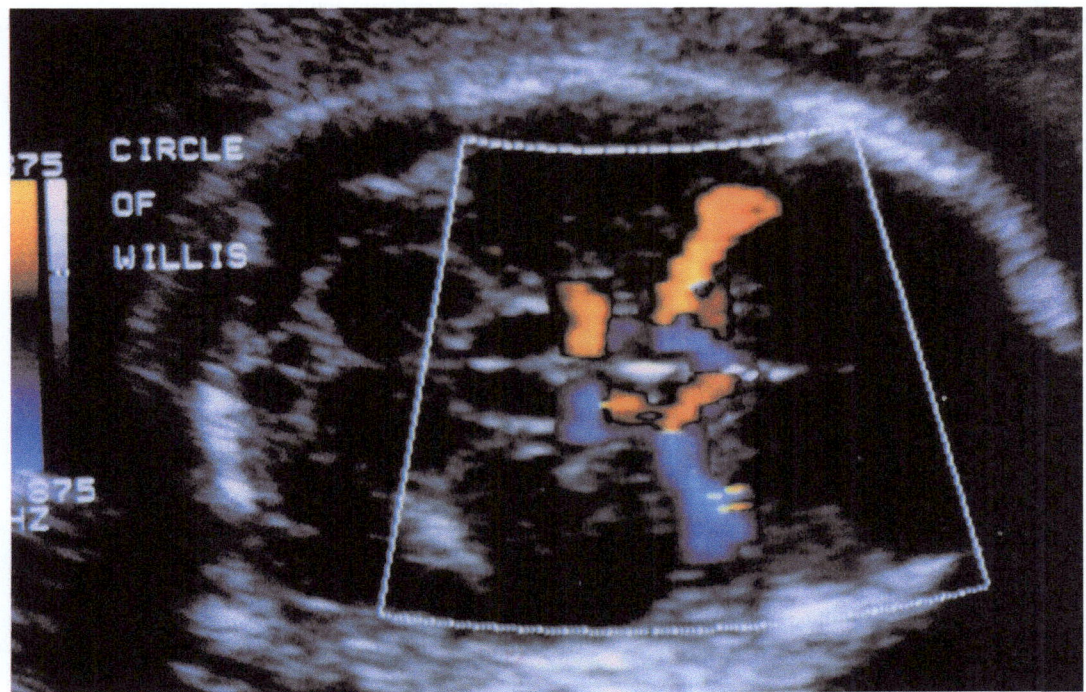

men dan minder goed beeld van de hoek waaronder gemeten wordt.

Andere vaten en het hart

In principe is het mogelijk, afhankelijk van de gebruikte apparatuur, in elk foetaal vat een bloedstroomsnelheidsmeting te doen. In specifieke gevallen en afhankelijk van de klinische vraagstelling worden naast de eerder genoemde vaten ook metingen verricht in de foetale aorta ascendens of descendens, de nierarteriën, de pulmonale arteriën, de a.mesenterica of de a.femoralis.

Vooral de kleuren-Doppler vindt zijn toepassing in de foetale echocardiografie, waarbij naast visuele informatie over de structuur van het hart (kleppen en in- en uitstroomgebieden) ook met behulp van conventionele Doppler informatie verkregen kan worden over de bloedstroom over de vier klepsystemen.

12.8 CONCLUSIE

Met de introductie van Doppler-ultrageluidsapparatuur als medisch diagnostisch middel is het mogelijk geworden informatie te verzamelen over de maternale en foetale circulatie. Bij toepassingen in de verloskundige praktijk dient men zich bewust te zijn van de mogelijkheden, maar ook van de beperkingen van Doppler-ultrageluid. Men dient bekend te zijn met de technische aspecten van de apparatuur waarmee men werkt, zoals wall-filterinstellingen, sample-volume-plaatsing en grootte. Men moet erop letten ultrageluid-artefacten (te hoge wall-filterinstelling en dergelijke) niet te verwarren met (patho)fysiologische processen bij moeder of kind.

LITERATUUR

Campbell S, Griffin DR, Pearce JM, Diaz-Recasens J, Cohen-Overbeek TE, Wilson K, Teague MJ. New Doppler technique for assessing uteroplacental blood flow. Lancet 1983; i: 675-7.

Eik-Nes SH, Brubakk A, Ulstein MK. Measurement of human fetal blood flow. Br Med J 1980; 1: 283-4.

Fitzgerald DE, Drumm JE. Non-invasive measurement of human fetal circulation using ultrasound: a new method. Br Med J 1977; 2: 1450-51.

Gill RW. Pulser Doppler with B-mode imaging for quantative blood flow measurement. Ultrasound Med Biol 1979; 5: 222-35.

Oosterhof H, Aarnoudse JG. Ultrasound pulsed Doppler studies of the uteroplacental circulation. The influence of sampling site and placenta implantation. Gyn Obstet Invest 1992; 33: 75-9.

Wladimiroff JW, Reuwer PJHM. Onderzoek van de foetale en uteroplacentaire perfusie. In van Vugt JMG, Stoutenbeek P, Emanuel MH, Wladimiroff JW (red.). Echoscopie in de Verloskunde en Gynaecologie. Elsevier gezondheidszorg Maarssen, 2005, 223-35.

Wladimiroff JW, Tonge HM, Steward PA, Reuss A. Severe intrauterine growth retardation: assessment of its origin from fetal arterial flow velocity waveforms. Eur J Obstet Gynaecol Reprod Biol 1986; 22: 23-8.

Kiserud T. The Ductus Venosus. Seminars in Perinatology 2001; 25: 11-20.

Baschat AA, Galan HL, Bhide A, Berg C, Kush ML, Oepkes D, Thilaganathan B, Gembruch U, Harman CR. Doppler and biophysical assessment in growth restricted fetuses: distribution of test results. Ultrasound Obstet Gynecol. 2006 Jan; 27(1):41-7.

Luzi G, Coata G, Caserta G, Cosmi EV, Di Renzo GC. Doppler velocimetry of different sections of the fetal middle cerebral artery in relation to perinatal outcome. J Perinat Med 1996; 24:327-34.

13 Interpretatie van Doppler-diagnostiek

P.J.H.M. Reuwer, S.A. Scherjon

13.1 INLEIDING

Doppler-onderzoek heeft geleid tot een beter inzicht in de foetale fysiologie en een meer genuanceerde interpretatie van het klinische begrip 'placenta-insufficiëntie' in relatie tot foetale groeivertraging, en tot meer inzicht in de mogelijkheden van de bedreigde foetus om zich door redistributie van bloedstromen (tijdelijk) aan te passen aan ongunstige omstandigheden.

Voor de dagelijkse praktijk is vooral Doppler-diagnostiek van de navelstrengarteriën van belang. Deze relatief eenvoudige techniek[3] maakt het mogelijk te onderzoeken of de placentacirculatie van de in groei vertraagde foetus nog voldoende reservecapaciteit bezit voor een adequate oxygenatie. De bevindingen bepalen het niveau waarop de foetus bewaakt dient te worden.

Hoewel de klinische consequenties van Doppler-diagnostiek van de foetale hersenvaten in de laatste jaren voldoende is uitgekristalliseerd, is de betekenis van Doppler-diagnostiek van de veneuze circulatie en dan vooral de klinische consequentie daarvan onvoldoende bekend.

13.2 HET KLINISCHE CONCEPT 'PLACENTA-INSUFFICIËNTIE'

Tot voor kort was het klinische begrip 'placenta-insufficiëntie' een indirecte waarschijnlijkheidsdiagnose op basis van manifeste intra-uteriene groeiretardatie (IUGR) en/of foetale nood. Hierbij wordt IUGR veelal gedefinieerd als een geschat foetaal gewicht onder de 10^e percentueel horend bij de zwangerschapsduur. In de kliniek werd IUGR vaak gelijkgesteld met 'placenta-insufficiëntie' en zonder meer geassocieerd met een inadequate placentacirculatie. In het verlengde hiervan wordt het verhoogde risico op hypoxie en acidemie bij IUGR verondersteld. Dit was de argumentatie voor het voorschrijven van klinische bedrust en intensieve foetale bewaking.

Deze benadering is achterhaald door recentere inzichten dat bij IUGR diverse intrinsieke en extrinsieke factoren een rol kunnen spelen, zoals aanlegstoornissen, infecties en intoxicaties, en maternale metabole of circulatoire maladaptatie. De IUGR wordt dan veroorzaakt door een direct negatief effect op de foetus of indirect door beschadiging van de placenta.

De placenta is een uniek en zeer complex orgaan met vele uiteenlopende functies, zoals de nutritieve functie voor de voeding en groei, de respiratoire functie voor de foetale oxygenatie, de endocriene functie voor de maternale metabole adaptatie, de eigen metabole functie, de functie voor afvoer van afvalstoffen, enzovoort. In dit licht is het begrip 'placenta-insufficiëntie' te vaag en te simpel, omdat elke van deze functies afzonderlijk insufficiënt kan zijn. Een bekend voorbeeld is de sterk ondervoede dysmatuur die zonder problemen weeënactiviteit doorstaat en in goede conditie geboren wordt. Het betreft hier een nutritieve placenta-insufficiëntie, met echter een adequate respiratoire functie en dus een normale circulatie. Net als in de longen is immers ook in de placenta een goede circulatie voorwaarde voor adequate gasuitwisseling.

Diverse placentafuncties kunnen falen ondanks een perfecte circulatie, maar omgekeerd zullen bij een belemmerde circulatie alle functies progressief tekort gaan schieten, ook de oxygenatie. Doppler-diagnostiek maakt het voor de clinicus mogelijk deze circulatoire placenta-insufficiëntie te herkennen.

13.3 FYSIOLOGISCHE EN PATHOFYSIOLOGISCHE ACHTERGRONDEN

De adaptatie van de utero-placentaire circulatie
In de normale zwangerschap invadeert de trofoblast de vaatwand van de spiraalarteriën. De trofoblast vernietigt eerst (6-12 weken) de tunica muscularis van

152 FOETALE BEWAKING

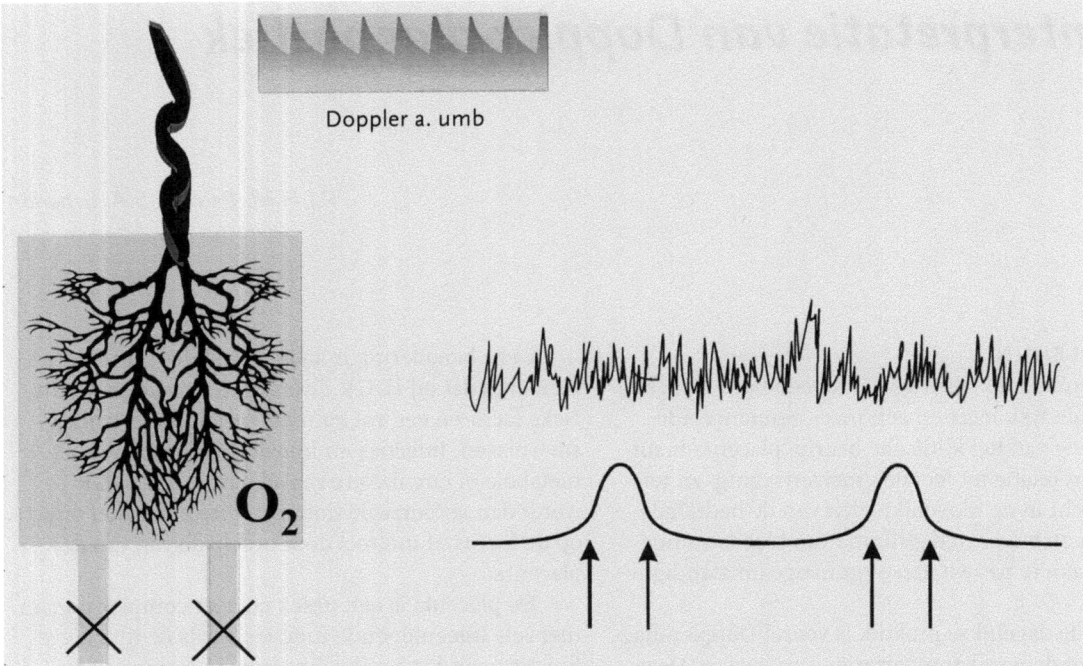

Figuur 13.1 Concept van de circulatoire reservecapaciteit van de placenta. Door de overmaat aan zuurstofrijk intervilleus bloed kan de foetus zich tijdens weeën normaal oxygeneren ondanks de tijdelijke afsluiting van de maternale spiraalarteriën. Met Doppler wordt een normale PI in de navelstrengarteriën gevonden. Onder: Bij volledige afwezigheid van de reservecapaciteit wordt de foetus hypoxisch zodra de maternale circulatie stopt (pijl), en hij herstelt zich pas op het moment dat het intervilleuze bloed wordt ververst (pijl), hetgeen de karakteristieke late deceleratie verklaart. In de navelstrengarteriën wordt er einddiastolisch afwezige of omgekeerde bloedstroom gevonden.

Bij volledige afwezigheid van de reservecapaciteit wordt de foetus hypoxisch zodra de maternale circulatie stopt (pijl), en hij herstelt zich pas op het moment dat het intervilleuze bloed wordt ververst (pijl), hetgeen de karakteristieke late deceleratie verklaart. In de navelstrengarteriën wordt er einddiastolisch afwezige of omgekeerde bloedstroom gevonden.

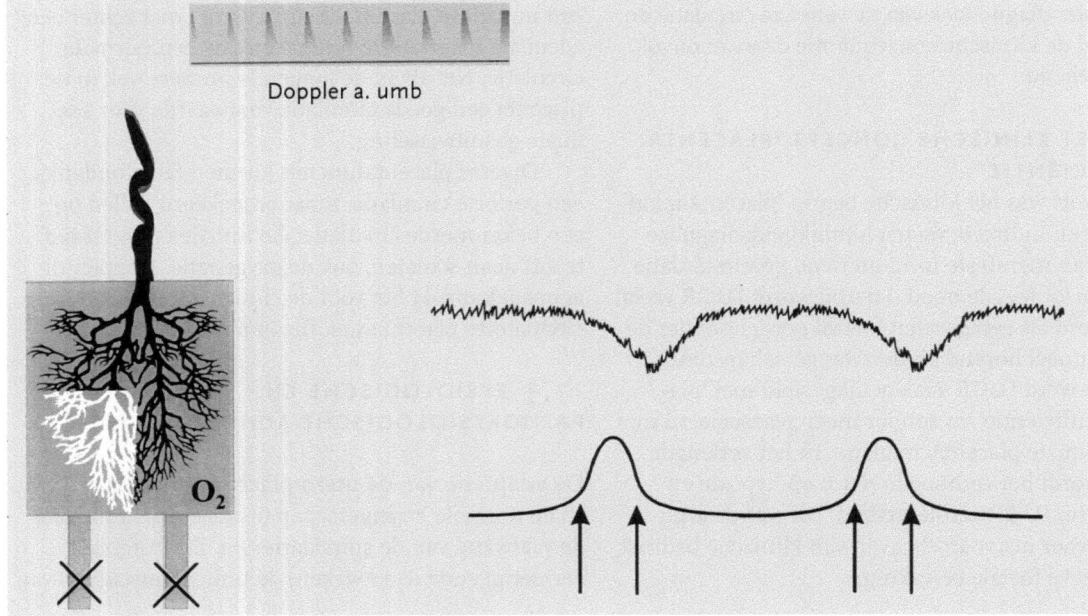

de spiraalarteriën in het myometrium, een proces dat voltooid is bij ongeveer 16-20 weken, waarbij ook het endotheel van de vaatwand wordt vervangen door (endo) vasculair trofoblast. Zo ontstaan er maximaal verwijde buizen met zeer lage weerstand, die een optimale intervilleuze doorbloeding onder lage druk garanderen. Door deze vasodilatatie en in mindere mate door het toegenomen hartminuutvolume neemt de utero-placentaire doorbloeding toe van 50-60 ml/min. in het eerste trimester tot 500-600 ml/min. à terme. Dit garandeert een ruime reservecapaciteit. In feite wordt de maternale placentadoorbloeding enkel bepaald door de systemische bloeddruk.

Deze fysiologische veranderingen blijven soms geheel of gedeeltelijk uit als eerste teken van maladaptie. De trofoblast invadeert dan slechts oppervlakkig het myometrium, waardoor de tunica muscularis van de spiraalarteriën behouden blijft en daarom met vasoconstrictie kunnen blijven reageren op lokale of circulerende vasoactieve stoffen. Dit is het belangrijkste pathofysiologisch substraat op basis waarvan later in de zwangerschap ernstige problemen kunnen ontstaan in de zin van foetale groeivertraging en/of pre-eclampsie. Deze utero-placentaire maladaptatie kan met Doppler-onderzoek van de a.uterina worden aangetoond.

De foetale circulatie

De foetale circulatie wordt gekenmerkt door een hoge hartfrequentie, een hoog hartminuutvolume en een lage bloeddruk. Dit wordt bewerkstelligd door een lage perifere vaatweerstand, zowel in het foetale lichaam als in de foetale placentacirculatie, die circa 50% van het totale bloedvolume uitmaakt. In alle foetale vaten die met Doppler te onderzoeken zijn wordt dan ook een laag weerstandspatroon met relatief hoge diastolische bloedstroomsnelheid gevonden.[1]

In tegenstelling tot andere vaatgebieden bezit de foetale placenta een passieve circulatie; er is geen zenuwinnervatie en er zijn geen arteriolen voor actieve autoregulatie van de placentadoorstroming.

De circulatoire reservecapaciteit van de placenta

De normale foetale groei en oxygenatie worden veiliggesteld door een continue proliferatie van het placentaire capillaire vaatbed, resulterend in een vasculaire reservecapaciteit met brede veiligheidsmarges. Deze circulatoire reservecapaciteit heeft de foetus nodig om normale weeënactiviteit te kunnen doorstaan (figuur 13.1). Tijdens een wee stagneert door afsluiting van de spiraalarteriën de maternale placentacirculatie gedurende 30 à 40 seconden, terwijl de umbilicale circulatie normaal doorgaat. Door de reservecapaciteit bevat het intervilleuze bloed echter zoveel zuurstof dat de foetoplacentaire circulatie zuurstof kan blijven extraheren en het kind tijdens de wee normaal kan blijven oxygeneren. Na de wee wordt het intervilleuze maternale bloed weer ververst.

Insufficiënte intervilleuze flow leidt tot onvoldoende uitrijping van de corresponderende villi of vasculaire obliteraties c.q. placenta-infarcering. Hierdoor neemt de reservecapaciteit van de placentacirculatie af of verdwijnt zelfs geheel. Dit resulteert uiteindelijk in foetale hypoxie en vervolgens acidemie zodra de foetale oxygenatiebehoefte het aanbod door de placenta overschrijdt of zodra uteruscontracties het aanbod verder verslechteren (figuur 10.1).

Doppler-diagnostiek van de navelstrengarteriën maakt het mogelijk om de aan- of afwezigheid van deze circulatoire reservecapaciteit van de placenta aan te tonen.

Redistributie van de foetale circulatie

Bij dreigende hypoxie weet de foetus als een eerste stap evidente hypoxie te vermijden door aanpassing van zijn gedragspatroon en een vermindering van de beweeglijkheid. Hierdoor is de foetus in staat nog enige tijd de vitale functies op peil te houden ondermeer ook door een redistributie van de circulatie ten gunste van hersenen, hart en bijnieren. Veelal treedt er een kenmerkende vermindering op van de urineproductie. Deze bevoordeling van de foetale cerebrale circulatie staat bekend als het 'hersensparend effect' en kan door gecombineerde Doppler-metingen van de aa.umbilicales en de hersenvaten worden aangetoond. Het lijkt daarbij dat het hersensparend effect vooral gunstig is voor de neuro-motorische lange termijn uitkomsten, maar dat er een beperktere bescherming is voor fijnere ontwikkeling neurologische uitkomsten, zoals cognitie.[25]

De ductus venosus heeft een shuntfunctie voor (re)distributiedoeleinden. Onder normale omstandigheden gaat het merendeel van het zuurstofrijke bloed in de v.umbilicalis via de portale levercirculatie naar de rechter foetale harthelft en gaat ongeveer 20-30% via de ductus venosus rechtstreeks via het foramen ovale richting de linker harthelft naar de foetale systemische circulatie. Met behulp van Doppler-onderzoek is ook bij de mens aangetoond dat bij hypovolemie of hypoxie deze shunt in de richting van de systemische circulatie kan toenemen tot 70% van het umbilicale bloed.[14] Op deze wijze speelt de ductus venosus een belangrijke rol bij de (re)distributie van zuurstofrijk bloed in de richting van coronairarteriën en hersenvaten. Bij verdergaande verslechtering van de foetale conditie, gepaard gaande met myocard ischaemie en decompensatie van het foetale hart neemt de pulsatiliteit van de ductus venosus toe, waarbij er kenmerkende negatieve 'a' pieken optreden in het signaal, fig normale ductus venosus/abnormale ductus venosus. Uiteindelijk treden er ook afwijkingen op in het Doppler-patroon van de vena umbilicalis. Daarbij geldt dat hoe verder verwijderd van het hart de veneuze Doppler-afwijkingen gevonden worden, hoe hoger het risico op bijvoorbeeld foetale sterfte is.[16]

Figuur 13.2   Boven: normaal bloedstroomsnelheidsprofiel in de a.uterina. Onder: Bloedstroomsnelheidsprofiel met vroegdiastolische notch, zoals gezien wordt in de vroege zwangerschap, of later bij pathologische zwangerschappen (maladaptatie).

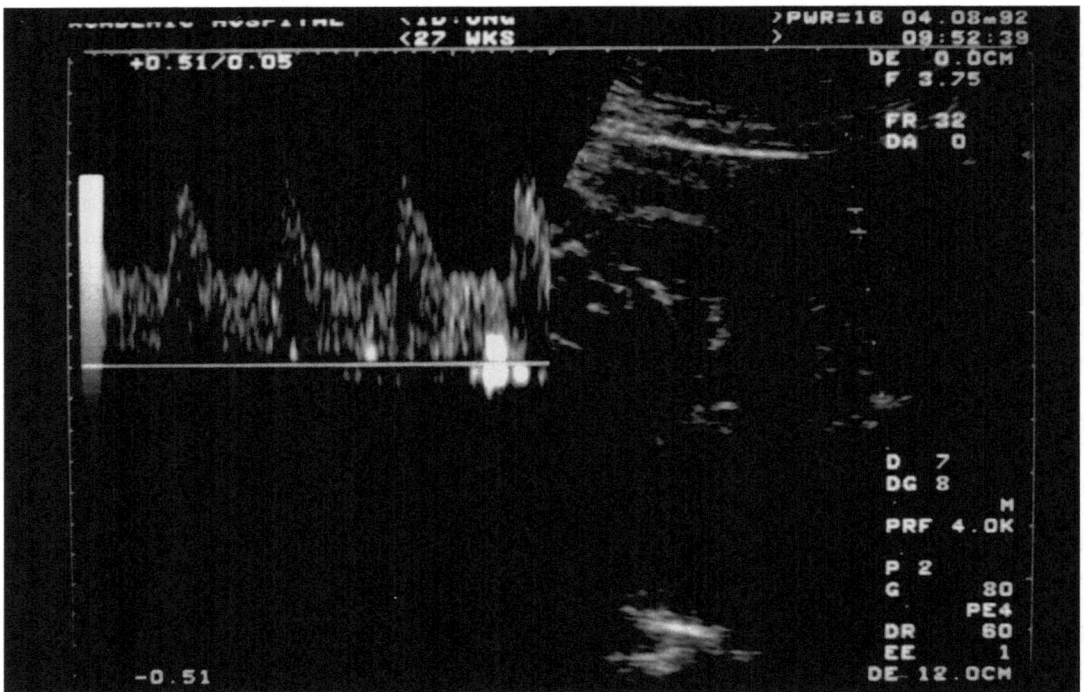

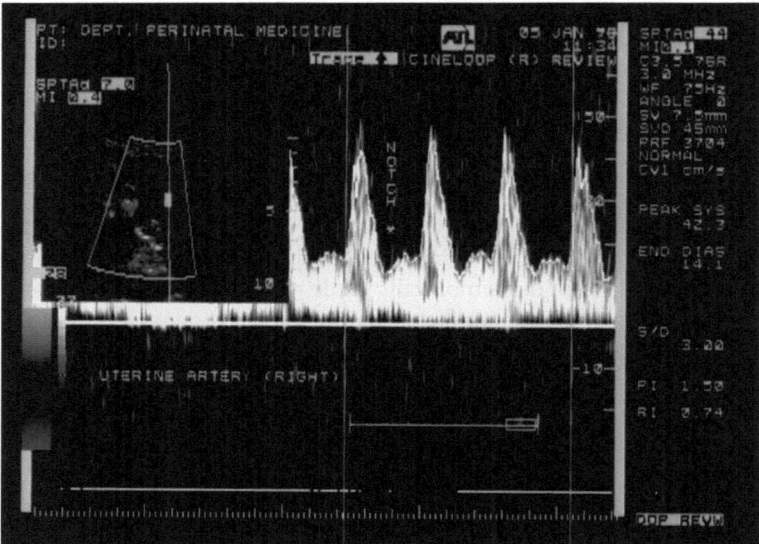

13.4 DE RELEVANTE BLOEDVATEN VOOR DOPPLER-METINGEN

De a.uterina

Buiten de zwangerschap en in het eerste trimester wordt het bloedstroomsnelheidsprofiel in de a.uterina (figuur 13.2) gekenmerkt door een laag einddiastolisch niveau en een vroegdiastolische indeuking ('notch'). Deze notch past bij een relatief hoge perifere weerstand. In de loop van het tweede trimester stijgt het einddiastolisch niveau en is door de lage weerstand het diastolische niveau zo hoog dat het windketeleffect niet meer waarneembaar is en er bijgevolg geen vroegdiastolische notch meer te zien is. Dit lage weerstandspatroon wordt verklaard door een adequate trofoblastinvasie c.q. normale adaptatie.

Het laag blijven van de einddiastolische flow en vooral het persisteren van de vroegdiastolische notch na de 24ᵉ week duidt op een inadequate trofoblastinvasie c.q. maladaptatie. Dit leidt tot een sterk verhoogde kans op groeivertraging en/of hypertensieve complicaties (maladaptatiesyndroom).

De aa.umbilicales

In het verloop van de normale zwangerschap is er een geleidelijke daling van de umbilicale pi, passend bij een continu prolifererend placentavaatbed (zie figuur 13.3, zie tabel 13.1).

Vanuit klinisch oogpunt kan men stellen dat in pathologische omstandigheden de PI-veranderingen zo groot zijn (factor 1,5 à 4) dat ze goed onderscheiden kunnen worden van de normale variaties (5-15%). We spreken pas boven de 3 SD van de referentiecurve van pathologische PI-waarden (figuur 13.3).

Fysiologisch en pathologisch onderzoek en klinische resultaten tonen aan dat normale PI-waarden van de navelstrengarteriën bewijzend zijn voor de aanwezigheid van foeto-placentaire circulatoire reservecapaciteit. De foetus zal dan normale weeënactiviteit kunnen doorstaan, mits er uiteraard geen andere en acute bedreigingen ontstaan zoals navelstrengcompressie, abruptio placentae enzovoort.

Pathologische Doppler-bevindingen (figuur 13.4) passen bij een sterk verhoogde impedantie in de umbilicale circulatie door vasculaire obliteraties of insufficiënte vasculaire uitrijping van de placenta. Er is een aantasting van de circulatoire reservecapaciteit met een verhoogd risico op foetale nood. Deze afwijkende Doppler-patronen worden treden op in het vroege stadium van de circulatoire aanpassing en gaan veelal gepaard zonder kenmerkende CTG-veranderingen. In zeldzame gevallen speelt naast de verhoogde perifere weerstand foetale hyperviscositeit een rol.

Wanneer de einddiastolische bloedstroomsnelheid afwezig is of zelfs verslechtert tot reversed diastolic flow, duidt dit op een dusdanig ernstig circulatoire placenta-insufficiëntie dat deze in vrijwel 100% leidt tot foetale nood.[5] Door het volledig ontbreken van enige reservecapaciteit is een probleemloze vaginale geboorte uitgesloten. De tijdsduur tussen het ontstaan van einddiastolische nulflow of reversed flow en het optreden van foetale nood is echter zeer variabel en kan soms zelfs enkele weken zijn.[5] Het gebruik, in zwangerschappen met een verhoogd risico, van Doppler-onderzoek van de aa.umbilicalis is gerelateerd met afname van het percentage spoedsecties[28,29] en, indien gebruikt in combinatie met de andere vormen van foetale bewaking, ook met een afname van de perinatale sterfte met ruim 30% (Westergaard 2001, Divon 1998, Neilson 1995).[28,22] Deze benadering gaat er vanuit dat Doppler-onderzoek van de aa umbilicalis een indicatie geeft van de na te streven intensiteit van de foetale bewaking, zoals met het CTG ('sort term variability': STV), veneuze Doppler-studies en het biofysisch profiel, die uiteindelijk – naast zwangerschapsduur – van doorslag zijn bij de beslissing tot het uitvoeren van een interventie. Ductus venosus PI (en de STV) zij de parameters die enkele dagen voor de bevalling het meest evident veranderen en daarmee een indicatie vormen voor een verdere verslechteren van de foetale conditie.[14,18] In zwangerschappen gekenmerkt door ernstige IUGR

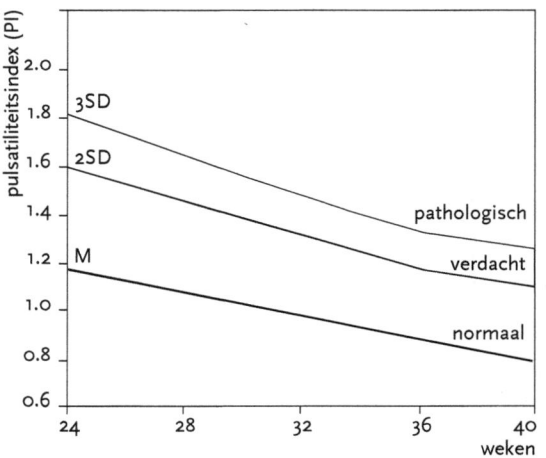

Figuur 13.3 Referentiewaarden voor de pi in de a.umbilicalis: pi < 2 sd normaal; pi < 3 sd verdacht; pi > 3 sd pathologisch.

gaan de veranderingen in de weerstand indices van de arteriële en van de veneuze Doppler vrijwel altijd (90%) vooraf aan een verslechtering van het biofysisch profiel. Opvallend is dat de MCA PI nauwelijks verandert bij een verdere verslechtering van met name de veneuze Doppler-indices, behalve voor het optreden van een intra-uteriene vruchtdood er een ten onrechte geduide 'normalisatie' op kan treden van de MCA PI op basis van een verslechterende cardiale output van de linker hart helft.[10,27] Echter dit volledige beeld van 'sequentiële' Doppler-veranderingen wordt zelden aangetroffen bij IUGR zwangerschappen boven de 32-34 weken.

De foetale hersenvaten

In het tweede trimester van de zwangerschap wordt het bloedstroomsnelheidsprofiel in de hersenvaten gekarakteriseerd door hoge pieksystolische en afwezige einddiastolische stroomsnelheden.[7] Geleidelijk ontstaat een einddiastolische stroomsnelheid. De PI van de arteria cerebri media (ACM) neemt toe tot ongeveer 32 weken, waarna een licht dalend verloop

Figuur 13.4 Voorbeelden van bloedstroomsnelheidsprofielen van de aa.umbilicales in de normale zwangerschap (a, boven) met een einddiastolisch niveau passend bij een normaal lage impedantie en reservecapaciteit van de placentacirculatie; en in een ernstig bedreigde foetus (b, midden) met einddiastolische 0-flow en reversed einddiastolische flow (c, onder), passend bij extreem verhoogde vaatweerstand in de placenta.
(Met dank aan dr. J. van Eyck, die de foto beschikbaar stelde.)

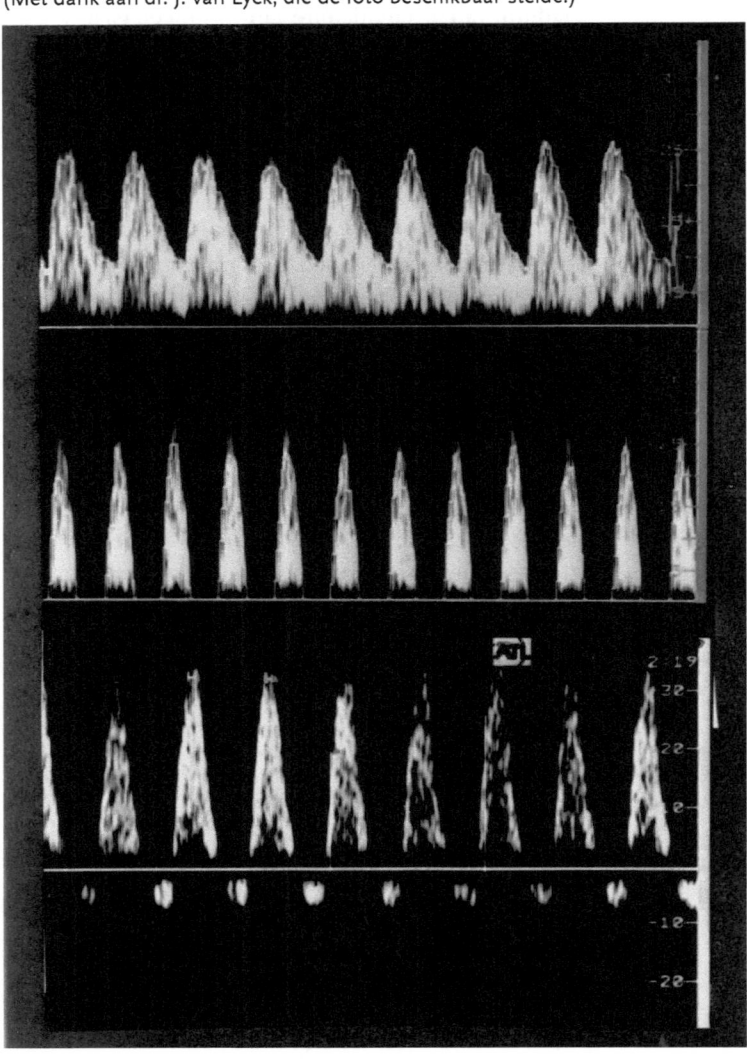

Tabel 13.1 Normale waarden voor PI, AB-ratio en RI (SD) van de a.umbilicalis in het verloop van de normale zwangerschap

Weken	PI		AB		RI	
24	1,18	(0,21)	3,28	(1,03)	0,70	(0,22)
28	1,05	(0,20)	2,87	(0,58)	0,65	(0,13)
32	0,94	(0,19)	2,78	(0,77)	0,64	(0,18)
36	0,85	(0,16)	2,42	(0,34)	0,59	(0,08)
40	0,78	(0,16)	2,22	(0,32)	0,55	(0,08)

optreedt, waarschijnlijk als uiting van toegenomen hersendoorbloeding (figuur 13.5).[9]

Bij foetale groeivertraging is het nog verder doordalen van de PI in de foetale hersenvaten (passend bij extra vasodilatatie in de hersenen) in combinatie met een verhoogde pi in de a.umbilicalis een uiting van het 'hersensparend effect'. De aanpassing van de ACM is een relatief vroeg verschijnsel, soms al 2-3 weken optredend voordat er CTG-afwijkingen zijn.[14] De mate van daling van de PI is echter wel geassocieerd met hypoxie. Indien er bijvoorbeeld door een plotselinge afname van de foetale beweeglijkheid en kenmerkende sinusoïdale veranderingen in het CTG het vermoeden is op een ernstige foeto-maternale verbloeding kan een toename van de peak systolische snelheden in de ACM deze diagnose versterken.[26]

De v.umbilicalis en ductus venosus

Onder fysiologische omstandigheden is de zuurstofrijke bloedstroom in de v.umbilicalis niet pulsatiel. In gevallen van ernstige circulatoire placenta-insufficiën-

tie met arteriële einddiastolische nul- of reversed flow kunnen in de v.umbilicalis pulsaties van de bloedstroom worden waargenomen.[1]

De bloedstroom in de ductus venosus pulseert en Doppler-flow-metrie verschaft enerzijds informatie over de veneuze redistributie van zuurstofrijk bloed afkomstig uit de placenta en anderzijds over veranderingen in de centraal-veneuze drukgradiënt, zoals gezien bij diverse ziektebeelden zoals foetale hydrops, anemie, decompensatio cordis en het 'twin to twin transfusion'-syndroom. Hoewel de klinische implicaties van het veneuze Doppler-onderzoek nog niet volledig zijn uitgekristalliseerd[6] kan het onderzoek bijvoorbeeld van de ductus venosus de obstetricus een meer gedifferentieerd inzicht geven in de foetale aanpassing.[19] Veranderingen in de veneuze Doppler zijn een relatief laat verschijnsel, veel later dan de veranderingen in de arteriële Doppler-signalen. Het percentage negative flow bijvoorbeeld in de ductus venosus heeft een duidelijke relatie met de perinatale morbiditeit (LR 26).

13.5 INDICATIES, INTERPRETATIE EN BELEIDSOVERWEGINGEN

Hoewel er een veelvoud van studies voorhanden is die een verband laten zien tussen afwijkende Doppler-metingen, ongeacht welk vat er bestudeerd is, en een niet optimale perinatale uitkomst, is enige voorzichtigheid op zijn plaats omdat, aangezien bij IUGR de enige behandeling de beëindiging van de zwangerschap is, er een tendens is dat alleen al de diagnose IUGR leidt tot een toename van iatrogene prematuriteit.

Met een meting van de maternale a.uterina rond de 20e à 24e week is screening c.q. vroege diagnostiek naar circulatoire maladaptatie mogelijk; wordt er een persisterende diastolische notch gevonden dan zijn geïntensiveerde poliklinische controles inclusief umbilicale Doppler-metingen gerechtvaardigd.

Foetale Doppler-metingen moeten gezien worden als monitoring op specifieke indicatie; een- of tweemalige screening bij een populatie met een laag risico heeft geen zin.[4]

Doppler-monitoring via de navelstreng om de 1 à 2 weken is geïndiceerd zodra een verhoogd risico op circulatoire placenta-insufficiëntie wordt vastgesteld. Het gaat doorgaans om manifeste foetale groeivertraging, hypertensieve complicaties, een sterk belaste anamnese of afwijkende a.uterina-bevindingen bij 24 weken.

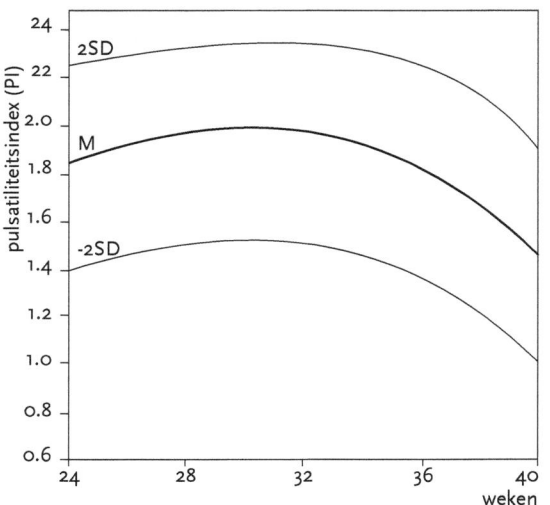

Figuur 13.5 Referentiewaarden voor de pi in de foetale a.cerebri media (± 2 sd).

Normale umbilicale PI-waarden wijzen op voldoende reservecapaciteit van de placentacirculatie; er is geen verhoogd risico op foetale nood in de daaropvolgende week.[5] Foetale groeivertraging op zich is geen opname-indicatie meer zolang de umbilicale PI normaal is. Dit zijn de dysmaturen met nog wel circulatoire reservecapaciteit die in principe probleemloos vaginaal geboren worden. Aanvullend Doppler-onderzoek van andere foetale vaten geeft – bij een normale umbilicale PI – doorgaans geen additionele informatie. Bij vermeende IUGR doet Doppler-onderzoek van de aa. umbilicalis in vergelijking met het CTG het aantal onnodige momenten van foetale bewaking afnemen, terwijl er tevens een afname is van het aantal opnames, inleidingen en spoedsectio's[4,17]; dit alles bij een gelijkblijvende perinatale uitkomst.

Zodra de umbilicale PI duidelijk pathologisch wordt, is er sprake van aantasting van de circulatoire reservecapaciteit. Er is nu een strikte opname-indicatie voor cardiotocografische bewaking. Nadert de à terme termijn, dan valt – afhankelijk van de rijpheid van de cervix – een oxytocinestress-test te overwegen om te zien of er nog voldoende circulatoire reserve over is om weeën te kunnen doorstaan, alvorens te besluiten tot priming/inleiding van de baring.

De extreem pathologische einddiastolische nul- of reversed flow in de navelstrengarteriën is relatief zeldzaam en wordt meestal gezien bij zeer vroege en ernstige pre-/dysmaturiteit (foetus < 1500 gram). Een dergelijke combinatie rechtvaardigt corticosteroïdmedicatie ter foetale longrijping en een tijdige overplaatsing naar een perinatologisch centrum, voordat foetale nood acuut ingrijpen noodzakelijk maakt.

In het derdelijns centrum kan aanvullend onderzoek van de hersenvaten en ductus venosus aantonen dat circulatoire redistributie als compensatiemechanisme plaatsvindt. Afwijkende ductus venosus velocities hebben aanmerkelijk betere positief voorspellende waardes dan bijvoorbeeld een oxytocinestress-test en deze laatste blijkt, indien toegepast tezamen met de Ductus venosus Doppler-onderzoek geen onafhankelijk voorspellende waarde meer te hebben.[15] Hoe lang en in welke mate deze adaptatie hypoxische beschadiging van het foetale cerebrum en hart kan voorkomen staat ter discussie. Het interval tussen het ontstaan van het fenomeen redistributie en hypoxisch/acidemische afwijkingen op het CTG kan weken bedragen. Het verdwijnen van de redistributiefunctie (het hersensparend effect) is een omineuze fenomeen dat geïnterpreteerd wordt als decompensatie van het systeem met hartfalen en/of hersenoedeem.[20]

Einddiastolische nul of reversed flow in de aa. umbilicales is een harde indicatie voor onderzoek naar congenitale afwijkingen die in 8 à 10% van de gevallen worden gevonden.[3] Omgekeerd lijden de meeste chromosomaal afwijkende kinderen aan een ernstige circulatoire placenta-insufficiëntie, waardoor ze vaak al intra-uterien overlijden. Ook het omgekeerde is echter waar, bij een ernstige IUGR zonder Doppler-afwijkingen in de aa. umbilcalis moet aan een chromosomale afwijking, zoals trisomie 18 of 13 gedacht worden.

In de bijzondere situatie van een bloedgroepen immunisatie, zowel op basis van Rhesus D antistoffen als bij een Kell immunisatie, is een toename van de piek systolische snelheden in de ACM de meest gevoelige maat voor het aantonen van een foetale anemie.[11,13] Hierbij worden veelal de normaal curve gehanteerd zoals gepubliceerd door Mari in 2000.

13.6 KANTTEKENINGEN

Validiteit van Doppler-diagnostiek

Bij de evaluatie van een diagnostische test bepaalt men bij voorkeur de validiteit in termen van sensitiviteit en specificiteit. Omdat er echter geen gouden standaard of vervangende uitkomstparameter is voor de functionele conditie van de placentacirculatie, is de bepaling van de validiteit van Doppler-diagnostiek in feite onmogelijk. Verscheidene onderzoekers hebben als alternatief gekeken naar de validiteit van Doppler ten aanzien van de detectie van IUGR. De sensitiviteit varieert tussen de 30 en 90%, onder andere afhankelijk van de definitie voor IUGR en de gekozen Doppler-grenswaarden. Aangezien inmiddels duidelijk is dat IUGR vele andere oorzaken kan hebben dan placenta-insufficiëntie en bovendien de nutritieve dysfunctie geen relatie hoeft te hebben met de placentacirculatie, zijn dergelijke onderzoeken zinloos gebleken.

Indien een gouden standaard ontbreekt kan men de informatieve waarde van een test enkel onderzoeken door – blind voor de clinici – de diagnostische test uit te voeren en achteraf – blind voor de uitslagen van de test – de foetale uitkomst uitvoerig te evalueren. Dergelijk prospectief blind onderzoek heeft uitgewezen dat navelstreng-Doppler-onderzoek, mits gebruikt als wekelijkse monitoring bij IUGR, accuraat foetale nood op basis van circulatoire placenta-insufficiëntie voorspelt.⁶ Verscheidene onafhankelijke onderzoekers hebben – in overigens niet-geblindeerde studies – het omineuze karakter van einddiastolische nul- of reversed flow bevestigd. Daarbij is de ernst van de Doppler-afwijkingen proportioneel gerelateerd aan het verhoogde risico op acidemie en hypoxie en met slechtere perinatale uitkomsten.³

Op grond van de cumulatieve ervaring kan men stellen dat de sensitiviteit – c.q. het vermogen om foetale nood te voorspellen als die werkelijk zal optreden – bij einddiastolische nul of reversed flow vrijwel 100% is. De specificiteit – of het vermogen om bij IUGR foetale nood in de daaropvolgende week uit te sluiten – benadert bij een normale umbilicale PI ook de 100% voor zover het foetale nood op basis van circulatoire placenta-insufficiëntie betreft; foetale nood door andere oorzaken zoals sepsis, anemie, navelstrengcompressie of placentaloslating wordt uiteraard niet door Doppler voorspeld. In deze context is het belangrijk zich te realiseren dat in de meerderheid van de gevallen van foetale hypoxie durante partu navelstrengcompressie de oorzaak is; de kinderen zonder circulatoire reservecapaciteit vallen al eerder – voor of tijdens de eerste contracties – door de mand.

Moment van interventie
Doppler-metingen in de navelstrengarteriën informeren over de conditie van de placentacirculatie, maar niet over de actuele conditie van het kind. Een kleine pre-/dysmatuur met relatief weinig massa (bijvoorbeeld < 1500 gram) kan een tijd einddiastolische nulflow verdragen en hoeft nog niet hypoxisch te zijn. Een groter kind daarentegen met meer massa (bijvoorbeeld > 2000 gram) heeft relatief meer umbilicale circulatie nodig en kan al in oxygenatieproblemen komen bij pathologische PI-waarden, terwijl er nog wel einddiastolische flow aanwezig is.

In principe dient een bedreigde in groei vertraagde foetus geboren te worden voordat foetale hypoxemie optreedt, maar de impliciete risico's van de vroeggeboorte dienen in ieder individueel geval te worden afgewogen. In dit verband is de zwangerschapsduur vooralsnog de belangrijkste prognostische factor voor de perinatale morbiditeit en mortaliteit. Bij oligohydramnion kan Doppler-onderzoek van de arteria umbilicalis van waarde zijn bij het inschatten van het risico op het optreden van foetale nood, waarbij een afwijkende PI in de arteria umbilicalis een goede reden is om de foetale bewaking te intensiveren.²¹

Kijkt men naar de tijdsvolgorde van afwijkende foetale parameters bij verslechterende foetale conditie (zie ook hoofdstuk 6), dan blijkt dat de meest gangbare foetale bewakingstechnieken pas in een laat stadium aangeven dat er sprake is van hypoxemie. Anderzijds kan het nog dagen en soms nog verscheidene weken duren voordat een foetus met afwijkende Doppler-uitslagen hypoxisch wordt. Van belang is de constatering dat in de meeste gevallen van einddiastolische nul- of reversed flow sprake is van ernstige prematuriteit en dat substantiële verlenging van de zwangerschapsduur cruciale winst kan betekenen. Interventie alleen op basis van einddiastolische nul flow in de navelstreng dient in dergelijke gevallen als te vroeg worden beschouwd. Het optimale tijdstip van interventie bij deze ernstig bedreigde kinderen dient de resultante te zijn van zwangerschapsduur, maternale conditie en diverse parameters die de foetale conditie weergeven zoals onder meer CTG, foetale groei, foetale bewegingen, hoeveelheid vruchtwater en longitudinaal Doppler-onderzoek van de foetale hersenvaten en de ductus venosus als maat voor compensatoire redistributie of decompensatie. Dit wordt als zodanig ook bevestigd door de uitkomsten van de GRIT studie in 2004, die liet zien dat, hoewel de winst in zwangerschapsduur bij een afwachtend beleid slechts gering was, slechts 4 dagen, het langer afwachten van voordeel lijkt te zijn.

Concluderend is Doppler slechts een onderdeel van de diverse parameters die het tijdstip van interveniëren zullen bepalen.

13.7 CONCLUSIES

Mede door Doppler-onderzoek is meer inzicht verkregen in het begrip 'placenta-insufficiëntie' en de aanpassingsmogelijkheden van de foetus aan verslechterende omstandigheden.

De eerste aanpassing aan een ongunstige omgeving, al dan niet van placentaire oorsprong, is vertraging in de foetale groei. De meeste kinderen met (relatief late) asymmetrische groeivertraging hebben nog voldoende circulatoire reservecapaciteit in de placenta, hetgeen blijkt uit een normale navelstreng-PI, en uit het feit dat zij probleemloos weeënactiviteit doorstaan. De groeivertraging kan gezien worden als gevolg van, of aanpassing aan ongunstige factoren, zoals onder andere chronische intoxicaties (CO, nicotine) of onvoldoende nutriëntentransport door de placenta. Mogelijk is er dan wel een 'nutritieve placenta-insufficiëntie', maar zeker geen 'circulatoire placenta-insufficiëntie', gezien de afdoende reservecapaciteit.

Hoe ernstiger en vroeger in de zwangerschap de ongunstiger omstandigheden gelden, des te groter de kans is dat de circulatoire reservecapaciteit wordt aangetast. Dit is aan te tonen door een verhoogde navelstreng-PI. Pas dan kunnen we spreken van een 'circulatoire placenta-insufficiëntie' met risico op foetale hypoxemie/acidemie. Vanwege het gebrek aan circulatoire of oxygenatie-reservecapaciteit zal het kind zich aanpassen door zijn bewegingen in frequentie en kracht te verminderen. Het kind beschermt zijn vitale organen door redistributie van de circulatie, hetgeen met Doppler-onderzoek van de foetale a.cerebri en de ductus venosus kan worden aangetoond.

Met name door de informatie over de reservecapaciteit van de placentacirculatie biedt Doppler-onderzoek de mogelijkheid tot betere inschatting van het vereiste foetale bewakingsniveau. Op zichzelf is Doppler-diagnostiek ongeschikt om het optimale tijdstip van interventie te bepalen. Doppler is geen kristallen bol maar een van de relevante methoden van foetale bewaking.

LITERATUUR

Bom N, Hoeks APG, Ligtvoet CM. Technische en fysische principes van ultrageluid. In: Stoutenbeek P, Vugt JMG van, Wladimiroff JW, red. Echoscopie in de gynaecologie en obstetrie. Utrecht: Bunge, 1997.

Copel JA, Reed KL, eds. Doppler ultrasound in obstetrics and gynecology. New York: Raven, 1994.

Karsdorp PHM, Vugt JMG van, Geijn HP van, Kostense PJ, Arduini D, Montenegro N, Todros T. Clinical significance of absent or reversed end diastolic velocity waveforms in the umbilical artery. Lancet 1994; 344: 1664-8.

Omtzigt AWJ. Clinical value of umbilical Doppler velocimetry – a randomized controlled trial. Academisch proefschrift. Universiteit Utrecht 1990.

Reuwer PJHM en Eijck J van. Foetale en uteroplacentaire circulatie. In: Stoutenbeek P, Vugt JMG van, Wladimiroff JW, red. Echoscopie in de gynaecologie en obstetrie. Utrecht: Bunge, 1997.

Reuwer PJHM, Symons EA, Bruinse HW. Intra-uterine growth retardation: prediction of perinatal distress by Doppler ultrasound. Lancet 1987; ii: 415-8.

Wladimiroff JW, Wijngaard JAGW van den, Degagni S, Noordam MJ, Eyck J van, Tonge HM. Cerebral and umbilical arterial bloodflow velocity waveforms in normal and growth retarded pregnancies. Obstet Gynecol 1987; 69: 705-9.

Almström H, Axelsson O Cnattingius S, Ekman G, Maesel A, Ulmsten U, Arstrom K, Marsal K.. Comparison of umbilical artery velocimetry and cardiotocography for surveillance of small for gestational age fetuses. Lancet 1992; 340: 936-940.

Bahlmann F, Reinhard I, Krummenauer F, Neubert S, Macchiella D, Wellek S. Blood flow velocity waveforms of the fetal middle cerebral artery in a normal population: reference values from 18 weeks to 42 weeks of gestation. J Perinat Med 2002; 30: 490-501.

Baschat AA, Gembruch U, Harman CR. The sequence of changes in Doppler and biophysical parameters as severe fetal growth restriction. Ultrasound Obstet Gynecol 2001; 18: 571-577.

van Dongen H, Klumper FJCM, Sikkel E, Vandenbussche FPHA, Oepkes D. Non-invasive tests to predict anemia in Kell-alloimmunized pregnancies. Ultra-sound Obstet Gynecol 2005; 25: 341-345.

Dubiel M, Gudmundsson S, Thuring-Jonsson A, Maesel A, Marsal K. Doppler velocimetry and nonstress test for predicting outcome of pregnancies with decreased fetal movements. Am J Perinatol 1997; 14: 139-144.

Dukler D, Oepkes D, Seaward G, Windrim R, Ryan G. Noninvasive tests to predict anemia: a study comparing Doppler and ultrasound parameters. Am J Obstet Gynecol 2003; 188: 1310-1314.

Ferrazzi E, Bozzo M, Rigano S, Belotti M, Morabito A, Pardi G, Battaglia FC, Galan HL. Temporal sequence of abnormal Doppler changes in the peripheral and central circulatory systems of the severely growth-restricted fetus. Ultrasound Obstet Gynecol 2002; 19: 140-146.

Figueras F, Martinez JM, Puerto B, Coll O, Carach V, Vanrell JA. Contraction stress test versus ductus venosus Doppler evaluation for the prediction of adverse perintal outcome in growth-restricted fetuses with non reassuring non-stress test. Ultrasound Obstet Gynecol 2003; 21: 250-255.

Gramellini D, Piantelli G, Verrotti C, Fieni S, Delle Chiaie L, Kaihura C. Doppler velocimetry and non stress test in severe fetal growth restriction. Clin Exp Obstet Gyn 2001; 28: 33-39.

Haley J, Tuffnell DJ, Johnson N. Randomised controlled trial of cardiotocography versus umbilical artery Doppler in the management of small for gestational age fetuses. BJOG 1997; 104: 431-435.

Hecher K, Bilardo CM, Stigter RH, Ville Y, Hackelöer BJ, Kok HJ, Senat MV, Visser GHA. Monitoring of fetuses with intrauterine growth restriction: a longitudinal study. Ultrasound Obstet Gynecol 2001; 18: 564-570.

Hofstaetter C, Gudmundsson S, Hansmann M. Venous Doppler velocimetry in the surveillance of severely compromised fetuses. Ultrasound Obstet Gynecol 2002; 20: 233-239.

Konje JC, Bell SC, Taylor DJ. Abnormal Doppler velocimetry and blood frlow volume in the middle cerebral artery in very severe intrauterine growth restriction: is the occurrence of reversal of compensatory flow too late? BJOG 2001; 108: 973-979.

Lombardi SJ, Rosemond R, Ball R, Entman SS, Boehm FH. Umbilical artery velocimetry as a predictor of adverse outcome in pregnancies complicated by oligohydramnios. Obstet Gynecol 1989; 74: 338-341.

Neilson JP, Alfirevicz A. Doppler ultrasound in high-risk pregnancies In: Keirse MJNC, Renfrew MJ, Neilson JP Crowther C (ed). Pregnancy and Childbirth module: Cochrane Pregnancy and Childbirth Databse. Cochrane Collaboration, Issue 2. Oxford: Update Software 1995.

Nienhuis SJ, Zusterzeel NM, Hoogland HJ Routine clinical policy and application of Doppler measurements in suspected intrauterine growth retardation in university hospitals in the Netherlands. Eur J Obstet Gynecol Reprod Biol 1994; 56: 31-36.

Omzigt AM, Reuwer PJ, Bruinse HW. A randomized controlled trial on the clinical value of umbilical Doppler velocimetry in antenatal care. Am J Obstet Gynecol 1994; 170: 625-634.

Scherjon S, Briet J, Oosting H, Kok J. The discrepancy between maturation of visual-evoked potentials and cognitive outcome at five years in very preterm infants with and without hemodynamic signs of fetal brain sparing. Pediatrics 2000; 105: 385-391.

Sueters M, Arabin B, Oepkes D. Doppler sonography for prediction of fetal anemia caused by massive fetomaternal hemorrhage. Ultrasound Obstet Gynecol 2003; 22: 186-189.

Weiner Z, Farmakides G, Schulman H, Casale A, Itskovitz Eldor J, Central and peripheral hemodynamic changes in fetuses with absent end-diastolic velocity in umbilical artery: correlation with computerized fetal heart rate pattern. Am J Obstet Gynecol 1994; 170: 509-515.

Westergaard HB, Langhoff-Roos J, Lingman G, Marsál K, Kreiner S. A critical appraisal of the use of umbilical artery Doppler ultrasound in high-risk pregnancies: use of meta-analyses in evidence-based obstetrics. Ultrasound Obstet Gynecol 2001; 17: 466-476.

Williams KP, Farquharson DF, Bebbington M, Dansereau J, Galerneau F, Wilson RD, Shaw D, Kent, N. Screening for fetal well-being in a high risk pregnant population comparing the nonstress test with umbilical artery Doppler velocimetry: a randomized controlled clinical trial. Am J Obstet Gynecol 2003; 188: 1366-1371.

14 Microbloedonderzoek

Techniek en interpretatie

P.P. van den Berg, G.H.A. Visser

14.1 INLEIDING

In 1962 introduceerde Saling een methode ter controle van de foetale oxygenatie tijdens de partus.[8] Hij beschreef een techniek waarbij uit het voorliggende foetale deel (meestal de behaarde hoofdhuid, de 'scalp') enkele druppels bloed werden afgenomen ter bepaling van het foetale zuur-base-evenwicht. Deze techniek werd bekend als microbloedonderzoek (MBO). Onvoldoende foetale perfusie (oxygenatie) leidt tot accumulatie van kooldioxide en acidose. Bij een langdurige hypoxie zal door middel van anaërobe glycolyse de energievoorziening in de cel in stand worden gehouden. Dit leidt tot een overproductie van melkzuur dat een metabole acidose tot gevolg heeft. Door buffering van deze acidose ontstaat een base-tekort (base-deficit).

Adamson et al. onderzochten bij foetale apen de relatie tussen zuur-base-parameters in foetaal bloed verkregen uit de hoofdhuid en bloed uit de a.carotis en vonden een goede correlatie tussen beide.[1] Andere onderzoekers, waaronder Saling, vonden een goede correlatie tussen pH en bloedgassen in 'scalp'-bloed en bloed verkregen uit de navelstrengarterie en vene. Normale waarden voor de pH in het foetale 'scalp'-bloed tijdens de partus in geval van een normaal cardiotocogram (CTG) werden gepubliceerd door Saling, Kubli en Beard (tabel 14.1). Op basis van deze gegevens werd een foetale acidose gedefinieerd als een pH beneden 7,20.

Tegelijkertijd met de invoering van het MBO in de jaren zestig werd het mogelijk het foetale hartfrequentiepatroon te registeren met behulp van cardiotocografie. Het nemen van een foetaal bloedmonster werd vanaf het begin vooral toegepast om bij CTG-afwijkingen tijdens de bevalling te onderzoeken of er werkelijk sprake was van foetale hypoxemie. In het begin van de jaren zeventig werden beide technieken geïntroduceerd in de Nederlandse academische ziekenhuizen.

In tegenstelling tot het CTG, dat alom geaccepteerd en gebruikt wordt, is het MBO nooit echt populair geworden. Redenen hiervoor zouden kunnen zijn dat het afnemen van een bloedmonster enige oefening vereist en een goede logistiek voor het bepalen van het bloedmonster. Voor de barende is het een onplezierige handeling. Onvoldoende opleiding en ontbreken van de vereiste infrastructuur leiden ertoe dat op veel verloskamers uitsluitend wordt gevaren op het CTG als methode ter controle van de foetale conditie.

14.2 FOETALE BEWAKING MET CTG EN MBO

De voorspellende waarde van een normaal CTG is zowel antepartum als tijdens de ontsluiting en uitdrijving hoog en impliceert een normale foetale oxygenatie. Dit is niet het geval indien het foetale hartfrequentiepatroon afwijkend is. Hierbij kan er sprake zijn van hypoxemie, maar in de meeste gevallen is de foetale conditie goed. De hoge incidentie van CTG-afwijkingen tijdens de partus (tot 90%) suggereert een groot aantal fout-positieve waarnemingen. Interpretatie van intrapartum CTG's blijkt bovendien moeilijk met grote intra- en interindividuele verschillen, zelfs tussen zogenoemde 'experts'.[4] Daarom wordt geadviseerd cardiotocografie als screeningsmethode te gebruiken en in geval van afwijkende CTG-patronen een foetaal bloedmonster af te nemen ter verificatie van de foetale conditie.[3,9]

Negen gerandomiseerde onderzoeken hebben de effectiviteit van foetale bewaking met behulp van cardiotocografie vergeleken met bewaking door middel van intermitterende auscultatie.[5] Bij zes van deze onderzoeken werd op indicatie tevens gebruik gemaakt van MBO, terwijl deze techniek in de overige drie onderzoeken niet voorhanden was. Foetale bewaking met behulp van het CTG blijkt durante partu tot een stijging van sectio caesarea te leiden. Dit is vooral uitgesproken indien geen gebruikgemaakt wordt van

164 FOETALE BEWAKING

Tabel 14.1 Normale waarden voor pH in foetaal bloed

auteur		aantal patiënten	ontsluiting < 5 cm	ontsluiting > 5 cm	uitdrijving	a. umbilicalis	v. umbilicalis
Saling 1964	gemiddelde	77	7.31	7.31	7.28	7.24	7.30
	laagste waarde		7.23	7.21	7.14	7.09	7.15
Kubli 1966	gemiddelde	77	7.36	7.30	7.27	7.24	7.31
	laagstewaarde		7.27	7.20	7.14	7.13	7.21
Beard 1967	gemiddelde	26	7.29	7.28	7.24	7.24	7.31
	laagstewaarde		7.19	7.18	7.15	7.13	7.21

Figuur 14.1   G2P1, 40 wk, vers meconiumhoudend vruchtwater. CTG met deceleraties volgend op elke wee. MBO: pH 9.00 uur 7,39; 10.30 uur 7,40 (7 cm ontsluiting); 13.30 uur 7,32 (9 cm ontsluiting); 15.00 uur VO; 15.26 uur vacuüm, zoon 4600 g. Apgar na 1 en 3 min. 9/9, pHua 7,39. Papiersnelheid CTG 2 cm/min.[9]

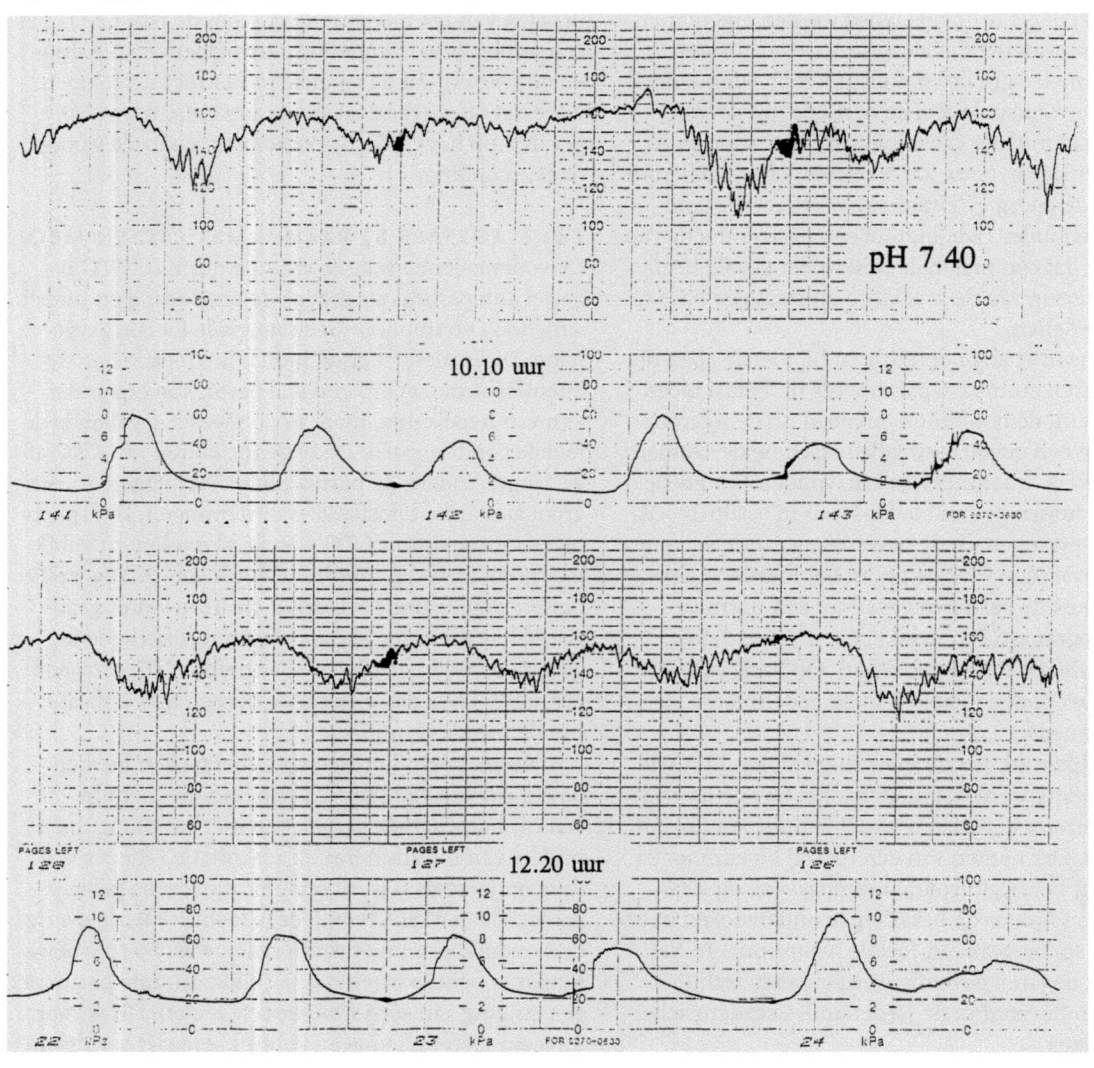

MBO (odds ratio 2,7 versus 1,3 bij gebruik van MBO). Dit betekent dat de incidentie van sectio's bijna driemaal zo hoog is indien CTG-bewaking (zonder MBO) vergeleken wordt met baringen waarbij bewaking met behulp van de stethoscoop geschiedt; bij gebruik van MBO is de incidentie van sectio's eveneens hoger, maar in dat geval bedraagt de toename slechts 30%. Ook wanneer gegevens uit een en hetzelfde ziekenhuis vergeleken worden, blijkt de sectio-incidentie aanmerkelijk lager indien gebruik gemaakt wordt van MBO (CTG versus auscultatie, odds ratio 3,21; CTG + MBO versus auscultatie, odds ratio 1,3).[7]

De verschillen in sectio-incidentie tussen de onderzoeken met en zonder de mogelijkheid tot MBO worden niet alleen veroorzaakt door een hogere incidentie van vermeende foetale nood, maar ook door een hogere incidentie van sectio's waarbij sprake was van niet vorderen van de baring. Dit laatste bevreemdt, maar kan mogelijk verklaard worden door het feit dat veelal sprake is van meer dan één indicatie (niet vorderende ontsluiting en tevens een niet-optimaal CTG). Vaginale kunstverlossingen blijken iets vaker voor te komen indien van MBO gebruik gemaakt wordt (odds ratio CTG versus auscultatie 0,9 en tussen CTG + MBO en auscultatie 1,3).

In geen van de onderzoeken – met of zonder gebruik van MBO – bleek cardiotocografie durante partu een gunstig effect te hebben op de foetale en perinatale sterfte, Apgarscore of opname van de pasgeborene op couveuse- of neonatale ic-eenheid. Wel was er een verschil in incidentie van convulsies tijdens de neonatale periode. Bij cardiotocografie met mogelijkheid tot MBO was de incidentie van convulsies de helft lager dan in de groep bewaakt met behulp van auscultatie; dit verschil werd niet gevonden bij de onderzoeken waarbij geen MBO gebruikt werd. (Beperkte) follow-up van de kinderen in de 'Dublin-trial' liet zien dat de lagere incidentie van convulsies niet gepaard ging

Figuur 14.2   G2P0, 38 wk, negatieve dyscongruentie, oligohydramnion. Inleiding van de baring, helder vruchtwater. CTG met variabele en late deceleraties, geringe variabiliteit. MBO: pH 7,24 (3 cm ontsluiting, zie figuur). Aanzienlijke verbetering CTG na amnio-infusie, controle-MBO na 40 minuten ook verbeterd (pH 7,34; 5 cm). 1 uur later vaginale geboorte, zoon 2100 g. Apgar 6/9, pHua 7,25.9

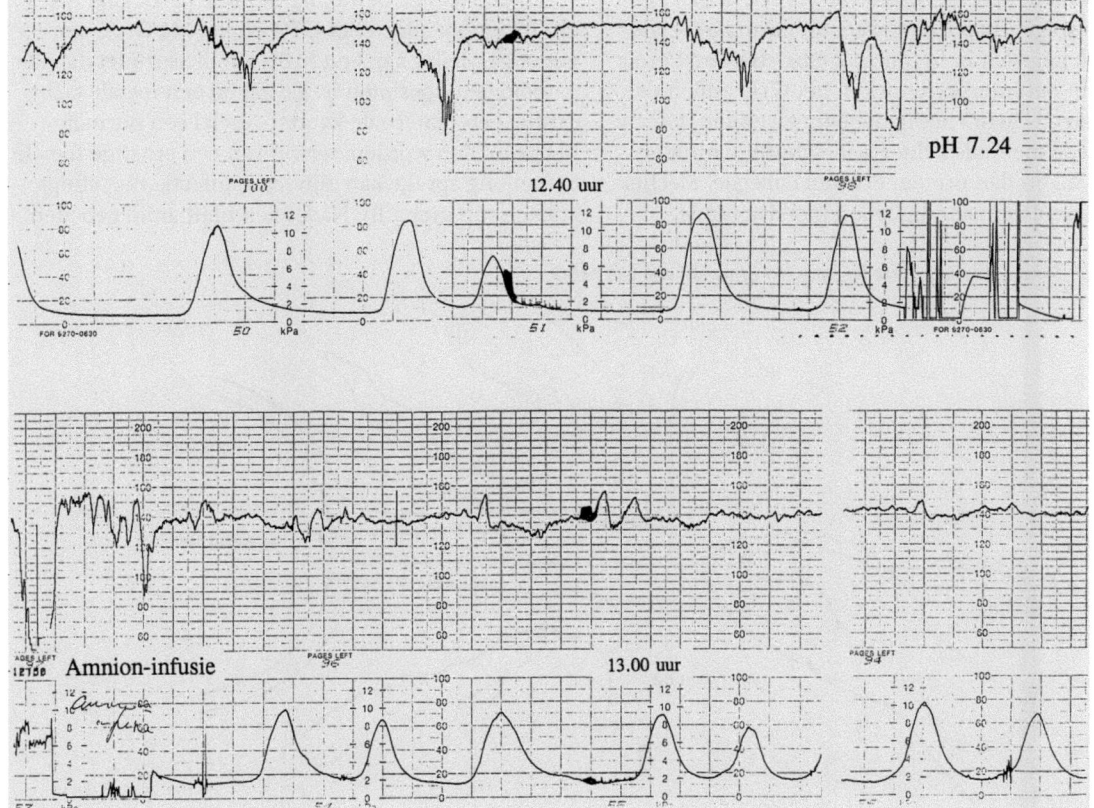

met een betere uitkomst op termijn.[6] Toch vormt de lagere incidentie van convulsies na de geboorte enig – objectief – bewijs dat CTG, op indicatie aangevuld met MBO, zinvol is bij de bewaking durante partu.

Intrapartum CTG zonder mogelijkheden tot MBO leidt volgens deze onderzoekers dus tot een sterke stijging van het aantal sectio's, zonder aantoonbaar gunstig effect voor de pasgeborene. Indien MBO gebruikt wordt als aanvullende diagnostische test, blijkt de incidentie van sectio's in veel mindere mate toe te nemen, terwijl de directe neonatale uitkomst beter is. Deze bevindingen impliceren dat gebruik van MBO durante partu leidt tot afname van zowel fout-positieve als fout-negatieve interpretaties van het CTG. CTG-bewaking zonder mogelijkheid van MBO zou eigenlijk ook niet mogen voorkomen.

14.3 INDICATIES VOOR MBO

MBO is geïndiceerd als er op grond van het CTG twijfel bestaat omtrent de foetale conditie. Een dergelijke twijfel bestaat in principe bij alle CTG's die niet optimaal zijn. Duidelijk afwijkende CTG's behoren ook hiertoe, aangezien ook daarbij de foetale conditie kan meevallen. Een voorbeeld van een CTG met decelerities volgend op iedere wee, bij normale foetale pH, wordt gegeven in figuur 14.1. Obstetrici met grote ervaring in het interpreteren van het CTG zullen dan ook nog steeds MBO nodig hebben; zij zullen, terecht of niet, deze methode echter waarschijnlijk minder vaak gebruiken dan minder ervaren collegae. Slechts in alarmerende omstandigheden (persisterende bradycardie; ernstige late deceleraties met volledig verlies van variabiliteit) kan het MBO om tijdswille beter achterwege gelaten worden en moet direct tot actie worden overgegaan. Dit betreft eveneens een persisterende bradycardie tijdens de uitdrijving (te onderscheiden van de indalingsdip bij het begin van de uitdrijving). Bij een tevoren suboptimaal CTG is een MBO bij volledige ontsluiting uiterst informatief, omdat een indruk omtrent de resterende 'capaciteit' van de foetus verkregen wordt; dit geldt ook voor een deceleratief CTG en slechts langzame progressie van de uitdrijving.[9]

Het MBO dient herhaald te worden indien de twijfels betreffende de foetale conditie aanhouden. Het interval is afhankelijk van het eerste MBO en het verloop van het CTG (beter ↔ slechter). Spoedige herhaling is met name aangewezen indien het MBO marginaal was (pH 7,20-7,25) en de baring wordt gecontinueerd, al dan niet met therapeutische maatregelen. Figuur 14.2 toont een sterk afwijkend CTG bij een in groei vertraagde foetus, pH 7,24. Na amnio-infusie verbeteren CTG en pH, waarna een vaginale baring afgewacht wordt.

Bij de foetale bewaking durante partu gaat het om meer dan alleen het CTG en het MBO, en een gunstige uitslag van een MBO impliceert niet dat alle pathologie uitgesloten is. Zo zal bij een foetale tachycardie – en maternale koorts – veelal een normale pH gevonden worden, terwijl van een ernstige foetale bedreiging sprake kan zijn (cave infectie met streptokokken van groep B). Nadenken blijft altijd geboden.

Figuur 14.3 Schematische voorstelling van het afnemen van een MBO.

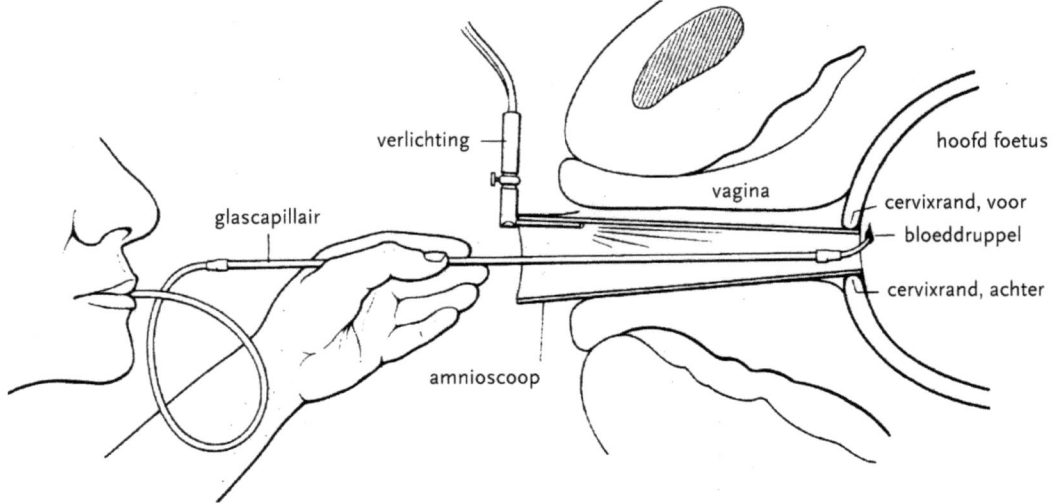

14.4 HET AFNEMEN VAN EEN FOETAAL BLOEDMONSTER UIT HET VOORLIGGENDE DEEL

Het ontbreken van MBO in vele ziekenhuizen kan verklaard worden door onvoldoende training en een falende infrastructuur. Logistieke problemen, zoals het altijd paraat hebben van een MBO-set en het te allen tijde kunnen beschikken over een snelle en correcte bloedgasanalyse, vormen waarschijnlijk het grootste struikelblok. Bloedgasanalyse-apparatuur direct op de verloskamers verdient de voorkeur omdat de uitslag dan binnen enkele minuten bekend kan zijn. Momenteel is het mogelijk met behulp van disposable MBO-sets en mobiele, handzame pH- en bloedgasapparatuur een en ander goed te laten functioneren. Hieronder volgt een exacte handleiding over de te volgen stappen bij het afnemen van een foetaal bloedmonster uit het voorliggend deel.

Techniek

- Na het breken van de vliezen bij een caput dat op de ontsluitingsring drukt en een cervixdilatatie van ca. 3 cm is het mogelijk een foetaal bloedmonster af te nemen.
- De vrouw kan in steensnedeligging (cave v.cava-syndroom) of op haar zij liggen.
    1. Een amnioscoop (30 mm) wordt ingebracht. Het voorliggende deel wordt gepoetst met een depper. Vervolgens wordt met een klein deppertje een dunne laag paraffine opgebracht. Dit verhoogt de oppervlaktespanning waardoor een dikke druppel ontstaat; dit voorkomt tevens diffusie van CO_2. Gebruik van vasodilaterende oplossingen is niet noodzakelijk.
    2. Er wordt een incisie gemaakt die niet dieper is dan 3 mm. Tegenwoordig zijn speciale disposable sets verkrijgbaar waarbij een amnioscoop en lancet wordt meegeleverd en waarbij een incisie met een maximale diepte van 2 mm mogelijk is. Het bloed kan het beste opgevangen worden in een capillair dat is gecoat met heparine. Deze capillair met een lengte van 8-10 cm en een inhoud van circa 100μl wordt bevestigd op een speciale houder. Er zijn ook lange capillairen verkrijgbaar met een lengte van circa 30 cm.
    3. De plaats van de incisie moet nauwkeurig bekeken worden in verband met de kans op een persisterende bloeding. Is er sprake van een meer dan normale bloeding, dan dient met een depper compressie te worden gegeven tot de bloeding is gestopt.

14.5 RISICO'S

1. Er is geen significant maternaal risico.
2. Foetaal risico: excessieve bloeding (bijvoorbeeld bij bloedingsneiging of door plaatsen van een vacuümcup direct na afname) en/of infectie komt zeer zelden voor. Wel moet de positie van het voorliggende deel geverifieerd worden. In geval van een hoofdligging moeten puncties in het aangezicht natuurlijk worden vermeden.

14.6 NORMALE EN PATHOLOGISCHE WAARDEN EN FOUTENBRONNEN

Bij de interpretatie van de pH en bloedgassen moet men zich realiseren wat normale en pathologische waarden zijn maar ook wat een ongeloofwaardige uitslag is welke berust op fouten in afname techniek en/of samenstelling van het afgenomen monster.
pH, pCO_2 en pO_2 worden gemeten, base deficit wordt berekend volgens een nomogram door de analysator.

Normaalwaarden in de foetale scalp tijdens de partus zijn :

pO_2 : 1 tot 4 kPa (1 kPa = 7,5 mmHg)
pCO_2 : 5 tot 6 kPa
Base deficit : -4 tot +4 mmol/L
pH: 7,20-7,45

Om foetale cerebrale schade door hypoxie te vermijden is internationaal de afspraak bij een een pH van 7.20 of lager de bevalling te beëindigen. Bij het analyseren van de foetale oxygenatie is het van belang naast de pH ook de bloedgassen te bekijken. Wordt er een dalende pH vastgesteld met stijging van de pCO_2 boven de normaalwaarden dan berust dit op een nog niet lang bestaande perfusie stoornis door bijvoorbeeld te frequente weeën activiteit. Bestaat er bij dalende pH naast een normale of (meestal) verhoogde pCO_2 ook een toename van het base deficit dan is er een langer durende oxygenatie stoornis. De verlaging van de pH kan niet meer alleen verklaard worden door een stijging van de pCO_2 in het nomogram. Er ontstaat ook een verlaging van de hoeveelheid circulerende buffercapaciteit door het bij de anaerobe glycolyse vrijkomende lactaat. Er ontstaat een tekort ofwel base deficit.

Lactaat is een andere parameter die gebruikt kan worden als maat voor foetale hypoxie. Verschillende auteurs laten een goede correlatie zien tussen een lactaatspiegel van 4,2 tot 4,8 mmol/L en lage apgarscores en matige tot ernstige neurologische morbiditeit .[10,11] Lactaat is dan ook mogelijk een alternatief voor foetale pH en bloedgas bepaling maar vindt nog weinig klinische toepassing.

Foutenbronnen
1. Bij het transport en de bepaling van het foetale bloedmonster dient direct contact tussen bloed en lucht zoveel mogelijk te worden vermeden. CO_2 diffundeert hierdoor zeer snel uit het foetale bloed waardoor de pH 'geruststellend' normaal kan zijn met een lage pCO_2 en een aanzienlijke metabole component (hoge base deficit). Over het algemeen is er bij foetale acidose sprake van een gecombineerde 'respiratoire' en metabole acidose waarbij de CO_2 concentratie hoger is dan 6 kPa (zie hoofdstuk 11).
2. Een MBO bij geringe cervixdilatatie en hoog hoofd kan, afgezien van technische moeilijkheden, leiden tot een verkeerde pH-uitslag (te hoog) door maternale bloed- of vruchtwaterbijmenging.

Maternaal bloed: cave pO_2 te hoog (foetaal 1 tot maximaal 4 kPa; maternaal arterieel: 13 kPa, veneus 5 kPa).
Vruchtwater: pH = alkalisch: pO_2: nihil; pCO_2: nihil.

14.7 CONCLUSIES

CTG-bewaking durante partu van risicozwangerschappen leidt tot een sterke stijging van interventies (sectio ceasarea) zonder bewezen betere uitkomst voor het kind. MBO verricht op grond van CTG-afwijkingen en twijfel omtrent de foetale conditie leiden tot afname van fout-positieve en fout-negatieve interpretaties van het CTG, met als gevolg een slechts beperkte stijging van sectio's en een betere neonatale uitkomst.

MBO is momenteel de enige methode om durante partu het foetale zuur-base-evenwicht en dus de foetale oxygenatie nauwkeurig te bepalen. MBO behoort dan ook een plaats te hebben binnen alle ziekenhuizen waarin tweedelijns verloskunde bedreven wordt; door gebruik te maken van disposable MBO-sets en apparatuur om de pH direct op de verloskamers te bepalen, worden de meeste logistieke problemen omzeild. Er bestaat duidelijke behoefte aan nieuwe, eenvoudige technieken die durante partu, continu en nauwkeurig, de foetale oxygenatie en het zuur-base-evenwicht kunnen registreren.[2]

LITERATUUR

Adamsons K, Beard RW, Myers RE. Comparison of the composition of arterial venous, and capillary blood of the fetal monkey during labor. Am J Obstet Gynecol 1970; 107: 435-40.

Berg PP van den. Intrapartum surveillance of human fetal oxygenation. Academisch proefschrift. Universiteit Nijmegen 1995.

Berg PP van den, Schmidt S, Gesche J, Saling E. Fetal distress and the condition of the newborn using cardiotocographya and fetal blood analysis during labour. Br J Obstet Gynaecol 1987; 94: 72-5.

Geijn HP van. Fetal monitoring-present and future: the evaluation of fetal heart rate patterns. Eur J Obstet Gynecol Reprod Biol 1987; 24: 117-9.

Grant A. Monitoring of the fetus during labour. In: Chalmers I, Enkin M, Keirse MJNC, eds. Effective care in pregnancy and childbirth. Oxford: Oxford University Press 1991; 846-82.

Grant A. The relationship between obstetrically preventable intrapartum asphyxia, abnormal neonatal neurological signs and subsequent motor rimpairment in babies born at or after term. In: Kubli F, Patel N, Schmidt W, Linderkamp, eds. Perinatal events and brain damage in surviving children. Berlin: Springer, 1987; p. 149-59.

Haverkamp AD, Orleans M, Langendoerfer S, McFee J, Murphy J, Thompson HE. A controlled trial of the differential effects of intrapartum fetal monitoring. Am J Obstet Gynecol 1979; 134: 399-408.

Saling E. Erstmalige Blutgasanalysen und pH-Messungen an Feten unter der Geburt und die klinische Bedeutung dieses neuen Verfahrens. Arch f Gynäkologie 1962; 198: 82.

Visser GHA. CTG-indicaties voor microbloedonderzoek durante partus. In: Slager E, et al, red. Infertiliteit, gynaecologie en obstetrie anno 1996. Oss: Organon 1996; 370-5.

Kruger K, Hallberg B, Blennow M, Kublickas M, Westgren M. Predictive value of fetal scalp blood lactate concentration and pH as markers of neurologic disability. Am J Obst Gynecol 1999; 181: 1072-8.

Allen RM, Bowling FG, Oats JJ. Determining the fetal scalp lactate level that indicate the need for intervention in labor. Aust N Z Obstet Gynaecol. 2004 Dec; 44(6): 549-52.

Deel 4 Overige methoden

15 Reanimatie van pasgeborenen

M.A.H.B.M. van der Hoeven, A.L.M. Mulder

15.1 INLEIDING

In de Nederlandse richtlijn Reanimatie van Pasgeborenen[1] wordt gesteld dat de reanimatie onmiddellijk na de geboorte waarschijnlijk de meest voorkomende vorm van reanimatie ter wereld is. Geschat wordt dat 1 op de 100 pasgeboren kinderen enige vorm van beademing nodig heeft. Hiervan heeft 80% slechts kortdurend masker en ballonbeademing nodig en moet 20% (dus 2 op de 1000 pasgeborenen) geïntubeerd worden[2]. Onder de hulpverleners, die de neonatale reanimatie moeten beheersen, worden nadrukkelijk ook diegenen genoemd die de moeder gedurende de baring begeleid hebben en de foetus bewaakt hebben. Het is om deze reden dat in dit boek over foetale bewaking een hoofdstuk gewijd wordt aan de reanimatie van het pasgeboren kind. Met het beheersen van de neonatale reanimatie wordt bedoeld het kunnen uitvoeren van de 'basic life support'.

15.2 FYSIOLOGISCHE ACHTERGRONDEN[3]

De fysiologie van het pasgeboren kind is wezenlijk anders dan die op enig ander moment in het leven van de mens. Onmiddellijk na de geboorte moet het kind de placenta verruilen voor de longen als het orgaan voor de gasuitwisseling. Binnen seconden veranderen de alveoli van met vocht gevulde blaasjes in met lucht gevulde ruimtes waar de gasuitwisseling tussen het bloed en de buitenlucht kan plaatsvinden. Gedurende het foetale leven gaat er maar een kleine fractie van de totale cardiac output naar de longen, omdat veel bloed dat de rechter harthelft bereikt direct weer shunt over het foramen ovale en de ductus arteriosus naar de lichaamscirculatie. Na de geboorte stijgt de pulmonale doorbloeding dramatisch als de longen zich vullen met lucht. Zowel de expansie van de long met lucht als het stijgen van de zuurstofspanning in de alveoli en de pulmonale bloedvaten dragen bij tot de daling van de pulmonale vaatweerstand en de toename van de pulmonale doorbloeding. De daling van de pulmonale vaatweerstand en de stijging van de lichaamsbloeddruk doen het foramen ovale en de ductus arteriosus sluiten, eerst functioneel later anatomisch.

Centraal in de unieke fysiologische gebeurtenissen na de geboorte staat het begin van het functioneren van de long als orgaan van de gasuitwisseling. Dit betekent dat bij de reanimatie een adequate expansie van de long van het allergrootste belang is.

15.2.1 Fysiologische achtergrond van asphyxie

Onderzoek met dieren toont aan dat de initiële reactie van de foetus op acute hypoxie bestaat uit een kortdurende toename van ademarbeid gevolgd door een apnoe (primaire apnoe). De hartslag blijft aanvankelijk stabiel, maar daalt vrij snel met het voortschrijden van de hypoxie tot ongeveer de helft van de oorspronkelijke waarde. Indien het hypoxisch insult aanhoudt en de foetus niet geboren wordt, ontstaan na een variabele periode gaspende adembewegingen vanuit primitieve spinale ademhalingscentra. Dit zijn trage, diepe en stokkende adembewegingen met het hele lichaam. Bij voortduren van het insult verdwijnen deze weer en volgt een tweede terminale apnoe periode. De ademhaling komt nu niet meer spontaan op gang en de foetus zal geboren moeten worden om gereanimeerd te worden. Indien dit niet gebeurt, zal door de aanhoudende hypoxie de hartslag geleidelijk verder dalen tot asystolie.

Het kind dat niet ademt in de eerste twee minuten na de geboorte kan een primaire of terminale apnoe hebben. Het kind dat in primaire apnoe is zal zichzelf kunnen reanimeren mits de luchtwegen open zijn en de longen met lucht gevuld kunnen worden. Het kind in terminale apnoe zal zonder interventie niet gaan ademen en heeft dus altijd respiratoire reanimatie nodig. Het is niet mogelijk om bij de geboorte te bepalen of de pasgeborene in primaire of terminale apnoe is. Daarom dienen bij pasgeborenen met een apnoe de luchtwegen altijd open gemaakt te worden en de longen met lucht gevuld.

15.2.2 Afklemmen van de navelstreng

Alvorens in te gaan op de werkelijke reanimatie is het van belang het probleem te bespreken over het tijdstip van het afklemmen van de navelstreng.[4,5]

Vroeg afnavelen geeft de gelegenheid om snel met de reanimatie te kunnen starten en wordt voorkomen dat er een polycythemie met een hyperbilirubinaemie optreedt.

Aan de andere kant maakt laat afnavelen het mogelijk dat er een transfusie van bloed van de placenta naar het kind kan plaatsvinden. In een aantal

Figuur 15.1 stappenplan

Stroomschema neonatale reanimatie Basic Life Support

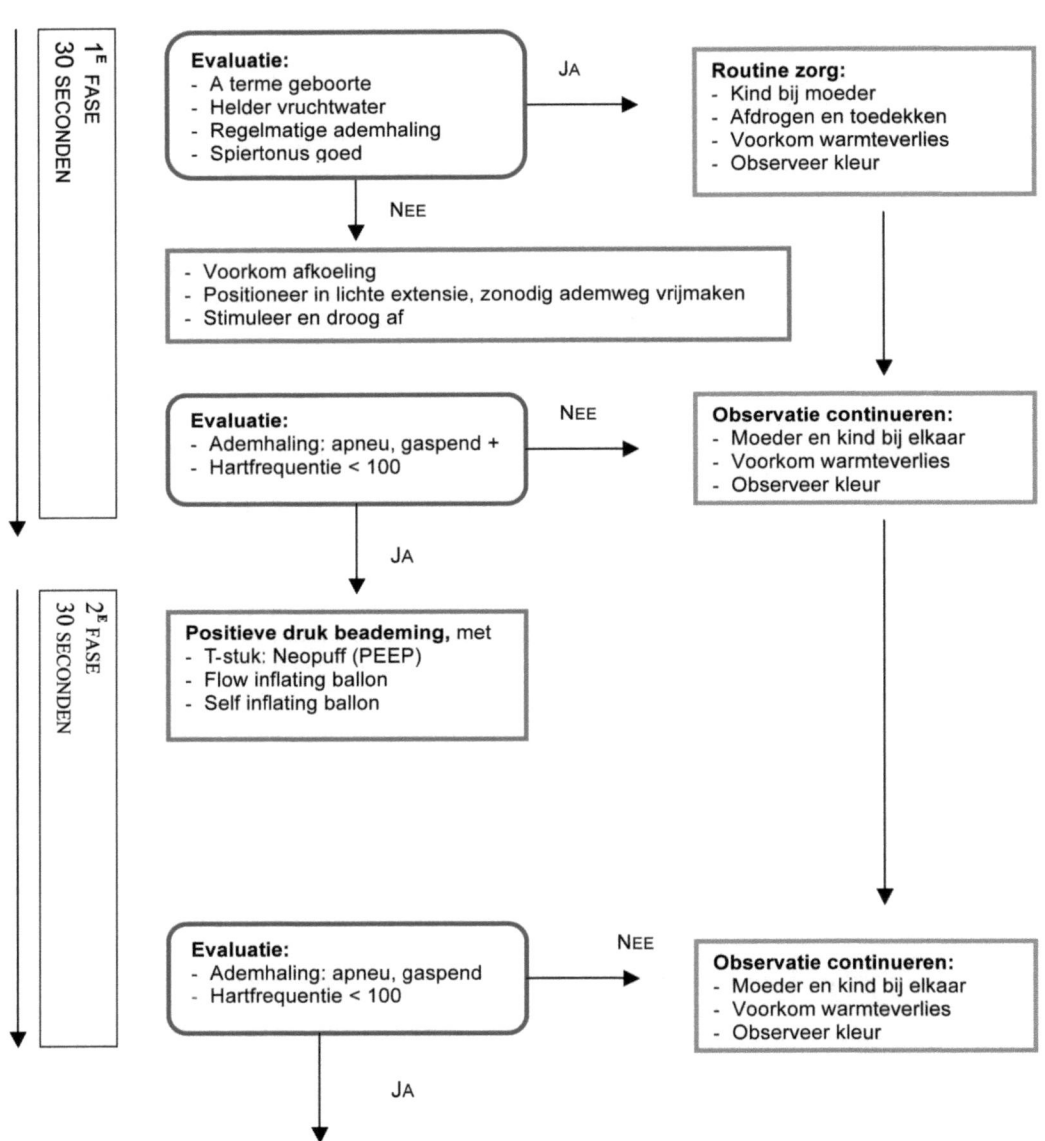

Vervolg stroomschema neonatale reanimatie Basic Life Support

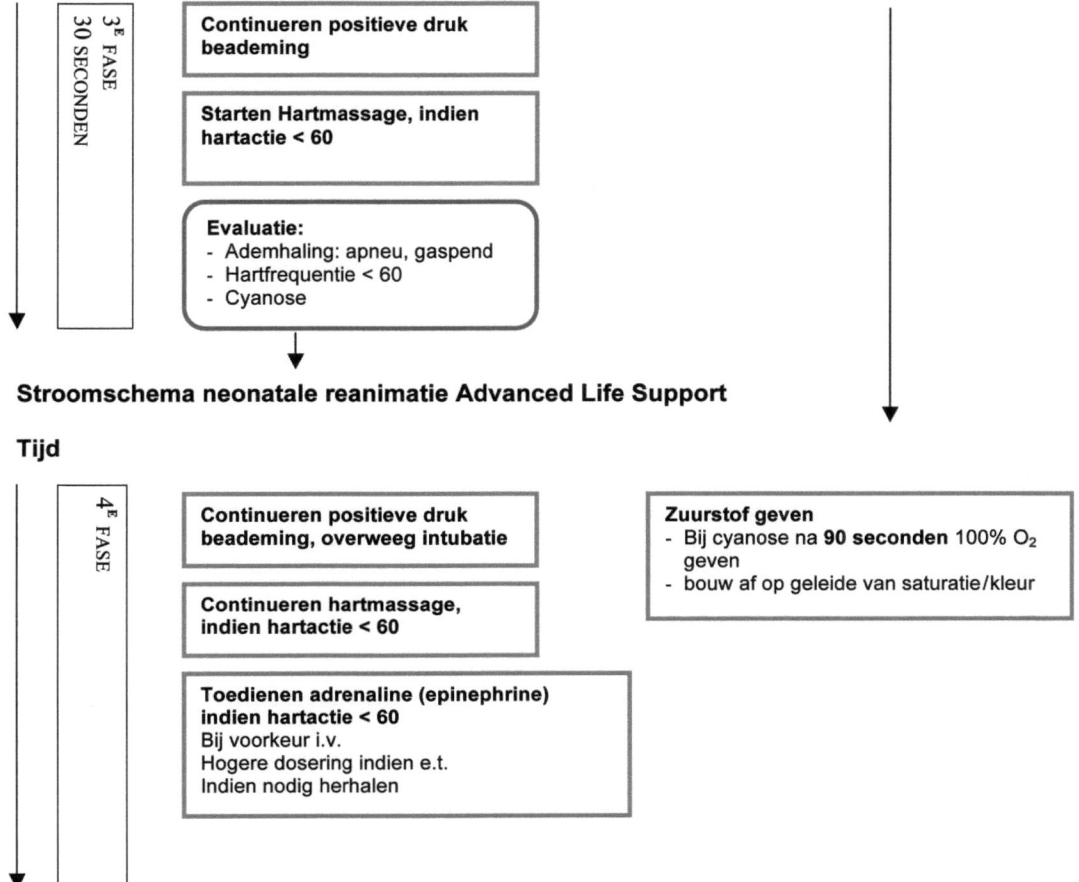

recente studies zijn hiervan de volgende voordelen naar voren gekomen: een verminderde incidentie van intracraniele bloedingen bij premature kinderen,[6,7] een verminderde kans op anemie, een verminderde bloedtransfusie behoefte en een langere duur van borstvoeding.[8] Ook bij à terme kinderen is gevonden dat vroeg afnavelen in tegenstelling tot laat afnavelen (na 2 minuten) geassocieerd is met een ijzerdeficiëntie op de leeftijd van 6 maanden.[9]

Concluderend is het beter om het afnavelen een korte (45 seconden tot 2 minuten) tijd uit te stellen, zodat placentaire transfusie kan plaatsvinden. In bijzondere omstandigheden als een asphyxie of een intra-uteriene groeiretardatie kan snel afnavelen wel gewenst zijn.[4]

15.3 BASIC LIFE SUPPORT

De reanimatie is een stappenplan (zie figuur 15.1) waarbij men steeds een volgende stap doet op basis van evaluatiegegevens van het kind. Als eerste komt de vraag aan de orde of het kind reanimatie nodig heeft.

15.3.1 Evaluatie onmiddellijk na de geboorte

Onmiddellijk na de geboorte moet men beslissen of men tot reanimatie moet overgaan. Hiervoor dient een eerste evaluatie die bestaat uit een viertal vragen:[1,10,11]

- Is er helder vruchtwater? Vooral wordt hiermee bedoeld of er meconium in het vruchtwater zit.
- Is de geboorte à terme?
- Huilt het kind goed door? Is er een regelmatige ademhaling?

- Is de spiertonus goed? Zijn er spontane bewegingen van de extremiteiten.

Kunnen al deze vragen bevestigend worden beantwoord, dan kan de pasgeborene op de buik van de moeder worden gelegd, afgedroogd en warm toegedekt. Is het antwoord echter op één van deze vragen ontkennend dan moet men direct beginnen met de eerste stappen van de reanimatie.

15.3.2 Eerste fase van de reanimatie: Routinezorg en de eerste stappen van de reanimatie (de eerste 30 seconden)

De eerste stappen van de reanimatie in de eerste 30 seconden bestaan uit een aantal routinemaatregelen, die, indien een reanimatie verder moet worden doorgezet, dienen te worden uitgebouwd.

Voorkom afkoeling:
Tot de routine zorg na de geboorte behoort het voorkomen van warmteverlies.[12] Langdurige koude stress kan leiden tot ernstige complicaties zoals hypoglycaemie, stollingsstoornissen, hypoxie, metabole acidose, respiratoire distress, necrotiserende enterocolitis etc.[13] Om warmteverlies te voorkomen wordt het kind op de buik van moeder of onder een warmtebron gelegd,[14] afgedroogd en worden de natte doeken verwijderd. Het hoofd wordt bedekt met een mutsje.

> **Over de temperatuur kunnen nog de volgende drie opmerkingen gemaakt worden:**
> - De relatief koude omgeving na de geboorte speelt een rol bij het op gang komen van de ademhaling.[15]
> - Bij een niet zeer ernstige asphyxie voorkomt geïnduceerde kou mogelijk hersenschade.[16]
> - Ten slotte komen er steeds meer aanwijzingen dat ook hyperthermie schadelijke gevolgen kan hebben en het dus van belang is om (langdurige) hyperthermie te voorkomen.[17]

Afdrogen en stimuleren
Door het kind over de rug te wrijven (zoals bij het afdrogen) wordt de ademhaling gestimuleerd. Het heeft geen zin een pijnprikkel toe te dienen. Als de ademhaling niet snel op gang komt heeft het geen zin langer te stimuleren en moet overgegaan worden tot de volgende stappen van het reanimatiestappenplan.

Positioneren, luchtweg vrijmaken en opnieuw positioneren:
Bij de pasgeborene die niet goed doorademt, kan de luchtweg geblokkeerd zijn door te veel flexie of te veel extensie in de nek of bij een hypotone baby door een naar achter gezakte tong echter vrijwel nooit door bloed, slijm, meconium of vernix in de luchtwegen. Het kind wordt gepositioneerd in neutrale positie. Dit is een geringe extensie houding waarbij de achterste pharynxwand, de larynx en de trachea in één lijn zijn ('sniffing position'). Een luier onder de schouders kan helpen de geringe extensie houding te bewerkstelligen en te handhaven. Indien de pasgeborene in neutrale positie niet goed kan doorademen is het aangewezen om de ademweg vrij te maken door de mond en de neus af te vegen met een gaasje en/of kortdurend uit te zuigen. Hierna wordt het kind weer terug in de ideale houding gelegd.

> **Altijd uitzuigen?**
> Betreffende het vrijmaken van de luchtweg is het niet nodig om een bij goed doorademend kind na de geboorte de naso-oropharynx uit te zuigen.[18] Ook voor het routinematig leeg maken van de maag om aspiratie te voorkomen bestaat geen indicatie. Mogelijk zijn er zelfs nadelen op lange termijn mee verbonden.[19,20]

15.3.3 Evaluatie in de loop van de reanimatie

In de eerste minuten van de reanimatie vindt na iedere fase van 30 seconden een evaluatie plaats van de hartfrequentie, ademhaling en kleur.
- De *hartfrequentie* kan het best beoordeeld worden met de stethoscoop[21]. Het beoordelen van de hartfrequentie door middel van palpatie aan de basis van de navelstreng of van de a. brachialis of de a. femoralis is niet voldoende betrouwbaar. De hartfrequentie wordt als normaal beoordeeld als de frequentie > 100/minuut is.
- De *ademhaling* wordt geëvalueerd door te letten op de thorax excursies, de frequentie en de diepte van het ademhalen. Een krachtig schreeuwen is ook een bewijs van een goede ademhaling. Het bestaan van gaspende ademhaling is een ernstige

bevinding en behoeft eenzelfde interventie als geen enkele ademhaling (apnoe).
- De *kleur* van de baby dient in de eerste minuten van blauw naar roze te veranderen: roze lippen en een roze romp. Cyanose van de extremiteiten (acrocyanose) komt veel voor en is geen teken van pathologie.

Indien na de eerste 30 seconden de hartactie beneden de 100 is, of de ademhaling niet adequaat is, dient men met positieve druk beademing te beginnen.

15.3.4 Tweede fase reanimatie (de tweede 30 seconden): starten van de beademing

De tweede fase van de reanimatie wordt gekenmerkt door de longexpansie door middel van positieve druk beademing. Het doel is adequate inflatie van lucht in de met vloeistof gevulde longen. Omdat de longen van een pasgeborene gevuld zijn met vocht en vruchtwater moeten de eerste drie tot vijf inflaties met een hogere druk (30 -35 cm H_2O) worden gegeven en gedurende 2 tot 3 seconden worden aangehouden. De daaropvolgende inflaties dienen met een frequentie van 40 tot 60 per minuut en druk van 20 tot 30 cm H_2O te worden gegeven.

Van een adequate beademing wordt gesproken als de hartslag stijgt en men excursies van de thorax ziet. Indien men na enkele inflaties geen excursies ziet check dan of het masker goed is aangesloten op het gelaat, of de luchtweg niet is geblokkeerd door een niet optimale positionering van het kind of door slijm en of men niet te weinig druk geeft. Soms gaat masker en ballon beademing beter indien het door twee personen wordt uitgevoerd, waarbij een persoon het masker op het gelaat fixeert in de juiste neutrale positie van het hoofd en de ander in de ballon knijpt voor de inflaties.

Een toenemende hartfrequentie, een verbeterende kleur, een beginnende spontane ademhaling en goede thoraxexcursies zijn tekenen dat de toestand van het kind verbetert. Wanneer de hartfrequentie boven de 100 is en het kind spontaan ademhaalt, kan de beademing gestopt worden. Ten slotte, wanneer je meerdere minuten positieve druk beademing hebt gegeven en de buik wordt boller, is het aan te raden om een maagsonde in te brengen en de maag te ontluchten.

Welke devices moet men gebruiken voor de beademing van een pasgeboren kind?

In de praktijk worden twee types ballonnen gebruikt: de flow-inflating ballon en de self-inflating ballon. Daarnaast worden sinds enkele jaren de 'T-stuk' mechanische beademingsapparaten gebruikt.

- De flow-inflating ballon vult zich alleen maar indien de ballon is aangesloten op een externe gasbron. Het is aan te bevelen door middel van een aangesloten manometer de beademingsdrukken te monitoren. Het voordeel is dat ook zonder actieve beademing zuurstof gegeven kan worden via het masker van dit type ballon.
- De self-inflating ballon vult zich spontaan na te zijn leeg gedrukt en is dus onafhankelijk van een externe gasbron en is gemakkelijk in het gebruik. De inhoud van de ballon dient minimaal 480 ml te zijn. De ballon dient een 'pop-off' knop te hebben die bij excessief hoge drukken opengaat. Een aangesloten manometer geeft de mogelijkheid de drukken te monitoren. Een passend masker is van belang om een goede aansluiting van het masker te verkrijgen en de lekkage van lucht te voorkomen.
- Het 'T-stuk' beademingsapparaat is een eenvoudig beademingsapparaat met een gastoevoer naar het beademingsmasker via een 'T-stuk'. Een van de twee korte armen van het T-stuk is aangesloten op het masker. De andere arm is open met een drukklep om positieve eind expiratoire druk (PEEP) op te bouwen. De ademteugen worden gegeven door de PEEP-klep met de vinger af te sluiten. De inspiratoire druk wordt ingesteld op het apparaat. Hiermee is het dus mogelijk om de frequentie en de inspiratietijd zelf te bepalen tijdens de reanimatie.

In vergelijkend onderzoek bleek met de self-inflating ballon bijna geen expiratie druk te kunnen worden opgebouwd in tegenstelling tot de flow-inflating en de T-stukbeademing.[25]

Zuurstof geven:
Het gebruik van 100% zuurstof tijdens deze fase van de neonatale reanimatie staat ter discussie, hoewel de internationale richtlijnen dit nog min of meer blijven adviseren. Enkele gerandomiseerde gecontroleerde studies tonen aan dat reanimatie met 21% zuurstof een lagere mortaliteit geeft dan met 100% zuurstof. Er bestaat twijfel of deze resultaten naar de Nederlandse situatie geëxtrapoleerd mogen worden.

Het lijkt verdedigbaar op basis van de nu (september 2008) bestaande gegevens bij matig gedeprimeerde kinderen de reanimatie te beginnen met 21% zuurstof, waarbij men wel 100% zuurstof achter de hand dient te hebben om na bijvoorbeeld 90 seconden over te gaan op 100% zuurstof bij persisterende hypoxie en cyanose. Voor kinderen met een kans op het ontwikkelen van pulmonale hypertensie, zoals een fulminante sepsis, meconium aspiratie of hernia diafragmatica wordt nog nadrukkelijk geadviseerd om de reanimatie met 100% zuurstof aan te vangen. Het meten van de zuurstofsaturatie zo snel mogelijk na de geboorte biedt wellicht mogelijkheden om de zuurstoftoediening aan te passen en hyperoxie te voorkomen. Hoewel de discussie zeker nog niet is afgesloten bleek in een survey, dat 50% van de ondervraagde centra al een beleid heeft om de reanimatie aan te vangen met 21% zuurstof.

Achtergronden van de discussie over het zuurstof geven tijdens de neonatale reanimatie

Tijdens de reanimatie is er altijd sprake van enige hypoxie. Tot voor kort werd en wordt geadviseerd om bij de reanimatie (zo ook in de guidelines van 2000 en 2005[27] en de Nederlandse richtlijn uit 2004[1]) 100% zuurstof te gebruiken. In de literatuur zijn recent vijf gerandomiseerde studies geanalyseerd, waarvan de belangrijkste bevinding is dat er sprake is van een verminderde mortaliteit in de groep die (aanvankelijk) met 21% zuurstof is gereanimeerd en een sneller op gang komen van de spontane ademhaling[28,29]. Bij deze bevindingen kunnen de volgende kanttekeningen worden geplaatst. Het merendeel van de patiënten is afkomstig uit ontwikkelingslanden. Het is de vraag of deze resultaten dan ook geëxtrapoleerd kunnen worden naar de ontwikkelde landen. Een tweede punt is dat bij een overgroot deel er sprake is van een relatief milde problematiek getuige de relatief hoge navelstreng pH en de snel verbeterende Apgarscore na 5 minu-

Figuur 15.3   Hartfrequentie en bloeddruk veranderen tijdens apneu.

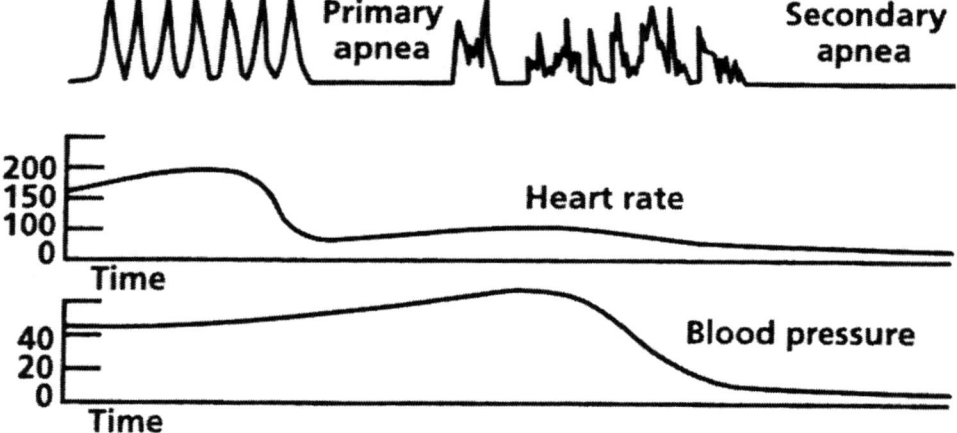

Figuur 15.2   Primary and secondary apneu

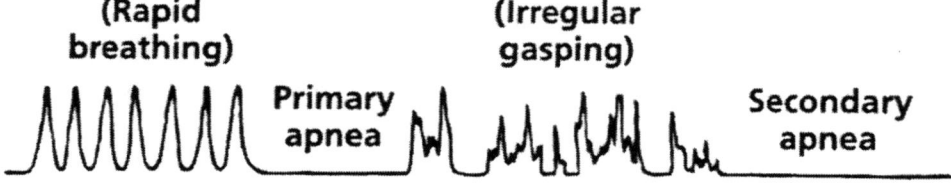

ten. Ten derde is bij 25% van de kinderen die gerandomiseerd zijn in de 21% zuurstof groep tijdens de reanimatie een cross-over gemaakt naar de 100% zuurstof groep[30].
Het lijkt in ieder geval van belang om de zuurstofsaturatie tijdens de reanimatie te meten en hyperoxie te vermijden, waarbij het de vraag is of ook bij tussenliggende zuurstofsuppletie van bijvoorbeeld 30 of 40% een zelfde mate van hyperoxische schade ontstaat.[31,32] Nu meer duidelijkheid komt over de normaalwaarden van de zuurstofsaturatie in de eerste minuten na de geboorte[33] is het mogelijk om op geleide van de gemeten zuurstofsaturatie de suppletie aan te passen[34]. Studies of dit beleid uitvoerbaar is en werkelijk leidt tot een betere overleving moeten nog worden verricht.[35]

Evaluatie van de hartfrequentie, ademhaling en kleur
Aan het eind van de tweede 30 seconden wordt de pasgeborene opnieuw beoordeeld op hartactie, ademhaling en kleur. Als de hartactie beneden de 100/minuut is of de ademhaling niet goed op gang komt, moet de beademing gecontinueerd worden. Als de hartfrequentie < 60/minuut is ondanks 30 seconden adequate beademing, moet men beginnen met de derde fase van de reanimatie.

15.3.5 Derde fase van de reanimatie (de derde 30 seconden): hartmassage
Indien na 30 seconden adequate beademing de hartslag < 60/min is, dient onverwijld gestart te worden met thoraxcompressies in combinatie met de beademing. Het doel van de thoraxcompressies is zuurstofrijk bloed van de longcirculatie in de coronaire bloedvaten te pompen. Bij thoraxcompressies druk je het hart samen tussen sternum en wervelkolom en zorg je voor enige output naar de grote vaten en de vitale organen. Thoraxcompressies worden toegepast op het onderste derde deel van het sternum (één vinger onder de tepellijn), waarbij de thorax wordt gecomprimeerd tot een diepte van $1/3$ tot $1/2$ van de voorachterwaartse diameter. De thoraxcompressies dienen altijd samen te gaan met beademing in een goede coördinatie, waarbij één inflatie wordt gegeven na een serie van drie compressies (verhouding 3:1) in een frequentie van 90 compressies en 30 inflaties/minuut.

Achtergronden over de techniek van de thoraxcompressies
Betreffende de techniek van compressies wordt er onderscheid gemaakt tussen de 2-duimen- en de 2-vingerstechniek. Bij de 2-duimentechniek omvatten de beide handen de thorax; de compressies worden met de duimen naast of op elkaar op het sternum uitgevoerd. Bij de 2-vingerstechniek worden de toppen van de wijs- en middelvinger gebruikt om de compressies uit te voeren. Omdat onder de 2-duimentechniek hogere arteriële drukken en een betere coronaire perfusiedruk worden bereikt, wordt aan deze techniek de voorkeur gegeven.[36]

Evaluatie van de hartfrequentie, ademhaling en kleur
Bepaal de hartfrequentie iedere 30 seconden en continueer de thoraxcompressies en de beademing totdat de hartactie boven de 60/minuut is of totdat er iemand ter plaatse is die de advanced life support kan opstarten.

15.4 ADVANCED LIFE SUPPORT
De advanced life support wordt gestart indien een kind ondanks adequaat uitgevoerde basic life support geen herstel van de hartfrequentie of de ademhaling laat zien. De advanced life support bestaat uit twee handelingen die voorbehouden zijn aan daartoe opgeleide en bevoegde personen: endotracheale intubatie en het toedienen van medicatie. Met nadruk wordt vermeld dat als men niet ervaren is met beide handelingen het beter is om de basic life support adequaat te continueren dan tijd te verliezen door pogingen tot intubatie of het aanbrengen van een veneuze toegang.

Hoewel de doelgroep van dit boek niet bestaat uit de bovengenoemde opgeleide en bevoegde personen willen we kort bij deze twee handelingen stilstaan.

15.4.1 Endotracheale intubatie
Endotracheale intubatie is geïndiceerd, wanneer
- endotracheaal uitzuigen van meconium noodzakelijk is;
- bij beademing geen vrije luchtweg met adequate longinflatie verkregen kan worden;
- langdurige thoraxcompressies (langer dan 1 minuut) noodzakelijk zijn;

- er bijzondere omstandigheden zijn, zoals een hernia diafragmatica;
- er een langdurige beademingsondersteuning verwacht wordt.

> **Enkele bijzonderheden over de endotracheale intubatie**
>
> Men gebruikt tubes zonder cuff met een natuurlijke kromming. Eventueel kan men van een tubegeleider gebruik maken.
> De orale endotracheale intubatie is sneller en gemakkelijker dan de nasale. Er zijn echter weinig studies beschikbaar, die de overige voor- en nadelen goed hebben vergeleken, zodat niet duidelijk gezegd kan worden, welke route de voorkeur heeft[37].
> De duur van de intubatie wordt in de guidelines gesteld op 20 seconden. In een recente observationele studie[38] werd gevonden dat de gemiddelde duur van een succesvolle intubatie rond de 30 seconden ligt. Wellicht is dit een reëlere tijdsduur.
> Tijdens de intubatie worden de ventilatie en de hartcompressies gestopt. Of de tube daadwerkelijk endotracheaal is wordt geverifieerd door te letten op thoraxexcursies, ademgeruis beiderzijds tijdens iedere inflatie, condensatie aan de binnenzijde van de tube en verbetering van de hartfrequentie, kleur en activiteit van het kind of de meting van de endotracheale CO_2.[39]

15.4.2 Medicatie en volume suppletie

Reanimatiemedicatie wordt in principe intraveneus toegediend via een katheter die geplaatst is in de navelvene.

- *Epinefrine of adrenaline* is een cardiale stimulans die de kracht van de cardiale contracties verbetert en perifere vasoconstrictie teweegbrengt, waardoor de coronaire perfusie wordt verbeterd. Adrenaline is relatief snel tijdens de reanimatie geïndiceerd en wel indien de hartactie lager is dan 60 per minuut ondanks 30 seconden adequate beademing plus 30 seconden gecoördineerde beademing samen met hartcompressies. In de praktijk is er dan meestal nog sprake van asystolie. Men gebruikt de 1:10.000 oplossing in een dosering van 0.1 tot 0.3 ml/kg. Adrenaline wordt bij voorkeur intraveneus gegeven (navelvenekatheter). Indien (nog) geen intraveneuze toegang aanwezig is kan adrenaline in een dosering van 0.3 tot 1.0 ml per kg endotracheaal worden gegeven.
- *Volume suppletie* is geïndiceerd wanneer een kind niet reageert op de reanimatie en er aanwijzingen zijn dat er sprake is van bloedverlies: een bleke kleur, zwakke pulsaties en geen verbetering van de circulatie. De volumesuppletie die wordt aangeraden is fysiologisch zout (NaCL 0.9%) in een dosering van 10 ml/kg over 5 tot 10 minuten. Fysiologisch zout wordt intraveneus gegeven.
- *Natriumbicarbonaat* wordt gebruikt om een ernstige metabole acidose te corrigeren. Het gebruik van natrium bicarbonaat is niet onomstreden, ook in de neonatale reanimatie. Omdat de bicarbonaat een CO_2 load geeft is het van belang dat er zorg gedragen is voor een adequate ventilatie. In een recente gecontroleerde studie werden er geen korte termijn voordelen van natriumbicarbonaat gezien tijdens de neonatale reanimatie tegenover een placebo.[40] Slechts als er sprake is van een langdurige reanimatie kan overwogen worden om natrium bicarbonaat te geven. Natrium bicarbonaat wordt uitsluitend intraveneus toegediend in een dosering van 1-2 mmol per kg in 5-10 minuten.
- *Naloxon* is een antagonist tegen morfineachtige medicijnen. Het is de vraag of er een plaats is voor Naloxon tijdens de reanimatie. Er zijn geen studies bekend, die enig effect van Naloxon aantonen, Ook bij kinderen met een verminderde respiratoire drive, van moeders, die binnen 4 uur voor de partus morfineachtige medicamenten hebben gehad, was geen effect van Naloxon aantoonbaar.[41]

15.5 BIJZONDERE SITUATIES

15.5.1 Meconiumhoudend vruchtwater

Indien er sprake is van meconiumhoudend vruchtwater, was tot 2004 het advies om onmiddellijk na de geboorte van het hoofd oro- en nasopharyngeaal uit te zuigen. In een groot gecontroleerd onderzoek[42] is er geen voordeel van het intrapartum uitzuigen aangetoond. Ook bij analyse van de subgroepen (dik meconiumhoudend vruchtwater, kinderen die na de geboorte wel een meconiumaspiratiesyndroom ontwikkelden en kinderen met een slecht CTG) werd

Tabel 15.1 Apgarscore

Kenmerken	0	1	2
Kleur	Blauw/bleek	Acrocyanose	Overal roze
Hartfrequentie	Afwezig	< 100/min	> 100/min
Reflex prikkelbaarheid	Geen reactie	Grimas	Huilen of actieve terugtrek reactie
Spiertonus	Slap	Enige flexie	Actieve bewegingen
Ademhaling	Afwezig	Zwak huilen	Goed dooradmen/huilen

geen verschil gevonden tussen de groep die wel en de groep die niet tijdens de partus was uitgezogen. Concluderend is er geen plaats meer om bij meconiumhoudend vruchtwater het kind al tijdens de partus uit te zuigen. Indien na de geboorte het kind met meconiumhoudend vruchtwater goed dooradmt en een goede hartactie (> 100) heeft, levert endotracheaal uitzuigen geen voordelen op en kan complicaties veroorzaken. Alleen als een pasgeborene met meconiumhoudend vruchtwater ook een zwakke/onregelmatige ademhaling heeft, hypotoon is, of een lage (< 100) hartfrequentie heeft, is het nodig om endotracheaal uit te zuigen.[43]

15.5.2 Premature pasgeborene

Hoewel een premature geboorte de aanwezigheid van een getrainde kinderarts vereist, kan de vroeggeboorte zich onverwacht en snel voordoen, zodat ook minder ervaren personen plotseling voor een premature pasgeborene komen te staan. Hieronder volgen een aantal aandachtspunten en overwegingen voor de reanimatie van premature pasgeborenen.

- *Afnavelen:* de conclusie van de auteurs van een meta-analyse stellen dat het laat (tussen 30 en 120 seconden) afnavelen van premature pasgeborenen (< 37 weken) beter is dan het vroeg afnavelen (binnen 30 seconden), omdat laat afnavelen geassocieerd is met een geringere behoefte aan bloedtransfusies en een verminderd vóórkomen van intraventriculaire bloedingen.[6]
- *Temperatuur:* premature pasgeborenen zijn extra gevoelig voor warmteverlies en koude stress. De grotere oppervlakte-gewicht ratio, de dunnere huid, de verminderde hoeveelheid subcutaan vetweefsel en de verminderde metabole respons op warmteverlies spelen hierbij een rol. Extreem premature kinderen (<30 weken) kunnen beter niet afgedroogd worden maar direct in plastic folie worden gewikkeld en vervolgens onder een warmtebron worden gelegd.
- *Stimulatie:* premature pasgeborenen kunnen hersenbloedingen ontwikkelen vanuit de germinale matrix, die gelegen is in de nabijheid van de hersenkamers. Een bloeding in de germinale matrix kan zich gemakkelijk uitbreiden naar de hersenkamers. Om de kans voor deze bloedingen te verminderen dienen premature kinderen niet al te krachtig te worden gestimuleerd.
- *Beademing 1:* zorg dat er een passend klein masker (neus en mond bedekkend, maar niet over de ogen) aanwezig is om kleine premature kinderen adequaat te beademen.
- *Medicatie: adrenaline en volume suppletie:* vermijd het geven van hoge doses adrenaline in de premature pasgeborene. Hetzelfde geldt voor het te snel geven van volume suppletie. De mogelijke hypertensie nadat de hartfrequentie hersteld is, maakt de kans op hersenbloedingen groter.

15.6 ETHISCHE OVERWEGINGEN

Er zijn situaties denkbaar, waarbij het gerechtvaardigd is om niet te beginnen aan de reanimatie. Vooral bij de geboorte van extreem premature kinderen of kinderen met ernstige aangeboren afwijkingen komt deze vraag aan de orde. De volgende ethische principes kunnen bruikbaar zijn als leidraad bij beslissingen rondom de reanimatie:

- Er zijn geen verschillen tussen de ethische beginselen van de neonatale reanimatie met de volwassen reanimatie. Het leven van een pasgeborene heeft niet minder waarde dan het leven van een volwassene.
- Er is geen voordeel om te kiezen voor een partiële of een graduele benadering of om af te spreken dat het kind 'zich eerst moet bewijzen'. Als het kind overleeft kan het beschadigd zijn geraakt

als gevolg van een dergelijke terughoudende benadering.
- Als men al begonnen is met een reanimatie, is het geen verplichting om deze door te zetten. Indien bij een nadere assessment blijkt dat de levenskansen toch zeer gering zijn, kan men (indien mogelijk na een gesprek met de ouders) beslissen de reanimatie of intensive care behandeling te beëindigen.

Betreffende de reanimatie van zeer vroeg geboren kinderen is in Nederland een discussie op gang gekomen over bij welke zwangerschapsduur een actief beleid moet worden gevolgd zowel voor als na de geboorte. Deze discussie, gevoerd tussen de neonatale intensive care centra en obstetrische high care centra, heeft in 2006 geleid tot een protocol om kinderen geboren met een zwangerschapsduur van minder dan 25 weken niet te reanimeren op basis van een zeer slechte overleving en een zeer hoge kans op ernstige handicaps. Bij kinderen van 25 weken is nadrukkelijk ruimte gelaten voor een individuele afweging.[44,45]

Kinderen van 26 weken en ouder worden in principe behandeld en gereanimeerd.

Tot de ernstige aangeboren afwijkingen, waarbij geen reanimatie verricht wordt behoren anencefalie en trisomie 13 en 18.

Indien na 10 minuten adequate reanimatie geen hartactie aanwezig is, moet men de reanimatie als mislukt beschouwen en stoppen.

15.7 DE WAARDE VAN DE APGARSCORE

In 1952 ontwikkelde Virginia Apgar, een anesthesioloog werkzaam in de obstetrie, een score om de conditie en de vitaliteit van de pasgeborene vast te stellen. Deze score vond al snel overal in wereld ingang en men kan waarschijnlijk zonder overdrijving zeggen dat vrijwel aan ieder kind ter wereld geboren in een ziekenhuis de 'Apgarscore' wordt toegekend[47]. De score geeft een waarde van 0 tot 2 aan vijf gemakkelijk te evalueren kenmerken. Dit resulteert in een score van 0 tot maximaal 10. Zie tabel 1.

De Apgarscore wordt 1 en 5 minuten na de geboorte afgenomen. Indien de score minder is dan 7 na 5 minuten wordt aangeraden om de score tot 20 minuten iedere 5 minuten te herhalen[27]. Een score bij 5 minuten van 7 tot 10 wordt als normaal beschouwd en van 4 tot 6 als een intermediaire waarde, waaraan geen conclusies kunnen worden verbonden. Een score bij 5 minuten van 0 tot 3 is geassocieerd met een verhoogde mortaliteit, maar heeft als geïsoleerd gegeven geen voorspellende waarde voor neurologische morbiditeit.[48,49] Andere beperkingen van de Apgarscore zijn de volgende: de variabiliteit tussen verschillende onderzoekers; het feit dat de tonus, de kleur en de reflex prikkelbaarheid voor een deel bepaald worden door de mate van prematuriteit en ten slotte het ontbreken van een standaard voor het scoren van een kind, die een reanimatie ondergaat.[50] Ook dient men de Apgarscore niet te gebruiken als een leidraad voor de te ondernemen acties tijdens de reanimatie noch mag men de reanimatie uitstellen tot men de waarde van de Apgarscore bij 1 minuut heeft verkregen.

Concluderend moet men de Apgarscore gebruiken, waarvoor hij bedoeld is, als een evaluatie en rapportage van de conditie van het kind in het tijdsframe van de eerste 5 tot 20 minuten na de geboorte.

15.8 TEN SLOTTE

Ofschoon de neonatale reanimatie in de basisprincipes van ademweg vrijmaken, beademing en circulatie niet verschilt van de reanimatie van grotere kinderen en volwassenen, staat in de neonatale reanimatie een ander concept centraal: een goede expansie en ventilatie van de long als het belangrijkste element voor een succesvolle reanimatie.

Wanneer we de voornaamste ziektebeelden de revue laten passeren (prematuriteit met een onvolledige longontplooiing door surfactantdeficiëntie; astyxie met een meer of minder ernstige vorm van ademdepressie; luchtwegobstructie door meconium of een congenitale afwijking of een kind geboren na een sectio caesarea met een 'wet lung' beeld) zien we primair een pulmonaal probleem. Expansie en ontplooiing van de long zijn dan ook essentiële kenmerken van de neonatale reanimatie. De eerste minuut van de reanimatie wordt besteed in volgorde aan het voorkomen van hypothermie, het optimaal positioneren van de pasgeborene, het vrijmaken van de ademweg en het bewerkstelligen van een adequate ventilatie en gasuitwisseling. Als door de persisterende hypoxie, hypercapnie en acidose de cardiale functie zodanig is verslechterd, kan bij bovenstaande beelden ook een cardiale reanimatie noodzakelijk worden. Met de vermelde handelingen van de 'basic life support' lukt het bijna altijd om een spontane en adequate ademhaling te realiseren, immers slechts bij 2 van de 1000 pasgeborenen zijn de aanvullende reanimatie stappen van advanced life support noodzakelijk.

LITERATUUR

Werkgroep NVK. Richtlijn reanimatie van pasgeborenen: NVK; 2004 juni.

Palme-Kilander C. Methods of resuscitation in low-Apgar-score newborn infants--a national survey. Acta Paediatr 1992; 81(10): 739-44.

Niermeyer S, Perlman J. Pathophysiology of neonatal resuscitation: application in a global context. Semin Neonatol 2001; 6(3): 213-7.

Philip AGS, Saigal S. When Should We Clamp the Umbilical Cord? Neoreviews 2004; 5(4): e142-54.

Philip AG. Delayed cord clamping in preterm infants. Pediatrics 2006; 117(4): 1434-5.

Rabe H, Reynolds G, Diaz-Rossello J. Early versus delayed umbilical cord clamping in preterm infants. Cochrane Database Syst Rev 2004(4): CD003248.

Mercer JS, Vohr BR, McGrath MM, Padbury JF, Wallach M, Oh W. Delayed cord clamping in very preterm infants reduces the incidence of intraventricular hemorrhage and late-onset sepsis: a randomized, controlled trial. Pediatrics 2006; 117(4): 1235-42.

Mercer JS. Current best evidence: a review of the literature on umbilical cord clamping. J Midwifery Womens Health 2001; 46(6): 402-14.

Ceriani Cernadas JM, Carroli G, Pellegrini L, et al. The effect of timing of cord clamping on neonatal venous hematocrit values and clinical outcome at term: a randomized, controlled trial. Pediatrics 2006; 117(4): e779-86.

Contributors and Reviewers for the Neonatal Resuscitation Guidelines. International Guidelines for Neonatal Resuscitation: An Excerpt From the Guidelines 2000 for Cardiopulmonary Resuscitation and Emergency Cardiovascular Care: International Consensus on Science. Pediatrics 2000; 106(3): e29-.

2005 American Heart Association (AHA) guidelines for cardiopulmonary resuscitation (CPR) and emergency cardiovascular care (ECC) of pediatric and neonatal patients: pediatric basic life support. Pediatrics 2006; 117(5): e989-1004.

WHO; Department of Reproductive Health RR, World Health Organisation. Thermal protection of the newborn: a practical guide; (WHO/RHT/MSM/97.2). Geneva: World Health Organisation 1997.

McCall EM, Alderdice FA, Halliday HL, Jenkins JG, Vohra S. Interventions to prevent hypothermia at birth in preterm and/or low birthweight babies. Cochrane Database Syst Rev 2005(1): CD004210.

Christensson K, Bhat GJ, Amadi BC, Eriksson B, Hojer B. Randomised study of skin-to-skin versus incubator care for rewarming low-risk hypothermic neonates. The Lancet 1998; 352(9134): 1115.

Kuipers IM, Maertzdorf WJ, De Jong DS, Hanson MA, Blanco CE. Initiation and maintenance of continuous breathing at birth. Pediatr Res 1997; 42(2): 163-8.

Gluckman PD, Wyatt JS, Azzopardi D, et al. Selective head cooling with mild systemic hypothermia after neonatal encephalopathy: multicentre randomised trial. Lancet 2005; 365(9460): 663-70.

Gunn AJ, Bennet L. Is temperature important in delivery room resuscitation? Semin Neonatol 2001; 6(3): 241-9.

Carrasco M, Martell M, Estol P. Oronasopharyngeal suction at birth: Effects on arterial oxygen saturation. Journal of Pediatrics, The 1997; 130(5): 832-4.

Anand KJS, Runeson B, Jacobson B. Gastric suction at birth associated with long-term risk for functional intestinal disorders in later life. The Journal of Pediatrics 2004; 144(4): 449-54.

Di Lorenzo C, Saps M. Gastric suction in newborns: guilty as charged or innocent bystander? The Journal of Pediatrics 2004; 144(4): 417-20.

Owen CJ, Wyllie JP. Determination of heart rate in the baby at birth. Resuscitation 2004; 60(2): 213-7.

Vyas H, Field D, Milner AD, Hopkin IE. Determinants of the first inspiratory volume and functional residual capacity at birth. Pediatr Pulmonol 1986; 2(4): 189-93.

Hussey SG, Ryan CA, Murphy BP. Comparison of three manual ventilation devices using an intubated mannequin. Arch Dis Child Fetal Neonatal Ed 2004; 89(6): F490-3.

O'Donnell CP, Davis PG, Lau R, Dargaville PA, Doyle LW, Morley CJ. Neonatal resuscitation 2: An evaluation of manual ventilation devices and face masks. Arch Dis Child Fetal Neonatal Ed 2005.

O'Donnell C, Davis P, Morley C. Positive end-expiratory pressure for resuscitation of newborn infants at birth. Cochrane Database Syst Rev 2004(4): CD004341.

O'Donnell CP, Davis PG, Morley CJ. Positive pressure ventilation at neonatal resuscitation: review of equipment and international survey of practice. Acta Paediatr 2004; 93(5): 583-8.

The International Liaison Committee on Resuscitation (ILCOR) consensus on science with treatment recommendations for pediatric and neonatal patients: neonatal resuscitation. Pediatrics 2006; 117(5): e978-88.

Davis PG, Tan A, O'Donnell CP, Schulze A. Resuscitation of newborn infants with 100% oxygen or air: a systematic review and meta-analysis. Lancet 2004; 364(9442): 1329-33.

Tan A, Schulze A, O'Donnell CP, Davis PG. Air versus oxygen for resuscitation of infants at birth. Cochrane Database Syst Rev 2004(3): CD002273.

Hansmann G. Neonatal resuscitation on air: it is time to turn down the oxygen tanks [corrected]. Lancet 2004; 364(9442): 1293-4.

Kattwinkel J. Evaluating resuscitation practices on the basis of evidence: The findings at first glance may seem illogical. The Journal of Pediatrics 2003; 142(3): 221-2.

Bookatz GB, Mayer CA, Wilson CG, et al. Effect of Supplemental Oxygen on Reinitiation of Breathing after Neonatal Resuscitation in Rat Pups. Pediatr Res 2007.

Kamlin CO, O'Donnell CP, Davis PG, Morley CJ. Oxygen saturation in healthy infants immediately after birth. J Pediatr 2006; 148(5): 585-9.

Dawson JA, Davis PG, O'Donnell CP, Kamlin CO, Morley CJ. Pulse oximetry for monitoring infants in the delivery room: a review. Arch Dis Child Fetal Neonatal Ed 2007; 92(1): F4-7.

Dawson JA, Davis PG, O'Donnell CP, Omar FKC, Morley CJ. Free-flow oxygen delivery to newly born infants. Arch Dis Child Fetal Neonatal Ed 2007; 92(2): F132-4.

Dorfsman ML, Menegazzi JJ, Wadas RJ, Auble TE. Two-thumb vs. two-finger chest compression in an infant model of prolonged cardiopulmonary resuscitation. Acad Emerg Med 2000; 7(10): 1077-82.

Spence K, Barr P. Nasal versus oral intubation for mechanical ventilation of newborn infants. Cochrane Database Syst Rev 2000(2): CD000948.

Lane B, Finer N, Rich W. Duration of intubation attempts during neonatal resuscitation. J Pediatr 2004; 145(1): 67-70.

O'Donnell CP, Kamlin CO, Davis PG, Morley CJ. Endotracheal intubation attempts during neonatal resuscitation: success rates, duration, and adverse effects. Pediatrics 2006; 117(1): e16-21.

Lokesh L, Kumar P, Murki S, Narang A. A randomized controlled trial of sodium bicarbonate in neonatal resuscitation-effect on immediate outcome. Resuscitation 2004; 60(2): 219-23.

Guinsburg R, Wyckoff MH. Naloxone during neonatal resuscitation: acknowledging the unknown. Clin Perinatol 2006; 33(1): 121-32, viii.

Vain NE, Szyld EG, Prudent LM, Wiswell TE, Aguilar AM, Vivas NI. Oropharyngeal and nasopharyngeal suctioning of meconium-stained neonates before delivery of their shoulders: multicentre, randomised controlled trial. Lancet 2004; 364(9434): 597-602.

Wiswell TE, Gannon CM, Jacob J, et al. Delivery Room Management of the Apparently Vigorous Meconium-stained Neonate: Results of the Multicenter, International Collaborative Trial. Pediatrics 2000; 105(1): 1-7.

van Goudoever JB. 25 weken als grens voor levensvatbaarheid van de vrucht: te rigide. Ned Tijdschr Geneeskd 2005; 149(35): 1939.

Kollee LA. 25 weken als grens voor levensvatbaarheid van de vrucht: ethisch juist. Ned Tijdschr Geneeskd 2005; 149(35): 1938.

Apgar V. A proposal for a new method of evaluation of the newborn infant. Curr Res Anesth Analg 1953; 32(4): 260-7.

Papile LA. The Apgar score in the 21st century. N Engl J Med 2001; 344(7): 519-20.

The Apgar score. Pediatrics 2006; 117(4): 1444-7.

Casey BM, McIntire DD, Leveno KJ. The continuing value of the Apgar score for the assessment of newborn infants. N Engl J Med 2001; 344(7): 467-71.

Lopriore E, van Burk GF, Walther FJ, de Beaufort AJ. Correct use of the Apgar score for resuscitated and intubated newborn babies: questionnaire study. Bmj 2004; 329(7458): 143-4.

16 Late gevolgen van aangeboren en perinataal verworven stoornissen van het zenuwstelsel

Van embryo tot adolescent: Growing into deficit.

J.S.H. Vles, L.S. de Vries

16.1 INLEIDING

Een groot deel van de kinderneurologische pathologie ontstaat in de pre- peri- en postnatale periode. Verschillende mechanismen kunnen leiden tot hersenschade, die later tot uiting komt in een infantiele encephalopathie (IE). De klinische verschijnselen van IE op latere leeftijd kunnen motorische stoornissen, mentale retardatie en epilepsie zijn. Afhankelijk van de ernst van de handicap komen ook vaak geassocieerde afwijkingen voor. In de Engelstalige literatuur wordt gesproken van Cerebral Palsy, gedefinieerd als een groep van niet-progressieve motorische aandoeningen die het gevolg zijn van een aanlegstoornis of verworven beschadiging van de zich ontwikkelende hersenen/cerebellum/hersenstam/ruggenmerg, en die zich uiten in stoornissen van houding en beweging.

Voor een kinderneuroloog, die zowel in de embryonale, foetale en neonatale fase van het leven in consult kan worden gevraagd, is kennis van de normale structurele en functionele ontwikkeling van het zenuwstelsel en over mogelijke oorzaken van een verstoring van deze normale ontwikkeling onontbeerlijk. In toenemende mate wordt al in een vroeg stadium, bij de ongeborene met een ontwikkelingsstoornis (dysgenesis) respectievelijk bij de pasgeborene met een verworven stoornis (voornamelijk optredend in het derde trimester van de zwangerschap) gevraagd een uitspraak te doen over directe en late gevolgen. Een belangrijke factor bij deze vroege diagnostiek is de betere en breder toegankelijke (daarmee wordt bedoeld dat nu bij nagenoeg elke zwangere in de 20^e week een uitgebreide echo wordt gemaakt) beeldvorming. De meest voorkomende afwijkingen van het centraal zenuwstelsel die pre-nataal worden gediagnosticeerd zijn ventriculomegalie, cerebellaire dysgenesis, encephalocele, neurale buis defect, holoprosencephalie en schizencephalie. De etiologie van deze aandoeningen kan verschillend zijn.

Het onderscheid tussen een ontwikkelingsstoornis en een verworven stoornis is meer dan alleen semantiek. Een ontwikkelingsstoornis in de vorm van een cerebrale disgenese treedt vooral op in het eerste tot tweede trimester van de zwangerschap. Een verworven stoornis ontstaat meestal in het verloop van het derde trimester en is vaak gerelateerd aan de partus en de problemen in de neonatale periode. Er zijn etiologische factoren die in ieder trimester kunnen optreden (infecties), maar iedere periode kent een aantal specifieke genesen van pathologie (bijvoorbeeld de germinale matrix bloeding die vrij specifiek is voor de prematuur).

We dienen te weten waarom een zelfde oorzaak, bijvoorbeeld hypoxie/ischemie, op latere leeftijd een ander klinisch beeld geeft, afhankelijk van de rijpheid c.q. organisatiegraad van het zenuwstelsel op het moment waarop dit zich voordoet (diplegie bij de ex-prematuur en de tetraplegie bij de ex-aterm geborene). Ook het beeld in de acute neonatale fase kan verschillend zijn: focale versus gegeneraliseerde convulsies.

De vraag die altijd gesteld wordt door ouders van een kind dat wordt geboren na een gecompliceerde zwangerschap/bevalling is hoe groot de kans op blijvend letsel is en indien er kans is op blijvend letsel wat de ernst hiervan zal zijn. Slechts 20% van de schoolkinderen met CP maakte perinatale asfyxie door, terwijl bovendien bij de helft daarvan ook andere risicofactoren aanwezig waren.[10] Slechts ongeveer 10% van alle gevallen van CP berust op perinatale asfyxie.[1,11] Kennis van de normale ontwikkeling en ervaring met de follow-up van deze patiëntengroep is van groot belang om de ouders/verzorgers goed te kunnen informeren omtrent de prognose wat betreft motorische, cognitieve en sociale ontwikkeling.

Daarnaast is optimale medische zorg voor deze groep van kinderen uitsluitend in multidisciplinair verband mogelijk.

16.2 ONTWIKKELING VAN HET ZENUWSTELSEL

In de ontwikkeling van het zenuwstelsel maken we een onderscheid tussen de embryonale en de foetale periode. Uitgangspunt is het moment van ovulatie. De embryonale fase is de periode van 8 weken volgend op de bevruchting. De foetale fase is de resterende tijd tot aan de bevalling. Volgens het 'Carnegie'-classificatiesysteem wordt de embryonale periode onderverdeeld in een 23-tal stadia. De foetale periode kent een dergelijke indeling tot op heden niet.

16.2.1 Embryonale fase

Primaire neurulatie:
Vorming van hersenen en ruggenmerg met uitzondering van het sacrale deel. Dit proces vindt plaats gedurende de eerste weken van de zwangerschap. Een verstoring van dit proces kan leiden tot craniorachischisis, anencephalie, myeloschisis, encephalocele, myelomeningocele of Arnold-Chiari-malformatie.

Secundaire neurulatie:
Vorming van het caudale deel van het ruggenmerg (sacrale en coccygeale segmenten) door canalisatie en differentiatie van de caudale massa gelegen aan het distale einde van de neuraalbuis. Uiteindelijk maakt dit deel contact met het lumen van de neuraalbuis gevormd door het proces van primaire neurulatie. Dit proces vindt plaats gedurende de laatste weken van de embryonale fase. Bij een verstoring van dit proces zijn de volgende afwijkingen mogelijk: myelocystocele, diastematomyelie, diplomyelie, meningocele, lipomeningocele, lipoma, teratoma, dermale sinus, dermoid of epidermoid cyste en tethered cord.

Cerebellum

Onder invloed van genen ('murine genes' EN-1 en EN-2), moleculen ('netrins') en hun receptoren ontstaat ter plaatse van de isthmus (grens middenhersenen-achterhersenen) het cerebellum. (Carnegie stadium 14). Er ontstaan twee uitstulpingen aan weerszijde van de middenlijn van het rhombencephalon, gedeeltelijk georiënteerd naar buiten, gedeeltelijk richting de 4^e ventrikel, de zogenaamde 'rhombic lips' (zie figuur 16.1). Cellen in samenwerking met groeifactoren ter hoogte van de isthmus zijn van belang voor de uiteindelijke fusie van de beide cerebellaire hemisferen: vorming van de vermis. De neuro-epitheliale cellen in het dak van de 4^e ventrikel en de rhombic' lips' zijn de germinale matrix voor diverse celstructuren van het cerebellum (purkinje cellen, granulaire cellen, nucleus dentatus) en de hersenstamkernen.

Figuur 16.1 Rhombic Lips

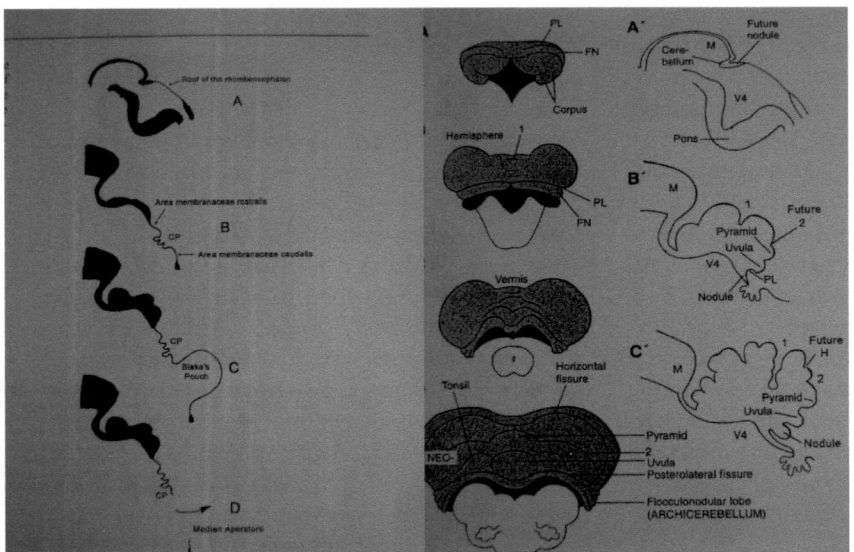

De leptomeningen

Vliezen van mesenchymale oorsprong omgeven het zenuwstelsel en vormen een netwerk met daarin vasculaire structuren. De pia mater ligt direct tegen de hersenen/cerebellum en ruggenmerg aan. Aan de buitenzijde van deze laag liggen kleine arteriën. Het ontstaan van de dura mater (gelegen tussen pia en bot) is tevens het begin van de vorming van de subarachnoidale ruimte, een ruimte die direct na het sluiten van de neurale buis (anterieure deel) reeds gevuld is met vocht. Dit vocht staat in eerste instantie niet in verbinding met het vocht in de 4^e ventrikel daar het dak van de 4^e ventrikel nog niet is geperforeerd. Het vocht in de subarachnoideale ruimte wordt mogelijk geproduceerd door de ependym cellen. Aan het einde van de embryonale fase ontstaat er een verbinding tussen beide systemen. Tegen die tijd zijn ook falx en tentorium gevormd.

Prosencephalisatie:

Vindt met name plaats in het laatste twee derde deel van de embryonale periode. Hierin zijn een drietal stappen te onderscheiden: 1) vorming van het prosencephalon aan het rostrale einde van de neuraalbuis; 2) 'cleavage' (scheiding) in een drietal vlakken: horizontaal (vorming oogblaasjes); transversaal (vorming van het telencephalon respectievelijk het diencephalon) en sagitaal (vorming van beide cerebrale hemisferen, laterale ventrikels en basale ganglia); 3) vorming van het middelste deel van het prosencephalon, een structuur onder andere bepalend voor de ontwikkeling van het corpus callosum, septum pellucidum en hypothalamus. Een verstoring van een van deze drie processen kan onder andere leiden tot de volgende afwijkingen:

- ad 1) aprosencephalie/atelencephalie;
- ad 2) holoprosencephalie/holotelencephalie;
- ad 3) agenesie van het corpus callosum, agenesie van het septum pellucidum.

Foetale fase

Processen van neuronale proliferatie, migratie, organisatie en myelinisatie vinden in genoemde volgorde voornamelijk plaats gedurende deze periode (vanaf de derde zwangerschapsmaand) tot ver na de geboorte (organisatie en myelinisatie). Een verstoring van de proliferatie zal leiden tot microcepalie/macrocephalie; een verstoring van het proces van migratie zal aanleiding geven tot heterotopieën, lissencephalie, schizencephalie, focale dysgenesie, of agenesie van het corpus callosum. Veelal gaat een dergelijke dysgenesie van het brein gepaard met een gestoorde neuro-cognitieve en neuro-motore ontwikkeling. Dit geldt eveneens indien er stoornissen ontstaan ten tijde van het proces van organisatie, synaptogenese en myelinisatie. De meest voorkomende afwijkingen:

Congenitale Ventriculomegalie/Hydrocephalus: Hieronder verstaat men een te groot ventrikelsysteem in relatie tot de zwangerschapsduur. Dit kan dus zowel in de embryonale als in de foetale fase

Figuur 16.2   Foetale MRI:Dandy Walker Malformatie met geassocieerde occipitale encephaloiele.

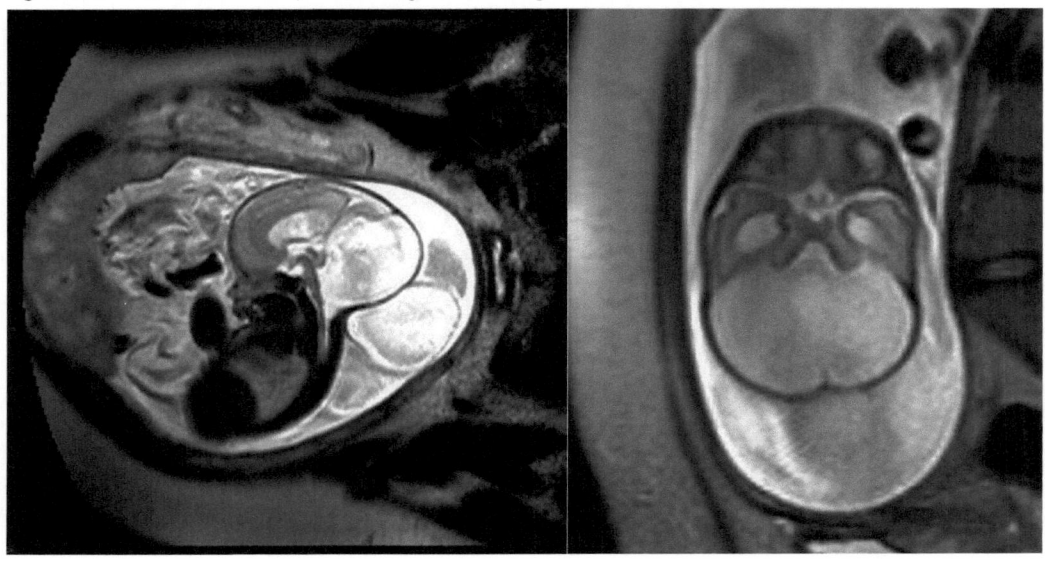

voorkomen c.q. ontstaan. De etiologie is heterogeen; een hydrocephalus kan zowel het gevolg zijn van een primair cerebrale disgenese als een direct gevolg van een afwijkende liquor circulatie (productie/afvoer). De meest frequent voorkomende oorzaken zijn aquaduct stenose, myelomeningocele/ Arnold-Chiari malformatie en Dandy-Walker malformatie. Bij de genese is de mid-embryonale periode mogelijk van belang vanwege de processen die hierin plaatsvinden: 1) vorming van het vocht producerend epitheel in de plexus choroideus; 2) ontstaan van perforatie van het dak van de 4^e ventrikel en 3) de vorming van de subarachnoideale ruimte.

Verworven stoornissen:
Hypoxisch-ischemische schade is een belangrijk neurologisch probleem in de neonatale periode. Afhankelijk van de maturatie gaat dit al of niet gepaard met intra-ventriculaire bloedingen. De belangrijkste consequenties op langere termijn zijn motorische stoornissen (spasticiteit, chorea-athetose, ataxie), neuro-cognitieve functiestoornissen (spectrum van ernstige mentale retardatie tot aandacht- en concentratiestoornissen) en epilepsie (oa. het syndroom van West).

De ernst en het type schade wordt bepaald door de oorzaak en het tijdstip (=maturatie van het zenuwstelsel) van ontstaan (selectieve gevoeligheid).

In deze zijn van belang: verhouding glutamaat (n-methyl-D-aspartate-receptor)/gaba, NOS-expressie en NO-cGMP signaaltransductie, vasculaire en metabole factoren en 'ervaring' die de mate van apoptosis (natuurlijke celdood) en plasticiteit bepalen. Met betrekking tot plasticiteit kennen we de horizontale (intra-en interhemispherale) plasticiteit en de verticale plasticiteit (telencephalon→diencephalon).

De meest bekende letsels bij de voldragen pasgeborene zijn de selectieve neuronale necrose, status marmoratus, para-sagitale necrose, en focale necrose.

Het klinisch beeld is afhankelijk van het soort letsel:
a parasagitale cerebrale schade: spastische diplegie of quadriplegie in combinatie met neuro-cognitieve tekorten; bij minder ernstige afwijkingen vaak alleen neurocognitieve probelemen, vaak geassoceerd met afbuigende schedelomvang in het eerste levensjaar;
b status marmoratus (ischemische afwijkingen ter hoogte van de basale ganglia): chorea-athetose, spastische quadriparese en mentale retardatie;
c neonatale beroerte: hierbij gaat het meestal om een infarct in het stroomgebied van de arteria cerebri media. De linkerhersenhelft is vaker aangedaan. Een associatie met een afwijking in de stollingscascade wordt beschreven, waarbij met name aan proteïne C, S, factor V Leiden en prothrombine mutatie moet worden gedacht. Een dergelijk focaal infarct is meestal niet hemorrhagisch. Dit kan leiden tot een hemiplegie en niet

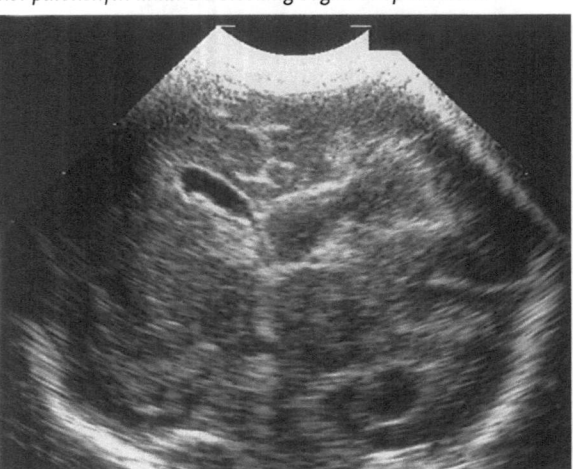

Figuur 16.3   prematuur, geboren bij 27 weken; bij deze coronale echo-opname op de leeftijd van 10 dagen wordt een intraventriculaire bloeding links gezien, met ook een bloeding in het parenchym links. De bloeding begint al op te lossen.

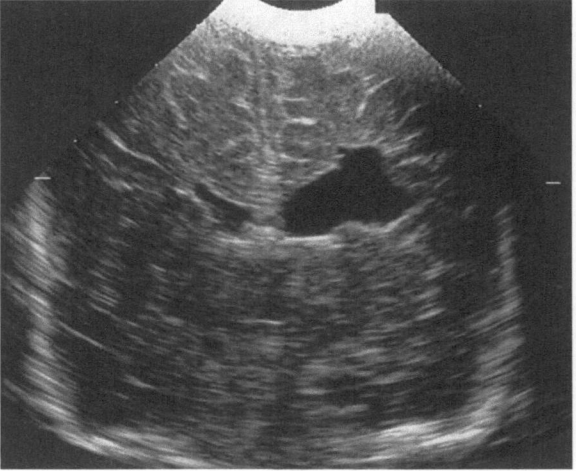

Figuur 16.4   rond de uitgerekende datum wordt nu een porencephale cyste links gezien.

zelden gedragsproblemen en epilepsie op latere leeftijd.

De meest bekende letsels bij de *tevroeggeborene* zijn:

a) Intraventriculaire bloeding: Hoe onrijper het kind, des te groter het risico op het ontstaan van een germinale germinale matrix-intraventriculaire bloeding (GMH-IVH) (frequentie van voorkomen 20-30%) In de helft van de gevallen ontstaat de bloeding reeds de eerste dag, terwijl zij slechts zelden na de derde dag optreedt. De bloeding treedt soms ook reeds antenataal op. Bij vroeggeborenen ontstaat zij in het kwetsbare zogeheten subependymale matrixgebied langs de zijventrikels. Bij voldragen kinderen is meestal de plexus chorioideus de oorsprong.

De bloeding begint in het subependymale capillaire netwerk en dikwijls eenzijdig of in omvang rechts en links verschillend. Thans neemt men aan dat zij veroorzaakt wordt door bloeddrukschommelingen, die vooral bij de instabiele en zieke vroeggeborene gemakkelijk kunnen optreden. De gradaties van deze bloeding volgens Papile zijn:
- graad I   subependymaal
- graad II   intraventriculair
- graad III   intraventriculair met ventriculomegalie
- graad IV   intraventriculaire en parenchymateuze bloeding

Na de bloeding kan posthaemorrhagische ventrikeldilatatie ontstaan; dit komt voornamelijk bij de graad III-IV bloedingen voor.

Bij ongeveer 30% van de kinderen die in leven blijven zal uiteindelijk plaatsing van een ventriculo-peritoneale drain nodig zijn. Bij een deel van deze kinderen (30- 50%), bij wie ogenschijnlijk geen schade wordt gevonden van de periventriculaire witte stof, kan later een spastische diplegie ontstaan.

De graad IV bloeding wordt tegenwoordig een 'Periventriculair haemorrhagisch infarct' genoemd. Het betreft haemorrhagische necrose van de periventriculaire witte stof, meestal unilateraal (figuur[figuurverwijzing mist]). Vrijwel altijd is tevens een ipsilaterale intraventriculaire bloeding aanwezig. Deze bloeding werd voorheen gezien als een parenchymateuze uitbreiding van de intraventriculaire bloeding, maar intussen is uit neuropathologisch onderzoek duidelijk geworden dat het een haemorrhagisch veneus infarct betreft. De hemorrhagische component bestaat uit perivasculaire bloedingen langs de medullaire venen die als een waaiervorm samenkomen in de terminale vene in het subependymale gebied.

De uitgebreidheid in frontale, pariëtale en occipitale richting kan het best op de dwarse doorsnede worden beoordeeld. Later kan zich een enkele, grote cyste vormen die ook meestal niet meer verdwijnt. Uit positron-emissietomografie met meting van regionale cerebrale bloedstromen is gebleken dat de mate van witte stofschade kan worden onderschat. Wanneer de afwijkingen in het parenchym uitgebreid zijn is de prognose van dit type cerebrale laesie minder goed, waarbij frequent naast de typische spastische (hemi)parese ook cognitieve stoornissen aanwezig zijn.

b) Periventriculaire leukomalacie (PVL)
Hierbij is er sprake van necrose van de periventriculaire witte stof dorsaal en lateraal van de zijventrikels in het gebied van de optische radiatie. Bij ernstiger vormen vindt cystevorming plaats. PVL treedt op

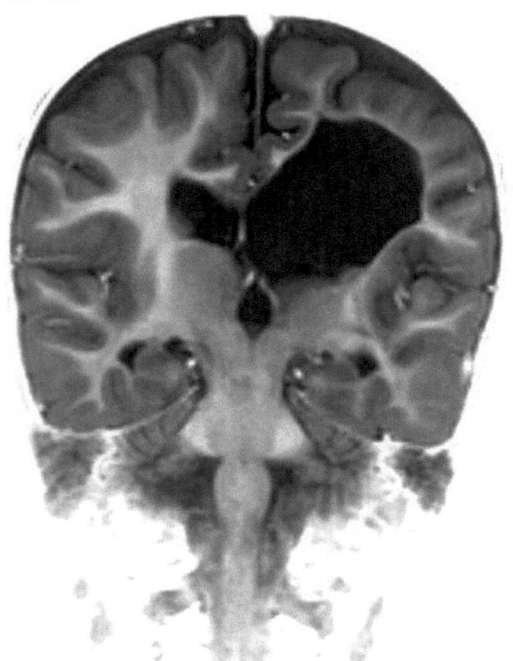

Figuur 16.5   MRI, T1 gewogen inversion recovery (IR) opname, op de leeftijd van 24 maanden, toont de porencephale cyste links, en duidelijke asymmetrie van de myelinisatie ten nadele van links.

bij 10-15% van de vroeggeborenen onder 34 weken; de ernstige cysteuze vorm in slechts ongeveer 3%. Hoewel PVL ook antenataal kan optreden, wordt de diagnose met name in de eerste levensweken vermoed wanneer bij echografisch onderzoek echodensiteiten worden gezien in het bedoelde gebied juist naast de laterale hoeken van de zijventrikels. Na twee tot drie weken ontstaan dan de multipele kleine cysten; deze verdwijnen weer na een tot drie maanden, waarbij dan een toegenomen ventrikelomvang en vooral in de optische en auditieve radiatie een afgenomen hoeveelheid myeline resteert.

Cysteuze PVL leidt vrijwel altijd tot spastische diplegie; mentale retardatie en epilepsie worden ook vaak bij deze aandoening gezien.

De pathogenese van PVL kan deels worden verklaard vanuit de vasculaire anatomie en de cerebrale autoregulatie bij de vroeggeborene. De laatste jaren is er echter ook veel aandacht voor geasocieerde tekenen van inflammatie (lang gebroken vliezen en chorioamnionitis). Zowel uit een goede casecontrol-studie is gebleken dat preterme kinderen van moeders met langdurig gebroken vliezen en/of chorioamnionitis een verhoogd risico hebben op het ontstaan van PVL.

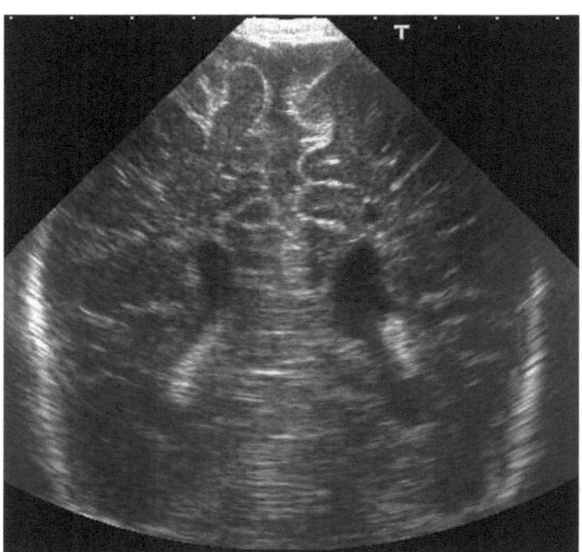

Figuur 16.6 prematuur, geboren bij 28 weken; bij deze coronale echo-opname, rond de uitgerekende datum, wordt milde ventrikeldilatatie en atrofie gezien, met een wat wijde interhemisferische fissuur en wijde arachnoidale ruimte. Tevens wordt er een periventriculaire cyste links gezien.

Wat voor de hypoxisch-ischemische letsels geldt, geldt in grote lijnen ook voor de intra-craniële bloedingen. Aetiologie (trauma, asphyxie, stollingsstoornissen) in relatie tot rijping (maturatie=gestational age) bepalen het type en de lokalisatie van de bloeding (germinale matrix, intra-ventriculair, subduraal, infra- respectievelijk supratentorieel) en het klinisch beeld (liquorcirculatiestoornissen/ motore- en neurocognitieve functiestoornissen).

Samenvattend: letsel dat ontstaat voor de 20ste zwangerschapsweek resulteert in malformaties; letsels optredend tussen 26-30 weken leiden tot germinale matrix, intra-ventriculair bloedingen of afwijkingen van de periventriculaire witte stof; aan het einde van de zwangerschap afwijkingen ter hoogte van hersenschors en basale ganglia.

Een van de meest bekende klinische consequenties van een aangeboren/verworven stoornis van het zenuwstelsel is de spasticiteit.

Spasticiteit

Spasticiteit van cerebrale origine (tetraparese, diplegie en hemiparese) behoort tot het Upper Motor Syndrome, waarbinnen nog andere types kunnen worden onderscheiden:
- dyskinesieën: hieronder vallen dystonie en chorea-athetose;
- ataxie: atactische diplegie en gegeneraliseerde ataxie.

Spasticiteit is gedefinieerd als een snelheidsafhankelijke spiertonus regulatie stoornis, waarbij de prikkeloverdracht voor spierreflexen is verlaagd, waarbij de reflexen abnormaal levendig zijn en pathologische reflexen worden waargenomen. Spasticiteit is wat men noemt een van de positieve symptomen veroorzaakt door schade aan het centraal motore neuron. Andere positieve symptomen zijn: hypertonie, hyperreflexie en co-contractie. Daarnaast bestaan er negatieve symptomen zoals parese (zwakte), verlies van behendigheid en vermoeidheid, die voor een groot deel de ernst van de invaliditeit bepalen.

Recent onderzoek heeft laten zien dat naast de piramidebaan ook andere (motore) banen een rol spelen bij de pathofysiologie en kliniek van spasticiteit en daardoor treden er vaak mengbeelden op (spasticiteit in combinatie met dystonie). Het is aannemelijk dat spasticiteit zich na de geboorte ontwikkelt doordat een meer dan normaal aantal afferenten via wortel-

Tabel 1. Tonusscore

Ashworthscore	omschrijving
0	geen verhoging van de tonus, geen hypertonie
1	lichte hypertonie, resulterend in een hapering ttv de beweging
2	meer uitgesproken dan bij 1; maar aangedane extremiteit kan nog gemakkelijk bewogen worden
3	aanzienlijke hypertonie; passief bewegen van de extremiteit is moeilijk
4	zeer ernstige hypertonie. Beweging is nauwelijks mogelijk

Spasticiteitsschaal

Score	omschrijving
0	geen weerstand bij snel bewegen
1	catch / knipmesfenomeen
2	clonus van minder dan 5 slagen
3	clonus van meer dan 5 slagen
4	niet uitdovende clonus

ganglia eindigen op interneuronen en cellen in de voorhoorn van het ruggenmerg. Het proces van de natuurlijke celdood (=apoptosis) is anders verlopen door het incident in de peripartale periode.

Naast spasticiteit treedt er een mate van spierstijfheid (thixotropie) op, een gevolg van veranderde chemie/interactie van de in de spier gelokaliseerde actine-merosine bruggen.

Naast de spasticiteit zijn er vaak bijkomende problemen, zoals mentale retardatie, slaapproblemen, gedragsstoornissen, emotionele problemen, epileptische insulten, zintuiglijke stoornissen (visus/gehoor), eet- en groeistoornissen, kwijlen, incontinentie en kindermishandeling.

Onderzoek van het kind met spasticiteit

Bij het onderzoek van een kind met een snelheids afhankelijke tonusregulatie stoornis staan verschillende instrumenten ter beschikking. Allereerst zijn de anamnese en het klinisch onderzoek (observatie/bewegingsanalyse/meetinstrumenten) van belang. Daarnaast kan ook beeldvorming behulpzaam zijn, waarbij het goed is te bedenken dat er geen directe relatie bestaat tussen structuur en functie. Dit kan deels verklaard worden door de plasticiteit van het zenuwstelsel

Bij het klinisch onderzoek kan gebruik gemaakt worden van meetinstrumeneten, waarbij drie niveaus te onderscheiden zijn: functie-, vaardigheid-, en participatieniveau.

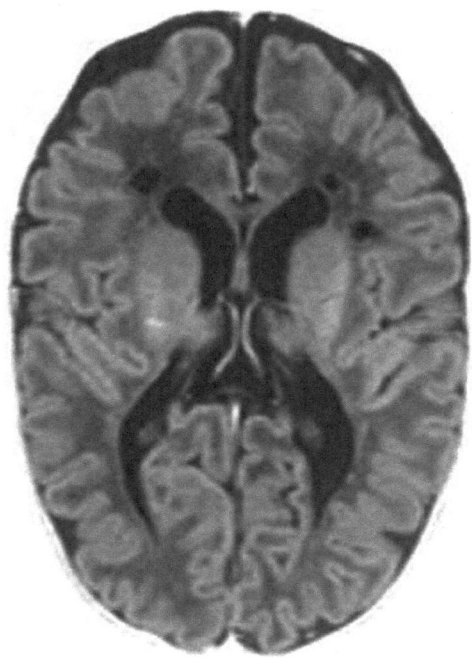

Figuur 16.7   Een MRI, transversale IR opname, verricht op dezelfde dag, bevestigt deze bevindingen, en toont meerdere cysten in de periventriculaire witte stof (PVL graad III).

De tonus kan op verschillende manieren worden gescoord (zie tabel 1).

Een modificatie van de Ashworthscore is de Tardieuscore: deze meet tonus middels vastleggen van de stretchsnelheid in relatie tot musculaire reactie: langzaam versus snel bewegen en hiertussen het verschil bepalen.

Meetinstrumenten om het vaardigheidsniveau vast te leggen:
GMFM: de Gross motor function measurement: meet wat kan een kind (kwantiteit): 88 items verdeeld over een vijftal domeinen (1 liggen/omrollen; 2 zitten; 3 kruipen/knielen; 4 staan en 5 lopen).
PEDI: Pediatric Evaluation of Disability.
Is een vragenlijst bestaande uit een vaardighedenschaal, een verzorger/assistentieschaal en een hulpmiddelenschaal, waarmee het niveau van zelfstandig functioneren kan worden gemeten.

Melbourne test: een test specifiek ontwikkeld voor arm-hand-functie.

Analyse van het looppatroon: is mogelijk door directe (klinische) observatie of met behulp van een gangbeeld laboratorium waarmede zeer gedetailleerd een gangcyclus, bestaande uit een zwaai- en standfase, kan worden geanalyseerd. Gegevens van abnormale loopbewegingen bij een kind met een infantiele encephalopathie, waarvan de etiologie (gewricht/spier: functioneel/structureel) divers kan zijn, kunnen gebruikt worden om een behandelplan op te stellen.

Therapie
Behandeling van een kind met een infantiele encephalopathie is doorgaans een multidisciplinair gebeuren. Ten gevolge van spasticiteit is een van de belangrijke problemen verkorting van spiergroepen. Deze contracturen veroorzaken in tweede instantie vaak benige malformaties. De kern van de behandeling bestaat uit het opstellen van een behandelingsplan dat meestal bestaat uit een combinatie van fysiotherapie, orthese, chirurgie en medicatie. De keuze wordt bepaald door het op de voorgrond staande probleem: is er sprake van een spieractivatie stoornis, dan zal gekozen worden voor behandeling met Botuline-toxine. Bij een verhoogde spierspanning ligt het voor de hand te kiezen voor de combinatie orthese/chirurgie. Is er sprake van een ernstige gegeneraliseerde snelheidsafhankelijke spierspanningsregulatie stoornis, dan is intrathecale baclofen een optie.

Botuline-toxine veroorzaakt een (tijdelijke) chemische denervatie op zenuw-spier niveau. Door beinvloeding van het SNAP-eiwit komt er geen acethylcholine meer vrij. Door sprouting is dit effect tijdelijk. Baclofen is een GABA agonist en intra-thecaal gedoseerd werkt het met name in laminae I en II van Rexed. Een andere mogelijkheid van behandeling ligt op het niveau van het onderbreken van de reflexboog ter hoogte van de achterwortel door middel van rhizotomie (chirurgisch of door middel van toebrengen van een radio-frequente lesie).

Behandeling van de vaak erbij optredende epilepsie is afhankelijk van het type. Veelvuldig hebben we te maken met een of andere vorm van maligne kinderepilepsie (bijvoorbeeld het syndroom van West) en deze zijn in de symptomatische groep vaak moeilijk te behandelen. Soms is epilepsiechirurgie een uitkomst.

Voor het kwijlen kan Botuline-toxine een goede behandeling zijn. Slaapproblemen zijn deels te behandelen met melatonine/nedeltran. Voedings- en continentieproblemen zijn vaak een reden voor blijvende zorg, en nauwelijks te beïnvloeden. Gedragsproblemen zullen, voorzover mogelijk, medicamenteus behandeld dienen te worden (mede bepaald door geassocieerde mate van mentale handicap).

LITERATUUR

Patel S and Barkovich AJ. Analysis and classification of Cerebellar Malformations, AJNR Am J Neuroradiol 23:1074-1087, August 2002.

Nelson MD Jr, Maher K, Gilles FH. A different approach to cysts of the fossa posterior, Pediatr Radiol (2004) 34: 720-732.

Sinha S & Brown JIM. Familial posterior fossa arachnoid cyst, Childs Nerv Syst (2004) 20: 100-103.

Scher MS. Fetal neurologic Consultations, Review article, Pediatr Neurol 2003; 29: 193-202.

Scher MS. Fetal and neonatal neurologic consultations: Identifying brain disorders in the context of fetal-maternal-placental disease. Semin Pediatr Neurol 2001; 8: 55-73.

O'Rahilly R & Müller F, Human embryology and teratology 2001, Wiley-Liss, New York.

Volpe JJ. Neurology of the Newborn. Third edition

Griebel ML et al. Clinical and developmental findings in children with giant interhemispheric cysts and dysgenesis of the corpus callosum. Pediatr Neurol 1995; 13: 119-124.

Young JN et al. Dorsal third ventricular cyst: an entity distinct from holoprosencephaly. J Neurosurg 1992; 77: 556-561.

Harlaar et al. Klinische bewegingsanalyse met multimediatechnieken. Nederlands Tijdschrift voor Geneeskunde 1998; 142: 1196-1202.

Lance JW. The control of muscle tone, reflexes and movement. Neurology 1980; 30(12): 1303-1313.

Spasticiteit van cerebrale origine bij kinderen : 27e Najaarssymposium van de Nederlandse Vereniging voor Kinderneurologie 13 oktober 2000, Rolduc Kerkrade.

Nelson KB, Ellenberg JH. Antecedents of cerebral palsy: multivariate analysis of risk. N Engl J Med 1986; 315: 81-6.

Nelson KB. What proportion of cerebral palsy is related to birth asphyxia? J Pediatr 1988; 112: 572-4.

Blair E, Stanley FJ. Intrapartum asphyxia: a rare cause of cerebral palsy. J Pediatr 1988; 112: 515-9.

Perlman JM, Risser R, Broyles RS. Bilateral cystic periventricular leucomalacia in the premature infant: associated risk factors. Pediatrics 1996; 97: 822-7.

De Vries LS, van Haastert IC, Rademaker KJ, Koopman C, Groenendaal F. Ultrasound abnormalities preceding cerebral palsy in high-risk preterm infants. *J Pediatr* 2004; 144: 815-820.

17 Alternatieve technieken voor foetale bewaking

P.P. van den Berg, S. Nienhuis

17.1 INLEIDING

Nauwkeurige bepaling van de foetale conditie tijdens de baring is nog steeds een belangrijk probleem. Elektronische foetale bewaking (cardiotocografie) is in de jaren zestig geïntroduceerd zonder dat de techniek voldoende gevalideerd is. Sinds de invoering van het CTG is het aantal operatieve interventies tijdens de baring toegenomen zonder dat dit heeft geleid tot een duidelijke verbetering van de neonatale conditie. Wanneer het CTG wordt gecombineerd met bloedafname uit de foetale huid leidt dit tot een afname van interventies. Hoewel foetale bloedafname wereldwijd wordt geaccepteerd, is de toepassing beperkt. De methode is invasief, onaangenaam voor de patiënt en geeft alleen informatie op het tijdstip van afname. Voor een goede bewaking van de foetale conditie zijn dus meerdere afnames nodig.

Er wordt daarom gezocht naar continue, niet-invasieve technieken ter bewaking van de foetale conditie. In dit hoofdstuk worden een aantal potentieel toepasbare foetale bewakingsmethoden besproken. Alvorens over te gaan tot een bespreking van de diverse methoden bespreken we de achtergrond van de foetale fysiologische parameters. Tevens komen enige methodologische zaken aan bod. Pulsoxymetrie en near infrared spectroscopy worden wat uitgebreider besproken, omdat deze methoden thans onderzocht worden voor foetale bewaking.

17.2 METHODOLOGISCHE EN FYSIOLOGISCHE OVERWEGINGEN

Voordat een nieuwe foetale bewakingstechniek klinisch toegepast kan worden, moet zij aan een aantal voorwaarden voldoen:
- de techniek moet veilig zijn voor moeder en foetus;
- de methode moet nauwkeurig zijn;
- de gemeten parameter moet gerelateerd zijn aan de foetale conditie;
- gerandomiseerde klinische studies moeten een verbetering laten zien van de efficiëntie, met andere woorden: het toevoegen van een nieuwe methode aan het CTG moet leiden tot een vermindering van het aantal operatieve interventies, zonder verslechtering van de detectie van foetale hypoxie/asfyxie in vergelijking tot het CTG alleen.

Wat betreft de nauwkeurigheid (het tweede punt) zijn de volgende factoren van belang. Voor een juiste evaluatie moet de gemeten waarde vergeleken worden met een betrouwbare standaard. De metingen moeten worden gedaan over het totale foetale bereik van de parameter. Extrapolatie vanuit de volwassen situatie is over het algemeen onbetrouwbaar. De nauwkeurigheidsbepaling moet gebaseerd zijn op voldoende aantallen subjecten en metingen. Eventuele uitsluitingscriteria moeten van te voren bepaald zijn. In de meeste gevallen is het niet mogelijk de nauwkeurigheid van een techniek in de humane foetus te bepalen omdat de gouden standaard invasieve metingen vereist. Daarom worden dierexperimenten gebruikt. Voor het vergelijken van twee methoden die dezelfde kwantiteit meten is het aanbevolen het gemiddelde verschil (bias) en de standaarddeviatie van het verschil (precisie) te bepalen. De bias geeft een over- of onderschatting weer van de ene methode ten opzichte van de andere. De precisie geeft de 'random variabiliteit' weer. De correlatiecoëfficiënt is een onvoldoende maat voor de nauwkeurigheid omdat het niet gaat om de mate van samenhang maar om de vraag of hetzelfde gemeten wordt.

Voor sommige methoden is het niet mogelijk om de nauwkeurigheid van een parameter te bepalen omdat er geen standaard bestaat. Van de methoden waarbij dit wel mogelijk is, is alleen van de pulsoxymetrie de bias en precisie in diverse studies bepaald.

Een parameter is potentieel interessant als foetale bewakingsmethode als deze de foetale conditie weerspiegelt (het derde punt). Het aanbod van zuurstof aan organen en weefsels is afhankelijk van het zuurstoftransport. Zuurstof is voor het merendeel gebonden aan hemoglobine. De arteriële zuurstofsaturatie is een adequate maat voor het zuurstofaanbod. De partiële zuurstofspanning is de drijvende kracht voor het zuurstoftransport naar de cellen. De zuurstofspanning of zuurstofsaturatie is altijd lager in de weefsels dan in de arteriële circulatie. Zuurstofaanbod is verder afhankelijk van een andere belangrijke parameter: de bloedstroom naar de weefsels. Als de zuurstofvoorziening van de foetus tekortschiet, treden aanpassingsmechanismen in werking. Het arteriële bloed wordt gecentraliseerd, dat wil zeggen dat er redistributie optreedt van de bloedstroom naar belangrijke organen als hersenen, hart en bijnieren. De bloedstroom naar de huid en andere organen vermindert, waarbij de zuurstofspanning in de huid verlaagd is ten opzichte van de arteriële circulatie. Tevens zal overgegaan worden op anaerobe stofwisseling, waarbij aanvankelijk de kooldioxide (CO_2) sneller stijgt dan het lactaat. Een verhoogde CO_2-waarde is niet per se schadelijk, omdat de neonaat de overmaat van CO_2 snel uitblaast na de geboorte. Een stijgende lactaatconcentratie is een maat voor metabole verzuring. Een overmatige lactaatstijging is een te vermijden situatie, omdat dit een ernstig zuurstoftekort weerspiegelt. Daarnaast is lactaat ook een hoogenergetische metaboliet die door bijvoorbeeld de hersenen gebruikt kan worden. Een tekort aan zuurstof kan leiden tot veranderingen in bepaalde parameters zoals bijvoorbeeld het foetale ecg.

Ten slotte: adequate interpretatie van de fysiologische parameters hangt af van de mogelijkheid om zowel stimulus als respons te meten.

17.3 SUBCUTANE EN TRANSCUTANE PARTIËLE ZUURSTOFELEKTRODE (PO_2)

Er zijn twee methoden om PO_2 te meten: met de subcutane en met de transcutane PO_2-elektrode. Beide werken volgens het polarografische principe. Dit principe werkt als volgt. De elektrode bevat een platina micro-elektrode, een Ag/AgCl-referentie-elektrode en een O_2-permeabele membraan. Bij de naaldelektrode is dit geheel gevat in een holle roestvrije stalen naald. Bij de transcutane elektrode is een verhittingselement toegevoegd ter bevordering van de O_2-diffusie. Zuurstof uit het arteriële systeem diffundeert door de huid naar de platina elektrode. Dit genereert een stroomverandering. Deze stroomverandering kan door een ijking omgezet worden in een zuurstofwaarde.

Ofschoon er een goede correlatie is tussen de subcutane PO_2-waarde gemeten door de elektrode en de arteriële PO_2 in de a.carotis van het foetale lam, is bij studies tijdens de bevalling gebleken dat de PO_2-methode niet voldoende betrouwbaar is.

De PO_2-elektrode heeft het nadeel dat voor elke meting een ijking nodig is en er een aanzienlijke basislijnverschuiving kan optreden. De responstijd is traag omdat de zuurstofdiffusie door de huid traag is. Het gevolg is dat de meting door de PO_2-elektrode niet noodzakelijkerwijs een goede schatting geeft van de arteriële O_2. De diffusie wordt nog meer vertraagd als de bloedstroom naar de huid vermindert. Dit kan optreden bij centralisatie van de bloedstroom als gevolg van hypoxie of asfyxie en bij een caput succedaneum. Daarnaast kan in de huid een aanzienlijke zuurstofconsumptie plaatsvinden. Daardoor is de door de elektrode gemeten PO_2-waarde lager dan de arteriële O_2. Een apart probleem is het Bohr-effect tijdens acidose. Ten gevolge van de acidose verschuift de zuurstofdissociatiekromme naar rechts. Het gevolg is dat de PO_2 toeneemt, hetgeen een betere oxygenatie lijkt aan te geven, terwijl de zuurstofconcentratie juist verlaagd is.[1]

17.4 TRANSCUTANE PARTIËLE KOOLDIOXIDE (pCO_2) METING

De transcutane meting van CO_2 is gebaseerd op de diffusie van CO_2 door de huid. Het meetelement bevat een glazen pH-elektrode, een referentie-elektrode, een verhittingselement en een permeabele CO_2-membraan. De elektrode verhit de huid en creëert ter plekke een hyperemie. Ten gevolge van de verhitting neemt de bloedstroom onder de elektrode toe, waarbij de bloedvaten verwijden. Deze vasodilatatie vereenvoudigt de diffusie van CO_2 door de huid naar de meetkamer van de elektrode. CO_2 reageert met H_2O en vormt H_2CO_3. H_2CO_3 dissocieert in H^+ en HCO_3^-. De verandering van H^+-ionen resulteert in een pH-verandering die met behulp van een computer wordt omgezet in een transcutane pCO_2-waarde (de toename in HCO_3^--ionen is nihil ten gevolge van een bufferoplossing).

De elektrode kan geplaatst worden als de vliezen gebroken zijn bij circa 3 cm ontsluiting. Voor de fixatie kan lijm gebruikt worden of een zich vastzuigend systeem. In beide gevallen zal bij veel foetaal haar dit eerst weggeschoren moeten worden.

Hoewel de CO_2 een relevante parameter is voor de foetale conditie heeft deze techniek een aantal nadelen. Om de diffusie te vergemakkelijken wordt de huid verhit tot een temperatuur van 39-44°C. Een hogere temperatuur zorgt voor een kortere responstijd, maar kan leiden tot brandwonden. Ten gevolge van de verhitting wordt echter ook het metabolisme in de huid verhoogd, waardoor de CO_2 hoger wordt ten opzichte van het bloed. Dit kan worden gecorrigeerd.

Na iedere meting moet de permeabele CO_2-membraan vervangen worden en voor de meting moet de elektrode gekalibreerd worden in een 5%- en 10% pCO_2-gasmengsel. Ook na de meting moet de elektrode gekalibreerd worden omdat er een aanzienlijke basislijnverschuiving kan optreden.

Nadat de elektrode geplaatst is, moet de pCO_2-elektrode zich eerst stabiliseren. Bij 41°C kan dit wel 8 minuten duren. Daarnaast is de responstijd van de elektrode belangrijk, dat wil zeggen de tijd die nodig is om een verandering aan te geven. Bij 41°C ligt dit tussen de 1 en 2 minuten.

De nauwkeurigheid van de transcutane pCO_2-elektrode is bepaald in meerdere studies. De correlatiecoëfficiënt varieert tussen de 56% en 96%. Hoewel in geen van de studies melding wordt gemaakt van de bias en de precisie, kan aan de metingen gezien worden dat de precisie beperkt is.

Uit klinische metingen is gebleken dat de normale waarden van de transcutane pCO_2 aanzienlijk variëren. Door de lange stabilisatie en responstijd is gebleken dat snelle verandering in de CO_2 niet gemeten kan worden door de elektrode en dat de methode alleen geschikt is om de trend in de pCO_2 vast te leggen.[2,3]

17.5 CONTINUE pH-METING

Het continu meten van de pH is al sinds de jaren zeventig mogelijk. De weefsel-pH wordt gemeten in de intercellulaire vloeistof. De elektrode bestaat uit een glaselektrode die in het subcutane weefsel wordt geschroefd op een gelijke wijze als de ecg-elektrode. De normale waarden van de weefsel-pH is 7,38 in het begin van de baring en neemt af met 0,016 per uur in de ontsluitingsfase van de baring en met 0,12 per uur in de uitdrijvingsfase. Weefsel-pH-waarden beneden de 7,15 worden als abnormaal beschouwd.

In de huid van de foetale schedel komt de pH redelijk overeen met de capillaire pH, zodat de verandering in de pH als parameter zou kunnen functioneren voor de foetale conditie. Er zijn echter een aantal beperkingen. Ten gevolge van acute acidosis kan deze relatie echter veranderen. Er kan een tijdsvertraging van 10-15 minuten optreden voordat de weefsel-pH verandert bij acidose. Ook kunnen door centralisatie van de circulatie bij acidosis de lokale bloedstroom en metabolisme afnemen, waardoor de weefsel-pH aanzienlijk kan afwijken van de arteriële pH.

Hoewel de elektrode robuust gemaakt is, is hij erg gevoelig voor bewegingen. Daarnaast kan er een basislijnverandering optreden ten gevolge van eiwitafzetting op de tip van de elektrode.

Door de genoemde technische beperkingen van de weefsel-pH-meting is de klinische toepasbaarheid nog gering en zijn er, behoudens enkele beschrijvende klinische studies, geen gerandomiseerde studies verricht.[8]

17.6 LASER-DOPPLER-FLOWMETRY

Met behulp van laser-Doppler-flowmetry (LDF) is het mogelijk om de snelheid van erytrocyten te bepalen in het microvasculaire gebied van de foetale huid. Een heliumneonlaser doorlicht het weefsel met monochromatisch licht (golflengte 632,8 nm). Dit licht wordt door glasvezels naar het huidoppervlak geleid en in het weefsel verstrooid. Een deel van het licht zal een intensiteitsverandering (Doppler-effect) ondergaan ten gevolge van bewegende erytrocyten. Daardoor heeft het gereflecteerde licht een bredere frequentieband. Door middel van een fotodetector en na computerverwerking van dit elektrische signaal wordt er een LDF-index berekend. De LDF-index is lineair gerelateerd aan de snelheid van de erytrocyten.

Laser-Doppler-flowmetrie kan geen absolute waarden weergeven; alleen relatieve veranderingen in de huiddoorbloeding. Het gereflecteerde licht wordt verkregen uit structuren op een diepte van 1,0-1,5 mm van de huidoppervlakte. De toename in huidtemperatuur is verwaarloosbaar. Het effect van deoxygenatie van het hemoglobine op de LDF-index is niet bekend. Klinische metingen tijdens de ontsluitings- en uitdrijvingsfase van de bevalling lieten een aanzienlijke variatie zien; de algemene trend was een afname in LDF-index.

Het grote nadeel van de techniek is dat er geen onderscheid te maken is tussen lokale vermindering van de bloedstroomsnelheid en bloedstroomsnelheidsafname als gevolg van systemische mechanismen. Lokale vermindering van de bloedstroom wordt veroorzaakt door directe druk, lokaal oedeem of een bloedvatafsluiting ten gevolge van indaling van het foetale hoofd. Deze factoren zijn in principe niet direct gerelateerd aan de foetale conditie, terwijl vermindering van de bloedstroom door vasoconstrictie als gevolg van hypoxemie, vasoactieve hormonen of vermindering van de 'cardiac output' wel gerelateerd is aan de foetale conditie.[12] Door deze beperkingen is ldf niet verder ontwikkeld voor foetale bewaking.

17.7 DOPPLER-FLOW

De techniek van de Doppler-flowmetingen is al in hoofdstuk 12 en 13 besproken en zal hier niet worden herhaald. Met deze methode is het mogelijk bloedstroomsnelheidsprofielen in maternale en foetale vaten te bepalen. Er zijn meerdere gerandomiseerde studies verricht waaruit blijkt dat deze techniek waardevol kan zijn om de foetale conditie antepartaal te bepalen. Gebleken is echter dat durante partu geen betrouwbare voorspelling van de neonatale conditie mogelijk is.[4,7,9]

17.8 FOETALE ECG-VERANDERINGEN

Deze methodiek is al uitgebreid besproken in hoofdstuk 9 en zal hier niet worden herhaald.

17.9 PULSOXYMETRIE

Pulsoxymetrie is een methode om de arteriële zuurstofverzadiging (SaO_2) continu en niet-invasief te meten. De SaO_2 is de ratio van oxyhemoglobine gedeeld door oxyhemoglobine + desoxyhemoglobine. Het is een standaard bewakingstechniek binnen de anesthesie en de neonatale en volwassen intensieve zorg. De methode maakt gebruik van twee principes. Het eerste principe is dat oxyhemoglobine en deoxyhemoglobine rood (r) en infrarood (ir) licht verschillend absorberen. Voor het rode licht wordt vaak een golflengte gebruikt van rond de 660 nm en voor het ir licht tussen de 890 en 940 nm. Deze golflengten worden uitgezonden door led's (licht uitzenden diodes). Rond 660 nm absorbeert deoxyhemoglobine meer licht dan oxyhemoglobine, terwijl dit in het ir gebied net andersom is. Het gevolg is dat goed geoxygeneerd arterieel bloed er veel roder uitziet dan het minder geoxygeneerde veneuze bloed.

Het tweede principe is dat cyclische veranderingen van het bloedvolume in het weefsel, veroorzaakt door het arteriële bloed, resulteren in detecteerbare pulsatiele veranderingen in de absorptie van het rode en ir licht. Tijdens de systole neemt het bloedvolume in het weefsel toe, wat een toename van de absorptie veroorzaakt, terwijl tijdens de diastole het bloedvolume weer afneemt met een corresponderende afname van de lichtabsorptie.

Behalve door het arteriële bloed wordt het licht geabsorbeerd door de huid, het subcutane weefsel, veneus bloed en ander niet-pulsatiel bloed; het niet-pulsatiele deel van de absorptie. Alleen het pulserende deel van het signaal, ontvangen door een fotodetector, wordt verwerkt.

De verhouding van de relatieve lichtintensiteiten van het rode en het infrarode licht (r/ir) wordt berekend. Via een ijklijn wordt de r/ir-waarde in de pulsoxymeter omgezet in een zuurstofsaturatiewaarde die gewoonlijk wordt weergegeven als SpO_2. De ijklijn is empirisch verkregen. Voor het lage foetale SaO_2-bereik (10-80%) is deze ijklijn verkregen in dierexperimenten omdat dit niet mogelijk is bij de mens.

Om pulsoxymetrie geschikt te maken voor de foetale situatie zijn aanpassingen nodig ten opzichte van de in de kliniek gebruikte methode. Voor neonaten en volwassenen is het gebruikelijk een transmissiesensor te gebruiken. De lichtbron (led's) en de fotodetector zijn daarbij aan weerszijden van het weefsel (bijvoorbeeld een vinger) geplaatst. Deze vorm is niet mogelijk tijdens de bevalling; daarom is de reflectiesensor ontwikkeld. In deze sensor zijn led's en fotodectector naast elkaar geplaatst (figuur 17.1 en 17.2), waarbij de afstand tussen led en fotodetector zo'n 10 mm is. In principe kan de sensor op iedere plaats van het lichaam worden geplaatst.

De eerste sensoren werden op de foetale schedel geplaatst en gefixeerd door middel van lijm of een vacuümsysteem. Al snel bleek dat dit niet de ideale plaats was. Ten gevolge van haren en bij de ontwikkeling van een caput succedaneum bleek de methode niet betrouwbaar. Daarom is in de nieuwere sensoren een dusdanige kromming aangebracht dat ze op de foetale wang komen te liggen (figuur 17.1 en 17.2). Bij ca. 3 cm ontsluiting en gebroken vliezen kan de sensor worden ingebracht door middel van een flexibele huls (hetzelfde principe als een intra-uteriene drukkatheter). Door druk van de uteruswand wordt de sensor tegen de wang aangedrukt. Via een geleidingsmeting kan gecontroleerd worden of de sensor goed contact maakt met de foetale huid. Naast de reflectiesensor is er een transmissiesensor in ontwikkeling waarbij het licht door een holle dunnenaald-elektrode in het weefsel wordt verstrooid en ontvangen door een fotodetector op het oppervlak van de huid.

De eerste reflectiesensoren met een golflengte van 660 nm en 890 nm (of 940) bleken echter onvoldoende nauwkeurig voor het foetale SaO_2 bereik van 10-80%. Door verstrooiing van het licht in het weefsel bleek het rode licht een andere weg af te leggen dan het ir licht. Het niet-pulsatiele deel van het signaal is belangrijker dan aanvankelijk gedacht.

Een oplossing voor dit probleem kan zijn een derde led op de sensor aan te brengen en/of de afstand tussen led en fotodetector te wijzigen. Een andere oplossing is om de combinatie van golflengten te wijzigen. De combinatie van 735 nm en 890 nm is geëvalueerd en de resultaten zijn bemoedigend (afstand led-fotodiode 14 mm). De precisie is circa 5% met een geringe bias tussen twee ijklijnen verkregen in twee verschillende onderzoekscentra.[6]

Snelle veranderingen in de oxygenatie, dat wil zeggen tijdens uteriene contracties of het geven van zuurstof zijn goed detecteerbaar met pulsoxymetrie.

Met een Nellcor® 660/890 nm reflectiesensor werd een gemiddelde SpO_2-waarde van 59% (range 35-79%) tijdens de ontsluitingsfase gemeten die daalde naar 53% (range 18-78%) tijdens de uitdrijving. De metingen waren bepaald bij 160 ongecompliceerde bevallingen met een normale neonatale conditie.[2]

Met de Nellcor® 735/890 nm reflectiesensor was de mediane SpO_2-waarde 46% (5e en 95e percentielen 29% en 60% respectievelijk) bij 27 ongecompliceerde bevallingen en met een normale neonatale uitkomst. Een SpO_2-waarde onder de 30% lijkt samen te gaan met een slechtere neonatale uitkomst. In 2000 werd de eerste multicenter gerandomiseerde studie gepubliceerd welke de effectiviteit van pulsoxymetrie onderzocht.[14] De hypothese was dat het

Figuur 17.1 Voor- en zijaanzicht van de pulsoxymetriesensor (Nellcor Puritan Bennett).

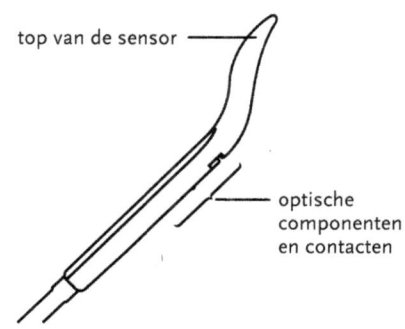

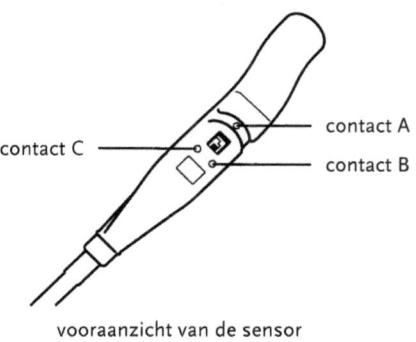

Figuur 17.2 De pulsoxymetriesensor geplaatst aan de zijkant van het foetale hoofd.

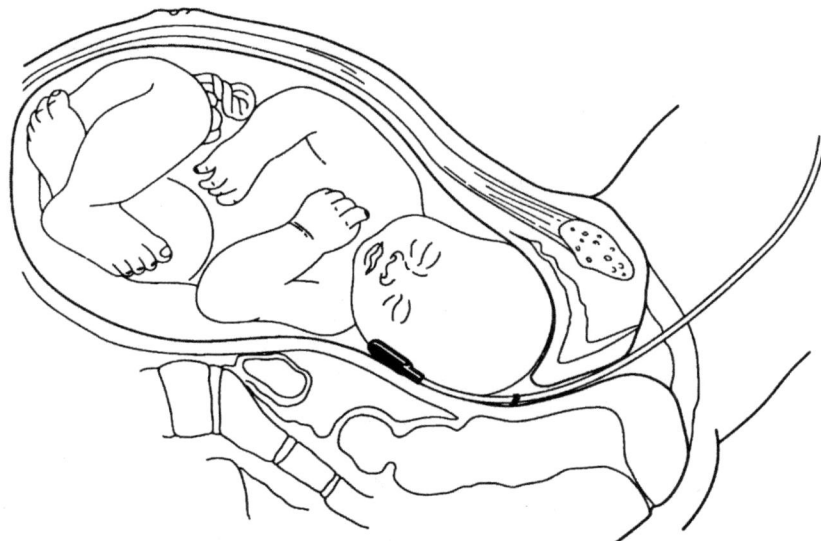

gebruik van pulsoxymetrie naast het CTG als foetale bewaking, het percentage sectio's voor foetale nood zou halveren. Hoewel het sectio percentage voor foetale nood inderdaad halveerde, bleef het totale sectio percentage van onderzoeks- en controle groep echter gelijk. Dit was het gevolg van een toename van sectio Caesarea voor niet vorderen van de baring. Een follow up studie liet zien dat in de groep waarbij het CTG aanwijzingen liet zien voor foetale nood maar de zuurstofverzadiging gemeten met pulsoxymetrie geruststellende waarden aan gaf significant meer sectio's werden gedaan in verband met niet vorderen.[15] In een andere gerandomiseerde studie werd bij 146 à terme zwangeren die in partu waren de hypothese onderzocht of pulsoxymetrie toegevoegd aan CTG-bewaking in combinatie met micro bloedonderzoek het aantal sectio's bij verdenking op foetale nood verminderd. Er werd een afname van 50% gezien in het aantal verrichte sectio's en ook een vermindering van 50% van het aantal foetale bloedmonsters zonder een stijging van het aantal sectio's voor niet vorderen van de baring.[16]

In mei 2000 werd foetale pulsoxymetrie met de Nellcor sensor goedgekeurd door de Food and Drug Administration voor klinisch gebruik. In Europa met is apparatuur voor foetale pulsoxymetrie op de markt gebracht door Nellcor® en OB scientific.

De American College of Obstetricians and Gynecologists (ACOG) stelde in September 2001 in een Committee Opinion on fetal pulse oximetry (nr. 258) een lijstje op van 3 aandachtspunten te weten: registratie percentage van het signaal, mogelijke fout negatieve resultaten en pulsoxymetrie is niet bewezen kosten effectief.[17] In maart 2002 publiceerde de Canadese vereniging voor obstetrie en gynaecologie richtlijnen voor foetale bewaking. Aangegeven wordt dat foetale pulsoxymetrie moet worden gebruikt als aanvullende techniek bij CTG bewaking.[18] Dit was ook de conclusie van een evaluatierapport opgesteld door de FDA in maart 2003, gebaseerd op 12.000 casus.

Een voorbeeld van een registratie is gegeven in figuur 17.3.[2,5,10]

17.10 NEAR INFRARED SPECTROSCOPY (NIRS)

NIRS maakt gebruik van 4 golflengten in het verre (zichtbare) rood en infrarood (700-1000 nm) die door een spectrofotometer worden uitgezonden. In dit gedeelte van het spectrum kan het infrarode licht relatief gemakkelijk in de weefsels doordringen. Het doorstralen van 6-9 cm weefsel, bijvoorbeeld een foetaal hoofd, is mogelijk. Het licht wordt in het weefsel gedeeltelijk verstrooid en gedeeltelijk geabsorbeerd. De chromoforen oxyhemoglobine en deoxyhemoglobine zijn de voornaamste absorberende stoffen, maar ook het cytochroomoxidase (aa3), het laatste enzym in de mitochondriale respiratoire elektrontransportketen, is een chromofoor die oxygenatie-afhankelijk is. Tot nu toe is het niet goed mogelijk cytochroomoxidase betrouwbaar te meten. De som van het oxyhemoglobinen; het desoxyhemoglobine is een maat voor het totale bloedvolume in het weefsel.

Op basis van de wet van Lambert-Beer kunnen veranderingen in weefselzuurstofsaturatie en het totale bloedvolume gemeten worden. In tegenstelling tot de pulsoxymetrie geeft NIRS dus geen absolute maat. Een onderbreking van de meting heeft dan ook tot gevolg dat voorafgaande veranderingen in oxy- en

Figuur 17.3 Voorbeeld van pulsoxymetrieregistratie. Bovenste paneel: foetale hartfrequentie in slagen per minuut; onderste paneel: dikke lijn: SpO$_2$%, dunne lijn: registratie van de intra-uteriene druk.

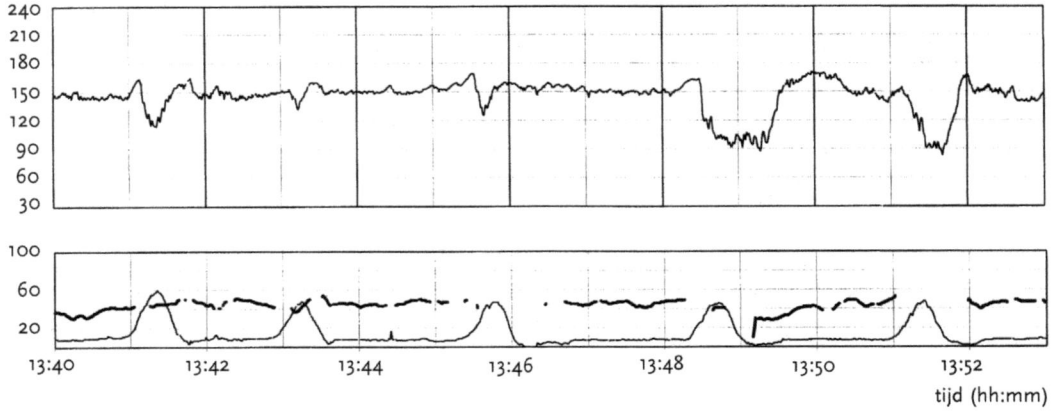

desoxyhemoglobine tijdens de bevalling niet meer geïnterpreteerd kunnen worden.

De sensor lijkt op die van de pulsoxymetrie. Het licht wordt door fiberoptische bundels naar en van het foetale hoofd geleid. Bij circa 3 cm ontsluiting en gebroken vliezen kan de sensor worden ingebracht. De afstand tussen de twee bundels bedraagt 3 cm. Ook deze sensor wordt op de zijkant van het foetale hoofd geplaatst.

Snelle veranderingen in de oxygenatie tijdens uteriene contracties of het effect van zuurstoftoediening zijn goed detecteerbaar met NIRS. Bij deceleraties werd meestal ook een voorbijgaande cerebrale desaturatie gezien (een afname in oxyhemoglobine en toename van deoxyhemoglobine). Tijdens late deceleraties was er eveneens een correlatie tussen de mate van oxyhemoglobinedaling en de diepte van de deceleratie.

Hoewel een absolute maat voor de weefselsaturatie in principe niet te bepalen is, is er een formule bekend waarmee deze berekend kan worden. Met deze niet-gevalideerde formule werd een weefselsaturatiewaarde van 43% (sd 10%) gevonden bij 7 foetussen met een normale foetale conditie. Gerandomiseerde studies met NIRS zijn tot op heden niet verricht.

In de toekomst is het wellicht mogelijk om uit het signaal de SaO_2 en het cytochroomoxidase betrouwbaar te bepalen.[11]

17.11 CONCLUSIE

Het doel van foetale bewaking tijdens de bevalling is simpel: het identificeren van foetale nood om neonatale morbiditeit en sterfte te voorkomen. Het CTG als bewakingsmethode heeft als nadeel een matige sensitiviteit en specificiteit. Alleen in combinatie met het afnemen van een foetaal bloedmonster lukt het de efficiëntie te doen toenemen en kan men spreken van een adequate foetale bewaking. Andere tot nu toe onderzochte methoden hebben de plaats van de noodzaak tot het afnemen van foetaal bloed nog niet

Tabel 17.1 Continue bewakingsmethoden

Methode	Gemeten waarde	Plaats meting	Fysiologische basismeting	Gebruiksgemak*	Nauwkeurigheid*	Efficiëntie
trans-/subcutane oxymetrie	trans-/subcutane zuurstofspanning (PO_2)	extracellulaire vloeistof	diffusie door de huid	matig	redelijk	beschrijvende studies
transcutane kooldioxide-meting	transcutane kooldioxidespanning (pCO_2)	extracellulaire vloeistof	diffusie door de huid	matig	matig	beschrijvende studies
continue pH-meting	subcutane pH	extracellulaire vloeistof	verandering zuur/base-evenwicht subcutaan	redelijk	matig	beschrijvende studies
laser-Doppler-flow	LDF-index	capillair vaatbed	verandering in erytrocytensnelheid	goed	redelijk	beschrijvende studies
Dopplerflow	bloedstroomsnelheidsprofielen	diverse foetale/maternale vaten	verandering systolische/diastolische bloedstroomsnelheden	goed	niet bepaald	beschrijvende studies en gerandomiseerde studies
ecg-verandering	ecg-parameters (o.a. T/QRS-ratio)	foetaal myocard	verandering elektrische activiteit myocard	goed	niet bepaald	beschrijvende studies en gerandomiseerde studies
pulsoxymetrie	arteriële zuurstofsaturatie (SaO_2)	arterieel bloed	kleurverandering van het bloed tijdens hartcyclus	goed	goed	beschrijvende studies, gerandomiseerde studies
near infrared spectroscopy	verandering in optische densiteit; weefselsaturatie	bloed, mitochondria	kleurverandering hemoglobine, cytochroom aa_3	goed	niet bepaald	beschrijvende studies

* ingedeeld in goed/redelijk/matig/slecht

kunnen innemen. Een samenvatting van de methoden is gegeven in tabel 17.1.

LITERATUUR

Aarnoudse JG. Oxygen tension in the fetus. Academisch proefschrift. Universiteit Groningen, 1980.

Berg PP van den. Intrapartum surveillance of human fetal oxygenation. Academisch proefschrift. Universiteit Nijmegen, 1995.

Bergmans MGM. Fetal transcutane pCO_2 monitoring; studies during human labour and in the sheep fetus. Academisch proefschrift. Vrije Universiteit Amsterdam, 1996.

Divon MY. Randomized controlled trials of umbilical artery Doppler velocimetry: how many are too many. Ultrasound Obstet Gynecol 1995; 6: 377-9.

Eur Low JA. The current status of maternal and fetal blood flow velocimetry. Am J Obstet Gynecol 1991; 164: 1049-63.

Haan HH de, Yzerman ACM, Haan J de, Hasaart THM. The T/QRS ratio does not reliably reflect well-being in fetal lambs. Am J Obstet Gynecol 1995; 172: part 1, 35-43.

Low JA. The current status of maternal and fetal blood flow velocimetry. Am J Obstet Gynecol 1991; 164: 1049-63.

Nickelsen C, Weber T. The current status of intrapartum continuous fetal tissue pH measurements. J Perinat Med 1991; 19: 87-92.

Nienhuis SJ, Vles JSH, Gerver WJM, Hoogland HJ. Doppler ultasonography in suspected intrauterine growth retardation: a randomized trial. Ultrasound Obstet Gynecol 1997; 9: 6-13.

Nijland R. Arterial oxygen saturation in the fetus: an experimental animal study with pulse oximetry. Academisch proefschrift. Universiteit Nijmegen, 1995.

Peebles DM, Edwards AD, Wyatt JS, Bishop AP, Cope M, Delpy DT, Reynolds EOR. Changes in human fetal cerebral hemoglobin concentration and oxygenation during labor measured by near-infrared spectroscopy. Am J Obstet Gynecol 1992; 166: 1369-73.

Smits TM, Aarnoudse JG. Variability of fetal scalp blood flow during labour: continuous transcutaneous measurement by laser Doppler technique. Br J Obstet Gynaecol 1984; 9: 524-31.

Westgate J, Harris M, Curnow JSH, Greene KR. Plymouth randomized trial of cardiotocogram only versus ST waveform plus cardiotocogram for intrapartum monitoring in 2400 cases. Am J Obstet Gynecol 1993; 169: 1151-60.

Garite TJ, Dildy GA, McNamara H, et al. A multicenter controlled trial of fetal pulse oximetry in the intrapartum management of nonreassuring fetal heart rate patterns. Am J Obstet Gynecol 2000; 183: 1049-1058

Porecco RP, Boehm FH, Dildy GA, et al. Dystocia in nulliparous patients monitored with fetal pulse oximetry. Am J Obstet Gynecol 2004; 190:113-117.

Kuhnert M, Schmidt S. Intrapartum management of nonreassuring fetal heart rate patterns: A randomized controlled trial of fetal pulse oximetry. Am J Obstet Gynaecol 2004, 191(6):189-95.

ACOG Committee opinion, nr 258, 2001, Fetal pulse oximetry. Obstetrics and Gynaecology 2001; 98: 523-24

Liston R, Crane J, Hughes O, et al. Fetal health surveillance in labour. J Obstet Gynaecol Can 2002; 24:342-55.

18 Juridische aspecten van foetale bewaking

H.A.M. Vervest, O.L. Nunes, W. Kieboom, A.M. Hamersma

18.1 INLEIDING

Anno 2008 en in het licht van de tegenwoordige claimcultuur mag in dit boek een hoofdstuk over de juridische aspecten van foetale bewaking niet ontbreken. Het is wellicht nuttig te zien of een toegenomen claimcultuur binnen het vakgebied van de gynaecologie en obstetrie daadwerkelijk aanwezig is.

Het aantal bij de Regionale Tuchtcolleges ingediende klachten over de periode 1980 tot en met 1991 bedroeg 240, over de periode 1992 tot en met 2003 371, dus een toename van 55%.[1,2] Dat het aantal tuchtzaken is toegenomen is niet vreemd, gelet op de toename van het aantal gynaecologen (in 1992, 509 en in 2003, 766 werkzame gynaecologen). De klachtendichtheid (het aantal tuchtzaken per 100 gynaecologen per jaar) daalde over de periode 1992 tot en met-2003 van 6,3 naar 2,6. Het aantal keren dat een gynaecoloog werd veroordeeld, bedroeg respectievelijk 55 (22,9%) en 84 (22,6%) en bleef dus naar verhouding gelijk. Bij het Centraal Tuchtcollege werd in de genoemde perioden 19 (35%) respectievelijk 32 (38%) keer beroep aangetekend Van alle bij de Regionale Tuchtcolleges tegen gynaecologen ingediende klachten had twee derde betrekking op de verloskunde.

Gegevens over schadeclaims (civielrechtelijk) zijn eigenlijk alleen goed verkrijgbaar van MediRisk. MediRisk is een onderlinge verzekeringsmaatschappij voor medische schade, die thans 70% van alle Nederlandse ziekenhuizen verzekerd en is opgericht

Figuur 1: Het aantal meldingen van schadeclaims bij MediRisk per jaar over de periode 1993 - 2006.
Toelichting: Voor 2006 is een prognose meegenomen voor het aantal claims dat over dat jaar nog gemeld wordt. In het algemeen wordt nog geen 40% van de incidenten ook daadwerkelijk gemeld in hetzelfde jaar dat ze zijn ontstaan, bij gynaecologische schades zelfs nog minder dan 36%. Over 2006 (en ook 2005 en andere jaren) kunnen in de loop van de komende jaren dus nog meldingen verwacht worden.
Bij de cijfers in de grafiek moet u zich bedenken dat het aantal deelnemende ziekenhuizen gedurende de periode is toegenomen.

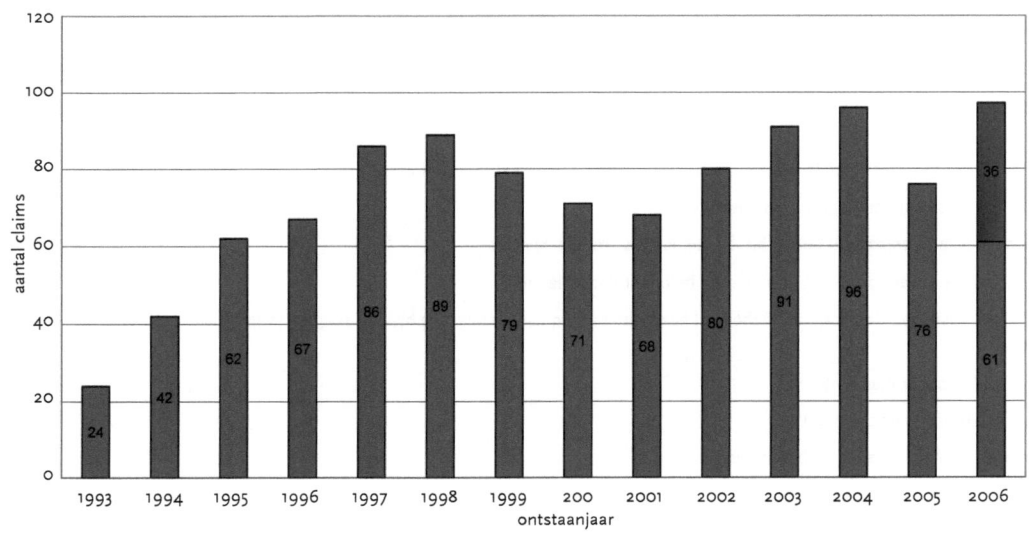

in 1992. Over de periode 1993 tot en met 2006 zijn circa 1000 claims gemeld over gynaecologische of obstetrische schade.[3] Dat is 9% van alle bij MediRisk ingediende claims. Deze claims resulteerden in een totaal aan betalingen en nog openstaande reserveringen (de schadelast) van meer dan 11 miljoen euro. In figuur 18.1 wordt een overzicht gegeven van het aantal incidenten dat per jaar heeft geresulteerd in een claim. Het gemiddeld aantal claims per jaar bedraagt 81. Het zijn er niet zo veel (de beperking van de kleine aantallen), maar het zijn vaak ernstige incidenten en dus wat kunt u daar nu mee? Als schadeverzekeraar, ziet MediRisk natuurlijk alleen maar de zaken die echt zijn misgegaan en tot schade aan patiënten hebben geleid. Een van de topjes van die bekende ijsberg. Maar er liggen aan alle soorten ongewenste gebeurtenissen wel basisoorzaken ten grondslag. Misschien hebben die zaken die aan de oppervlakte komen doordat patiënten klagen, claimen of bijvoorbeeld een tucht- of strafzaak aanspannen wel dezelfde basisoorzaken als die (bijna) incidenten (nog) zonder onbedoelde schade aan moeder of kind. Het gaat erom dat van al die signalen geleerd kan worden. Meer dan een derde van alle claims tegen gynaecologen zijn gerelateerd aan de begeleiding van de zwangerschap en/of aan de bevalling (36% van de claims). Indien een beschadigd kind met handicaps wordt geboren of het kind is overleden of alsnog overlijdt, rijst bij de ouders vaak de vraag 'wat als eerder was ingegrepen'. Van een gynaecoloog wordt niet alleen verwacht dat hij eventuele foetale nood vaststelt, maar deze juist vermijdt door tijdig in te grijpen.

De juridisering van de obstetrie valt in de Nederlandse praktijk gelukkig (nog) steeds wel mee en staat in geen verhouding tot de claimcultuur in de Verenigde Staten. Laat u daarom bij een bevalling niet leiden door mogelijke juridische consequenties, maar bedenk dat toch eerst het belang van de zwangere voorop staat en dat is de geboorte van een gezond kind met behoud van de gezondheid van moeder en kind. In dit hoofdstuk wordt een aantal die voor uw dagelijkse praktijk van belang zijn uiteengezet, het juridische kader wordt geschetst en de rol van de deskundige bij rechtszaken wordt toegelicht. Tot slot wordt een aantal vuistregels gegeven om de kans op een claim te verkleinen.

18.2 DE MEDICOLEGALE WAARDE EN BETROUWBAARHEID VAN HET CTG

Het CTG is een van de middelen om de foetale conditie tijdens de zwangerschap en/of bevalling te beoordelen en te bewaken. Het doel van foetale bewaking is om een foetus met hypoxie of dreigende hypoxie tijdens de bevalling (tijdig) te signaleren. Het belangrijkste gevolg van de hypoxie is neurologische schade aan de hersenen. Deze hypoxisch-ischaemische afwijkingen worden samengevat in een afwijking die als cerebral palsy (CP) wordt aangeduid. CP wordt gekarakteriseerd door bewegingsstoornissen, die spastisch of atactisch kunnen zijn. De motorische dysfunctie kan gepaard gaan met mentale retardatie (bij ongeveer 50%), corticale visusstoornissen en epileptische insulten.[4] Naast durante partu optredende hypoxie worden als oorzaken genoemd

Tabel 18.1 Criteria to define an acute intrapartum hypoxic event

Essential criteria

1. Evidence of a metabolic acidosis in intrapartum fetal, umbilical arterial cord, or very early neonatal blood samples (pH < 7.00 and base deficit >12 mmol/l)
2. Early onset of severe or moderate neonatal encephalopathy in infants of >34 weeks' gestation
3. Cerebral palsy of the spastic quadriplegic or dyskinetic type

Criteria that together suggest an intrapartum timing but by themselves are non_specific

4. A sentinel (signal) hypoxic event occurring immediately before or during labour
5. A sudden, rapid, and sustained deterioration of the fetal heart rate pattern usually after the hypoxic sentinel event where the pattern was previously normal
6. Apgar scores of 0_6 for longer than 5 minutes
7. Early evidence of multisystem involvement
8. Early imaging evidence of acute cerebral abnormality

Bron: MacLennan A. A template for defining a causal relation between acute intrapartum events and cerebral palsy: international consensus statement. BMJ 16-10-1999; 319: 1054 – 1059.

intra-uteriene infecties (bijvoorbeerd cytomegalie), stollingsafwijkingen, auto-imuun ziekten, gemelli graviditeit, intra-uteriene groeivertraging, geneesmiddelen of drugs gebruik, placentaire afwijkingen of genetisch bepaalde oorzaken. Echter in vele gevallen blijft de oorzaak onbekend en rijst de vraag bij de geboorte van een kind met CP hypoxie durante partu de oorzaak is.

Met de introductie van foetale bewaking in de zestiger jaren werd de verwachting geopperd dat het aantal kinderen met CP zou dalen. Dat is niet het geval gebleken. Ondanks de forse toename van het gebruik van foetale bewaking tijdens de baring en mede hierdoor forse stijging van het aantal sectio's, is het aantal kinderen met CP gelijk gebleven op een incidentie van 2 per 1000 levend geboren kinderen.[4,5,6] Ook uit een Cochrane meta-analyse blijkt dat foetale bewaking tijdens de baring niet heeft geleid tot een vermindering van het aantal kinderen met CP of tot een daling van het optreden van lage Apgarscores.[7] Wel is het relatieve risico op epileptische insulten minder bij het gebruik van foetale bewaking.[7] Foetale bewaking heeft er dus niet voor gezorgd dat de incidentie van CP is gedaald. Uit een onderzoek van Nelson et al. bleek dat weliswaar specifieke CTG afwijkingen (zoals vooral late deceleraties) geassocieerd zijn met een verhoogde kans op CP, maar dat de foutpositieve kans erg hoog (99,8%) is.[8]

Indien een kind met een neurologische aandoening (bijvoorbeeld CP) wordt geboren en het CTG of de bevalling niet vlekkeloos waren, rijst direct (en in juridische procedures altijd met wetenschap achteraf) de vraag of een eventueel opgetreden hypoxie tijdens de partus de oorzaak is en of dit, bij eerder ingrijpen, voorkomen had kunnen worden. Diverse onderzoeken geven aan dat hypoxisch-ischaemische cerebrale beschadiging slechts in 10 tot 20% verantwoordelijk is voor alle gevallen van CP. [9,10,11] Vervolgens volgt aldus de vraag welke symptomen en welke diagnostische mogelijkheden tijdens een bevalling betrouwbaar genoeg zijn om neurologische schade in het algemeen en CP in het bijzonder toe te schrijven aan een intrapartum opgetreden hypoxie/asfyxie. CTG afwijkingen (late deceleraties, verminderde variabiliteit, bradycardie), metabole acidose (pH < 7,00 en base excess > 12 mmol/L) [12], de aanwezigheid van meconiumhoudend vruchtwater, lage Apgar score en epileptische insulten kunnen uitingen zijn van een intrapartum opgetreden neurologische schade, maar wijzen ook op reeds antenataal ontstane neurologische aandoeningen.[4,6,13] Een Internationale Cerebral Palsy Task Force heeft criteria opgesteld die aangeven wanneer er sprake kan zijn van een acute intrapartum hypoxie.[13] Deze zijn weergegeven in tabel 1. Op de eerste plaats moet voldaan zijn aan de drie essentiële criteria. Daarna moet worden vastgesteld met behulp

Tabel 18.2 Factors that suggest a cause of cerebral palsy other than acute intrapartum hypoxia

- Umbilical arterial base deficit less than 12 mmol/l or pH greater than 7.00
- Infants with major or multiple congenital or metabolic abnormalities
- Central nervous system or systemic infection
- Early imaging evidence of longstanding neurological abnormalities—for example, ventricu-lomegaly, porencephaly, multicystic encephalomalacia
- Infants with signs of intrauterine growth restriction
- Reduced fetal heart rate variability from the onset of labour
- Microcephaly at birth (head circumference less than a third of the centile)
- Major antenatal placental abruption
- Extensive chorioamnionitis
- Congenital coagulation disorders in the child
- Presence of other major antenatal risk factors for cerebral palsy—for example, preterm birth at less than 34 weeks' gestation, multiple pregnancy, or autoimmune disease
- Presence of major postnatal risk factors for cerebral palsy—for example, postnatal encephalitis, prolonged hypotension, or hypoxia due to severe respiratory disease
- A sibling with cerebral palsy, especially of the same type

Bron: MacLennan A. A template for defining a causal relation between acute intrapartum events and cerebral palsy: international consensus statement. BMJ 16-10-1999; 319: 1054 – 1059.

van de criteria 4 tot en met 8 of de hypoxie acuut of chronisch was. Op deze wijze kan worden vastgesteld of de opgetreden neuropathologie daadwerkelijk het gevolg is van de hypoxie. In dit lezenswaardige artikel is voorts nog een interessante tabel opgenomen van factoren die het aannemelijk maken dat CP niet veroorzaakt wordt door een acute intrapartum hypoxie (tabel 2).

Uit het bovenstaande wordt duidelijk dat foetale bewaking slechts een geringe mate neurologische schade ten gevolge van hypoxie kan voorkomen. Het betekent niet dat het niet uitermate belangrijk is om tijdens een bevalling, met name in geval van een hoog risico zwangerschap, foetale bewaking toe te passen en postpartum zorgvuldig de arteriële pH te meten en de Apgarscore te bepalen. Het is slechts met deze parameters dat eventueel neurologische schade bij het kind kan worden uitgesloten. De parameters bieden echter ook handvat om neurologische schade te voorkomen.

18.3 HOE EN WAAR GAAT HET MIS TIJDENS EEN BEVALLING

Er kunnen tijdens een bevalling diverse zaken misgaan, die kunnen leiden tot een eventuele aansprakelijkstelling van de instelling en/of aansprakelijkstelling dan wel tuchtzaak van de betrokken gynaecoloog. Uit de analyse van van Leusden et al. omtrent tuchtzaken blijkt dat in door tuchtcolleges gegrond verklaarde klachten bij 32 zaken (36%) het CTG aan de orde was, bij 36 zaken regelingen omtrent waarneming, overdracht en achterwacht (40%), en de positie en verantwoordelijkheid van de arts-assistent in 22 zaken (24%) een cruciale rol speelde.[2]

Foetale bewaking is in een medicolegaal opzicht een kwetsbaar onderwerp. Bij beoordelingen, zoals door tuchtcolleges maar ook door aangestelde deskundigen, komt niet alleen het interpreteren van een CTG alleen aan de orde, maar vaak ook andere aspecten. Aspecten zoals welke standaard van zorg was de norm op het moment dat het mis ging, welke informatie was ter beschikking voor de gynaecoloog, welke interpretatie en actie hebben arts-assistenten en verpleegkundigen gedaan (de ketenzorg en ieders eigen verantwoordelijkheid), op welk moment is de schade aan het kind opgetreden, is de juiste behandeling ingesteld en is deze tijdig ingesteld, is een en ander voldoende gedocumenteerd, en dergelijke Achteraf is het vaak gemakkelijk om incidenten (met kennis van de afloop) te beoordelen en worden soms ook geheel andere facetten van de zorg, zoals de piekbelasting op de verloskamers op het moment van het onderhavige incident, de tijd die nodig is om tot een redelijke beoordeling van het CTG te komen en de discussie over de interpretatie van het mogelijk afwijkend CTG, onvoldoende betrokken bij de oordeelsvorming. Daarom wordt hierna ingegaan op een aantal van deze belangrijke zaken.

Een van de meest voorkomende zaken is het niet goed interpreteren van het CTG. Juist daarvoor is dit boek. Op de inhoud van het beoordelen van een CTG wordt dan ook niet ingegaan. Het meest belangrijke is dat u tijdens een bevalling zich continu rekenschap geeft van het patroon en de beoordeling van het CTG. Iedere keer als u naar het CTG kijkt, moet u zich afvragen of het een normaal CTG betreft. Dat is niet altijd gemakkelijk. Toch blijkt uit een analyse van het aantal claims dat in retrospect CTG's soms urenlang afwijkend zijn zonder dat de gynaecoloog zich dit gerealiseerd heeft. Dus wees op uw hoede als het CTG toch een afwijkend patroon vertoont of net niet normaal is. Daarnaast dient het CTG uiteraard beoordeeld te worden in de context van het klinisch beeld.

Bij een deel van de claims is er sprake dat het CTG soms niet door de gynaecoloog, maar door een arts-assistent of verpleegkundige is beoordeeld. In dit soort zaken rijst altijd de vraag of de betreffende arts-assistent of verpleegkundige bevoegd en deskundig genoeg was om het afwijkend CTG te beoordelen. Hoewel de rechterlijke uitspraken op dit punt niet consistent zijn, mag van een O&G verpleegkundige verwacht worden dat deze een normaal CTG kan onderscheiden van een afwijkend CTG ('screenen'), maar geen genuanceerde beoordelingen kan doen. Een verpleegkundige heeft niet tot taak een CTG te interpreteren, dit is voorbehouden aan de gynaecoloog c.q. arts-assistent. Dat betekent dat als de verpleegkundige vindt dat het CTG niet normaal is, de gynaecoloog gewaarschuwd dient te worden. U moet niet uitgaan van het eigen initiatief van verpleegkundigen maar een duidelijke opdracht geven over wat deze moeten doen, bijvoorbeeld het CTG continueren. Ook is het raadzaam om expliciet te informeren naar het verloop van het CTG.

Uit claims wordt eveneens duidelijk dat het aan te bevelen valt om de wederzijdse verantwoordelijkheden te verhelderen en duidelijke afspraken te maken onder andere over wanneer de dienstdoende gynaecoloog gewaarschuwd moet worden. Het is ook raadzaam om dit schriftelijk vast te leggen, zodat in een eventuele procedure bewezen kan worden dat deze werkafspraak bestond. Uit Amerikaans onderzoek komt naar voren dat belangrijke zaken waarmee verpleegkundigen en gynaecologen een claim kunnen vermijden zijn: duidelijke werkafspraken en de schriftelijke vastlegging hiervan (zoals hiervoor weergegeven), maar ook duidelijke en permanente training van gespecialiseerde verpleegkundigen in het interpreteren van CTG's. [14,15,16,17]

Bij een arts-assistent ligt het wat moeilijker, omdat zij vanwege hun titel als arts in ieder geval bevoegd zijn van een CTG te beoordelen. Ze zijn echter, zeker in het begin, lang niet altijd bekwaam genoeg om een afwijkend CTG adequaat te beoordelen of te interpreteren. Het is daarom aan te bevelen bij een beginnende assistent veel aandacht te schenken aan het leren beoordelen van CTG's en daarbij kan dit boek van veel betekenis zijn. In de praktijk is het noodzakelijk om bij iedere arts-assistent na te gaan wat dat kennisniveau is en in een protocol afspraken vast te leggen wanneer u als gynaecoloog gewaarschuwd moet worden. Voor de arts-assistent geldt hetzelfde en ook hij/zij moet op de hoogte zijn van zijn of haar kennisniveau en wanneer met de achterwacht overlegd moet worden.

Casus
Een fraai voorbeeld uit de jurisprudentie is de tuchtzaak waarbij zowel een verpleegkundige, een arts-assistente gynaecologie/verloskunde en een gynaecoloog betrokken waren en waarbij een CTG-registratie een rol speelde.
De casus betrof een patiënte die na een zwangerschap van bijna 42 weken werd opgenomen in het ziekenhuis, nadat de vliezen ruim 24 uur eerder waren gebroken. Dertien uur na opname volgt een spoedkeizersnede en komt het dochtertje in slechte toestand te wereld en overlijdt zij later in een academisch ziekenhuis.
De klacht tegen de verpleegkundige hield in dat zij de patiënte onvoldoende had begeleid en/of onvoldoende van het CTG kennis had genomen en/of niet in staat was een CTG te beoordelen. Voorts werd de verpleegkundige verweten de achterwacht te laat te hebben gewaarschuwd.
De arts-assistente gynaecologie/verloskunde werd verweten de patiënte onvoldoende medisch te hebben begeleid en/of onvoldoende van het CTG kennis te hebben genomen en/of niet in staat te zijn om die CTG's goed te beoordelen.
De dienstdoende en bij behandeling betrokken gynaecoloog werd verweten dat zij met de arts-assistente, de verpleegkundige en co-assistente waterdichte afspraken had moeten maken; de gynaecoloog werd verweten onvoldoende zorg te hebben verleend, waardoor het dochtertje van patiënte was overleden.
Ten aanzien van de verpleegkundige overwoog het regionaal tuchtcollege dat, omdat toen de verpleegkundige de dienst overnam de afwijkende CTG registratie reeds door collega was onderkend – en in verband daarmee de dienstdoende arts-assistente had gewaarschuwd – de verpleegkundige geen nadere reactie behoefde te ondernemen. Toen de arts-assistente niet direct kwam, heeft zij haar nogmaals gebeld. Het is niet aan de verpleegkundige te verwijten dat de arts-assistente laat arriveerde. Het is voorts niet aan de verpleegkundige, aldus de het regionaal tuchtcollege, om het beleid van de arts-assistente te doorkruisen en zelfstandig de achterwacht te waarschuwen indien de arts-assistente daarvoor geen aanleiding ziet. Tegen deze uitspraak is geen hoger beroep ingesteld.
Wat betreft de arts-assistente gynaecologie/verloskunde overwoog het regionaal tuchtcollege allereerst dat de dienst die haar was opgedragen onaanvaardbaar zwaar was zodat zij onvoldoende in staat was aandacht te geven aan de bewaking van de patiënte. Op zichzelf is dat verkeerd, doch de arts-assistente is niet verantwoordelijk te stellen voor de organisatie in het ziekenhuis. Achteraf bezien moet worden, aldus het regionaal tuchtcollege, dat de arts-assistent het CTG verkeerd heeft beoordeeld. Zij was echter betrekkelijk onervaren en gezien haar grote werklast oordeelt het college dit verzuim niet tuchtrechtelijk verwijtbaar. Daarbij nam het college in aanmerking dat de achterwacht zich passief leek te hebben opgesteld en het CTG voor haar vertrek uit het ziekenhuis nog had gecontroleerd en niet afwijkend had bevonden. Het college overweegt nog dat het causaal verband tussen het onvoldoende alert optreden en het overlijden van het kind niet met zekerheid valt vast te stellen. Ook in deze zaak werd geen hoger beroep ingesteld.
Het regionaal tuchtcollege had de klacht tegen de gynaecoloog gegrond verklaard en overwogen dat zij naast de verantwoordelijkheid voor de door haar

verleende individuele zorg ook een algemene verantwoordelijkheid had voor het niveau van de zorgverlening op de afdeling verloskunde/gynaecologie. De gynaecoloog had de situatie van onvoldoende geschoold personeel niet mogen accepteren, doch op zijn minst een poging in het werk moeten stellen om hierin verandering te brengen. De gynaecoloog kreeg de maatregel van waarschuwing opgelegd. De gynaecoloog ging in hoger beroep bij het centraal tuchtcollege. Het centraal tuchtcollege oordeelde dat onvoldoende was gebleken dat de gynaecoloog tuchtrechtelijk verantwoordelijk kon worden gehouden voor de personele bezetting. Wel had de gynaecoloog, nu zij de personele bezetting kende, hier rekening mee moeten houden in het bepalen van haar beleid; dit beleid (ten opzichte van de bevalling) had zij niet mogen overlaten op basis van de in het ziekenhuis algemeen geldende instructies aan de dienstdoende arts-assistente en de dienstdoende verpleegkundige: zij had in casu bijzondere en duidelijke – bij voorkeur schriftelijke – instructies voor het te voeren beleid moeten afgeven en had zich tijdig in het ziekenhuis van de situatie van de patiënte op de hoogte moeten stellen. Het centraal college oordeelde ook in hoger beroep dat de klacht gegrond was, zij het met verbetering en aanvulling van de gronden, en handhaafde de maatregel van waarschuwing.

Een ander advies dat ook volgt uit analyse van claims, is om laagdrempelig om een MBO te verrichten bij een afwijkend CTG of indien er twijfel bestaat aan de betrouwbaarheid van het CTG. Een MBO kan meer informatie verstrekken over de foetale conditie en het al dan niet aanwezig zijn van asfyxie. Het is natuurlijk ook mogelijk om met meer geavanceerde methoden de foetale conditie te meten, zoals met STAN en dergelijke. Maar het meest toegepaste is toch een MBO en daarom dient uw afdeling verloskunde hierover te beschikken.

Indien een kind na de geboorte ernstig gehandicapt blijkt te zijn en de verdenking rijst op een perinatale asfyxie, dan blijkt nogal eens dat dit niet goed beoordeeld kan worden omdat een Apgarscore en/of arteriële pH niet gemeten is. Bij gebrek aan een pH meting is het in beginsel niet mogelijk om een asfyxie uit te sluiten. Het leidt vaak tot veel discussies tussen de verschillende deskundigen die dan de casus moeten beoordelen. Ook moet dan vaak worden afgegaan op andere, soms minder betrouwbare diagnostische hulpmiddelen. Kortom, het advies is om altijd de Apgarscore na 1 en 5 minuten vast te stellen, evenals de arteriële pH uit de navelstreng te meten direct na de bevalling (ook bij een normale Apgarscore). Bij een normale pH en base exces kan hierdoor in ieder geval vastgelegd worden dat het biochemische milieu op het moment van bevalling niet gerelateerd kan zijn aan een nadien zich ontwikkelend gehandicapt kind.[18]

Soms vormt in claims het moment van overdracht van de ene naar de andere gynaecoloog, tussen arts-assistenten of verpleegkundigen of tussen deze naar de gynaecologen een belangrijke rol. Het risico bij overdrachtsmomenten is het verloren gaan van (relevante) informatie door tekortschietende communicatie. Hierdoor kan de ernst van de situatie verkeerd worden geïnterpreteerd. Om dit te voorkomen kunnen diverse communicatietechnieken worden ingezet, bijvoorbeeld de SBAR communicatietechniek om de informatie te structureren waardoor de belangrijke informatie wordt overgebracht. Ook bestaat steeds vaker de mogelijkheid om CTG gegevens online te bekijken waardoor u direct inzicht hebt in de stand van zaken. Het is van belang om bij een overdracht van de dienst eveneens in het dossier kort deze overdracht (ook indien deze mondeling of telefonisch was) te noteren, waarbij vooral eventuele problemen en aandachtspunten van de betreffende patiënt worden besproken. Ook is het zinvol om eventuele bijzondere afspraken ten aanzien van de begeleiding van de bevalling die met patiënt zijn gemaakt, op te schrijven. In een aantal claims is naar voren gekomen dat een dienstdoende gynaecoloog het vooraf afgesproken beleid wijzigt. Een voorbeeld: met patiënt is bij een stuitligging een sectio afgesproken maar tijdens de bevalling gaat de dienstdoende gynaecoloog alsnog over tot een vaginale partus. Vervolgens verloopt deze bevalling met een perinatale asfyxie. Als nadien een deskundige of een rechter moeten oordelen, dan wordt vaak veel waarde toegekend aan de oorspronkelijke afspraak met patiënt. Dus, indien u het beleid ten opzichte van uw collega wijzigt, bespreek dit dan uitvoerig met patiënt en vergewis u ervan dat zij akkoord is met deze wijziging van het beleid. Betrek de eventuele partner van de patiënt in het overleg. Noteer het overleg en de uitkomst daarvan vervolgens uitdrukkelijk in het medisch dossier.

In een aantal tuchtzaken en civielrechtelijke claims komt naar voren dat wellicht de tijd tussen het besluit tot een sectio en het uitvoeren ervan te lang is geweest. Recent heeft ook de NVOG Commissie Gynaecoloog en Recht zich hierover gebogen. Op basis van literatuur en op basis van de realiteit in de Nederlandse ziekenhuizen is het standpunt ingenomen dat deze tijd maximaal 30 minuten mag bedragen. Dit is thans opgenomen in de NVOG nota Algemene Kwaliteitsnormen.[19]

Ten slotte is van belang dat u al uw bevindingen en afspraken met de patiënt in het medisch dossier noteert. Reconstrueerbaarheid van het verloop van een behandeling is belangrijk. In de directe zorgverlening hulpverlening voorkomt het miscommunicatie en irritaties. Maar ook in een eventuele juridische procedure zijn deze gegevens van groot belang. Noteert u daarom bij uw notities uw naam, datum en tijdstip. Dit lijkt een beetje een gratuite opmerking, maar juist indien een claim volgt en een deskundige moet oordelen, is deze zeer afhankelijk van wat in het medisch dossier is opgeschreven. Een slechte dossiervorming of een zodanig gebrekkig handschrift dat het dossier niet te analyseren valt, kan leiden tot hetzij het verschuiven van de bewijslast van de patiënt naar de gynaecoloog/het ziekenhuis of zelfs het toewijzen van de vordering.

18.4 VIGERENDE WETGEVING EN KLACHTENREGELINGEN

Waar gehakt wordt, vallen spaanders. Het beroep van gynaecoloog en arts-assistent gynaecologie is een intensief en veeleisend beroep. Iedere gynaecoloog of arts-assistent maakt op zijn of haar tijd een fout of wordt geconfronteerd met een patiënt of familie, ook als naar beste vermogen is gehandeld, niet tevreden is over de kwaliteit van de zorgverlening of het bereikte resultaat. Grote fouten of incidenten (soms zonder dat daar een fout aan ten grondslag ligt) kunnen weinig of geen gevolgen hebben, terwijl kleine fouten soms wel tot grote gevolgen leiden.

In geval van aansprakelijkheid van een beroepsbeoefenaar of een ziekenhuis speelt de verzekeraar een belangrijke rol. Bij een verzekeraar kan worden gedacht aan een rechtsbijstandverzekeraar of een beroepsaansprakelijkheidsverzekeraar. Een rechtsbijstandverzekering dekt – vaak tot een bepaalde limiet – de kosten van rechtskundige bijstand. Rechtsbijstand wordt verleend of door een jurist van de rechtsbijstandverzekeraar of een externe jurist, in de meeste gevallen een advocaat. De kosten van rechtsbijstand bestaan onder meer uit het honorarium van de (externe) advocaat en de kosten verbonden aan het voeren van een procedure zoals griffierecht, kosten van deskundigen en getuigen alsmede een eventuele proceskostenveroordeling. In tegenstelling tot een beroepsaansprakelijkheidsverzekering biedt een rechtsbijstandverzekering geen dekking voor de financiële claim van de tegenpartij, die in de meeste gevallen uit materiële en immateriële schade (smartengeld) bestaat. Bij geboorteschades kan een financiële schadevergoeding al snel hoog oplopen, zodat het raadzaam is een adequate beroepsaansprakelijkheidsverzekering af te sluiten.

Bij een vermoeden dat bepaalde feiten en omstandigheden kunnen leiden tot een financiële claim, is het verstandig dit zo spoedig mogelijk door middel van een (al dan niet pro forma) melding bij de verzekeraar kenbaar te maken. Veel polisvoorwaarden bevatten de bepaling dat de verzekerde bij een eerste vermoeden van een mogelijke claim – ook al is dit nog niet vervat in een formele aansprakelijkstelling – zo spoedig mogelijk melding hiervan bij de verzekeraar moet doen. De verzekeraar heeft er immers belang bij een eigen onderzoek in te stellen naar de gegrondheid van de claim en daaromtrent een standpunt te bepalen. Vroeg melden voorkomt (vervelende) dekkingsvragen. Op grond van de polisvoorwaarden bent u in de regel gehouden feitelijke informatie te verstrekken (waaronder, met machtiging van de patiënt, het medisch dossier) en medewerking te verlenen (het verschijnen als informant of als getuige bij een zitting).

Omtrent het toegeven van fouten of erkennen van aansprakelijkheid

Een veel gestelde vraag is of u in relatie tot de patiënt (of familie) een fout mag toegeven. De vuistregel hierbij is dat u informatie mag verstrekken over objectief geneeskundige feiten, maar dat u daaraan geen kwalificatie in de vorm van schuld (of aansprakelijkheid) erkennen mag verbinden. Het al dan niet erkennen van schuld of aansprakelijkheid is voorbehouden aan de verzekeraar van medische aansprakelijkheid, degene die het financiële risico draagt. In veel zaken – en zeker bij geboorteschades – spelen diverse complexe medische en juridische vraagstukken een rol en wellicht kunt u deze in het gesprek met de patiënt (nog) niet geheel overzien. Het is om die reden raadzaam terughoudendheid te betrachten en de beoordeling van de aansprakelijkheid aan de verzekeraar over te laten. Mag u dan niets zeggen? Zeker wel, ook van de verzekeraars. Een patiënt heeft recht op informatie en op openheid rondom de medische situatie en het verloop van de behandeling, inclusief onverwachte en onbedoelde uitkomsten. In het algemeen wordt aangenomen dat de informatieplicht uit de WGBO ook impliceert dat een patiënt wordt geïnformeerd over incidenten, zeker als zij daarvan schade ondervindt. Een open omgang met incidenten geeft blijk van professionaliteit. Vertel wat er gebeurd is: leef mee, leg uit. Maar, beperk u tot objectieve, vaststaande feiten, kijk uit met speculaties over oorzaken. Het is vaak niet zo zwart-wit als het lijkt. Fout gegaan is namelijk nog niet fout gedaan. MediRisk stimuleert open communicatie over complicaties en fouten en vindt het prima dat vastgestelde fouten toegegeven worden en daarvoor excuses worden aangeboden en spijt wordt betuigd. De crux is echter wanneer een fout is vastgesteld. En wat zeg je in dat voorstadium. In de volkstaal is fout gegaan snel fout gedaan. Het probleem is dat het bespreekbaar maken van slechte uitkomsten vaak goede communicatieve vaardigheden vereist. Dat is moeilijk, zeker om geen valse verwachtingen uit te spreken. Het is wel raadzaam om zo snel mogelijk in gesprek te gaan met patiënten bij (vermeende) fouten en ook in gesprek te blijven. Openheid over zaken die zijn misgegaan draagt bij aan het vertrouwen en voorkomt juist vaak dat een patiënt een juridische procedure aanspant. Patiënten willen vaak weten wat er gebeurd is, hoe het heeft kunnen gebeuren en of preventie mogelijk is.

Het moeten vaststellen dat bij een behandeling (mogelijk) een fout is gemaakt, vormt niet alleen een emotionele belasting voor de betrokken hulpverlener, maar kan ook andere consequenties hebben. Hierbij valt te denken aan tuchtrechtelijke, civielrechtelijke of in het uiterste geval zelfs strafrechtelijke gevolgen. Afhankelijk van wat een patiënt wil, is er een aantal mogelijkheden, ieder met eigen doel, beoordelingscriteria, procedurele kenmerken en vereisten en verschillende maatregelen waar u mee geconfronteerd kan worden. Het is dan ook belangrijk om in geval van een (mogelijke) claim of klacht het aansprakelijkheidsrecht – althans op hoofdlijnen – te kennen. Hierover gaat deze paragraaf.

18.4.1 Klachtencommissie
Sinds jaar en dag wordt het klachtrecht gerekend tot één van de patiëntenrechten. Een patiënt wordt geacht aanspraak te hebben op een behoorlijke behandeling van zijn klacht tegen een zorginstelling of een medische beroepsbeoefenaar.

Op 1 augustus 1995 is de Wet Klachtrecht Cliënten Zorgsector (WKCZ) in werking getreden. Op grond van de WKCZ zijn zorgaanbieders verplicht een klachtenregeling in het leven te roepen. Het klachtrecht op grond van de WKCZ is gecreëerd ten behoeve van een snelle en laagdrempelige afhandeling van niet al te ingewikkelde klachten.

Eén van de gedachten van de wetgever bij het invoeren van de WKCZ was, dat eenvoudige klachten door klachtencommissies zouden worden behandeld en de meer ingewikkelde klachten door medische tuchtcolleges. Deze verwachting is in de praktijk niet uitgekomen.

Een zorgaanbieder kan zowel een instelling als een zelfstandige beroepsbeoefenaar zijn. De WKCZ is van toepassing op zowel beroepsbeoefenaren die buiten een instelling werkzaam zijn (zoals huisartsen en verloskundigen), maar ook op beroepsbeoefenaren die binnen een instelling zelfstandig de praktijk uitoefenen (zoals medisch specialisten in een ziekenhuis). In geval van medisch specialisten die binnen een instelling werkzaam zijn, wordt vaak voor de constructie gekozen dat zij zich aansluiten bij de (reeds bestaande) klachtenregeling van de instelling.

Bij het opstellen van een klachtenregeling moet de zorgaanbieder een (overigens beperkt) aantal wettelijke regels over de behandeling van klachten naleven. Deze regels dienen in een reglement te worden vastgelegd en bekend worden gemaakt. Een klachtencommissie moet bestaan uit tenminste drie leden, waaronder een voorzitter die niet werkzaam is voor of bij de zorgaanbieder. Aan de behandeling van de klacht mag niet worden deelgenomen door een persoon op wiens gedraging de klacht rechtstreeks betrekking heeft. De klachtencommissie kan getuigen horen en (externe) deskundigen raadplegen. Van deze bevoegdheid wordt in de praktijk overigens beperkt gebruikgemaakt.

Bij de klachtencommissie kan 'een cliënt' klagen over een gedraging van de zorgaanbieder of over voor hem werkzame personen. Een cliënt is een natuurlijk persoon aan wie de zorgaanbieder maatschappelijke zorg of gezondheidszorg verleent of heeft verleend. Een klacht kan betrekking hebben op enig handelen of nalaten van de zorgaanbieder of bij hem werkzame personen, alsmede het nemen van een besluit dat gevolgen heeft voor een cliënt. De klachtencommissie kan geen schadeclaim in behandeling nemen, maar bij eventuele samenloop van een klacht en claimprocedure zal de klachtencommissie wel de klachtonderdelen beoordelen op hun gegrondheid.

De klachtenregeling moet inhouden dat de klager en degene over wie is geklaagd, door de klachtencommissie in de gelegenheid worden gesteld mondeling of schriftelijk een toelichting te geven op de gedraging waarover is geklaagd. Dit is het principe van hoor en wederhoor. In de praktijk wordt in serieuze zaken bij voorkeur een hoorzitting gehouden waarbij beide partijen, al dan niet in elkaars aanwezigheid, in de gelegenheid worden gesteld om te worden gehoord. De klager en degene over wie is geklaagd kunnen zich bij de behandeling van de klacht laten bijstaan door een juridisch hulpverlener of een collega-gynaecoloog.

De zorgaanbieder is gehouden in het reglement vast te leggen op welke termijn uitspraak wordt gedaan. In de regel is dit binnen een termijn van maximaal twee maanden. De uitspraak kan worden verdaagd. Een procedure bij de klachtencommissie duurt in de regel enkele maanden.

De klachtencommissie geeft een schriftelijk en gemotiveerd oordeel over de gegrondheid van een door de cliënt ingediende klacht en kan daarbij aanbevelingen doen. De uitspraak wordt verzonden niet alleen aan de klager en degene over wie is geklaagd, maar ook aan de zorgaanbieder. In de praktijk betekent dit dat het ziekenhuisbestuur over de zaak wordt geïnformeerd. Nadat de klachtencommissie uitspraak heeft gedaan, moet de zorgaanbieder binnen een maand de klager en de klachtencommissie mededelen of hij naar aanleiding van de uitspraak maatregelen zal nemen en zo ja, welke. Het is goed gebruik dat ook degene over wie is geklaagd hierover wordt geïnformeerd.

De klager, degene over wie is geklaagd en de zorgaanbieder kunnen aan de uitspraak van de klachtencommissie geen rechten ontlenen. De uitspraak van de klachtencommissie op basis van de WKCZ heeft mitsdien geen bindende kracht. Indien de klagende partij na een procedure bij de klachtencommissie dezelfde klacht wenst voor te leggen aan de civiele rechter of de tuchtrechter, zal deze rechter de zaak zelfstandig opnieuw moeten beoordelen.

Indien een zorgaanbieder geen klachtenregeling heeft dan wel de WKCZ niet naar behoren nakomt, kan de cliënt dan wel de cliëntenraad van de zorgaanbieder bij de kantonrechter naleving van de wet vragen. Hieraan voorafgaand dient de verzoeker eerst in de minne te proberen de zorgaanbieder ertoe te brengen een klachtenregeling in het leven te roepen dan wel de wet WKCZ na te leven.

18.4.2 Tuchtrecht

Op 1 december 1997 is de wet BIG in werking getreden. In deze wet is het wettelijk tuchtrecht vastgelegd. Het wettelijk tuchtrecht heeft primair als doel het (algemeen) belang van het handhaven van de kwaliteit van de beroepsuitoefening in de gezondheidszorg. Voor de invoering van de wet BIG was het wettelijk tuchtrecht geregeld in de Medische Tuchtwet van 1928.

Het wettelijk tuchtrecht heeft een publiekrechtelijk karakter. Naast het wettelijk tuchtrecht bestaat ook het verenigingstuchtrecht. Dit is tuchtrecht dat door een beroepsvereniging voor haar leden in het leven is geroepen. Bij het verenigingstuchtrecht kunnen alleen klachten worden ingediend tegen leden van die vereniging. Voorbeelden zijn het verenigingstuchtrecht van fysiotherapeuten (Koninklijk Nederlands Genootschap voor Fysiotherapie) en psychologen (Nederlands Instituut van Psychologen). Dergelijke private tuchtregelingen kunnen alleen de aangesloten leden binden en hebben naar buiten toe geen werking. In de regel is de zwaarste sanctie die het verenigingstuchtrecht kent het beëindigen van het lidmaatschap van de vereniging. In het hierna volgende blijft het verenigingstuchtrecht buiten beschouwing.

Het wettelijk tuchtrecht is geregeld in hoofdstuk VII van de wet BIG. Het wettelijk tuchtrecht is van toepassing op de arts, tandarts, apotheker, gezondheidszorgpsycholoog, psychotherapeut, fysiotherapeut, verloskundige en verpleegkundige die in deze hoedanigheid in het BIG-register ingeschreven staat.

Het wettelijk tuchtrecht is in eerste aanleg opgedragen aan vijf regionale tuchtcolleges, die zijn gevestigd in Amsterdam, Den Haag, Zwolle, Eindhoven en Groningen. De bevoegdheid van het college om van de ingediende klacht(en) kennis te nemen wordt in beginsel bepaald door de woonplaats van de aangeklaagde partij. Het Centraal Tuchtcollege voor de Gezondheidszorg, gevestigd te Den Haag, is beroepsinstantie.

Een regionaal tuchtcollege is samengesteld uit twee juristen, van wie er tevens één voorzitter is en leden-beroepsgenoten uit dezelfde categorie als de aangeklaagde partij, bijgestaan door een secretaris-jurist. Het regionaal tuchtcollege kan in voorkomende gevallen ook in kleine samenstelling bijeenkomen en bestaat dan uit één jurist-voorzitter en twee leden-beroepsgenoten met een secretaris-jurist.

Het centraal tuchtcollege is samengesteld uit drie juristen, waarvan er één voorzitter is, en twee leden-beroepsgenoten uit dezelfde categorie als de aangeklaagde partij, bijgestaan door een secretaris-jurist.

Klaagschriften kunnen worden ingediend door rechtstreeks belanghebbende(n), degene die een opdracht heeft verstrekt aan degene over wie wordt geklaagd, door de werkgever bij wie en het bestuur van de instelling waarbij de aangeklaagde werkzaam is of voor het verlenen van individuele gezondheidszorg is ingeschreven en door de Inspecteur voor de Gezondheidszorg.

De tuchtnormen, waaraan de medische tuchtrechter de ingediende klacht toetst, luiden als volgt. De eerste tuchtnorm betreft handelen of nalaten in strijd met de zorg die de geregistreerde in die hoedanigheid behoort te betrachten ten opzichte van degene met betrekking tot wiens gezondheid hij bijstand verleent of zijn bijstand is ingeroepen, ten opzichte van degene die in een noodsituatie hulp behoeft alsmede ten opzichte van de naaste betrekkingen van deze personen. De tweede tuchtnorm betreft enig ander handelen of nalaten, in de hoedanigheid van geregistreerde, in strijd met het belang van een goede uitoefening van de individuele gezondheidszorg. De eerste norm heeft betrekking op de individuele hulpbehoevende en zijn naaste betrekkingen. De tweede norm, die wordt gezien als aanvulling op de eerste norm, heeft betrekking op het functioneren van de organisatie en de collegiale samenwerking, ook al brengt die geen schade toe aan individuele patiënten en op fraude ten opzichte van verzekeraars.

Bij het tuchtcollege kan geen financiële schadevergoeding worden gevorderd. De verjaringstermijn voor het indienen van klachten bedraagt tien jaar na het betreffende handelen of nalaten.

De procedure bij het regionaal tuchtcollege en het centraal tuchtcollege is als volgt. Bij het regionaal tuchtcollege wordt de zaak aanhangig gemaakt door een schriftelijke klacht. De aangeklaagde partij wordt in de gelegenheid gesteld een verweerschrift in te dienen. Hierna volgt in de regel nog een schriftelijke ronde in de vorm van een repliek en een dupliek. Na het wisselen van deze processtukken worden partijen in het kader van het vooronderzoek in de gelegenheid gesteld om tijdens een besloten zitting onder leiding van de vooronderzoeker (secretaris of lid van het college) te worden gehoord. Hierbij kan de mogelijkheid van een minnelijke regeling tussen partijen worden beproefd. Een minnelijke regeling heeft tot gevolg dat de klacht wordt ingetrokken. Als er vervolgens al dan niet gebruik is gemaakt van de mogelijkheid om in het kader van het vooronderzoek te worden gehoord, wordt de klacht door het college beoordeeld.

Indien tijdens het vooronderzoek blijkt dat de klacht afkomstig is van een niet tot klagen bevoegde, dat het klaagschrift onvolledig is, dat de klacht kennelijk ongegrond is of dat de klacht van onvoldoende gewicht is, kan het college in de eerste twee gevallen de klager niet ontvankelijk verklaren en in de laatste twee gevallen de klacht zonder nader onderzoek als kennelijk ongegrond afwijzen. Is hiervan geen sprake, dan wordt de klacht op een openbare terechtzitting van het regionaal tuchtcollege behandeld. Uitgangspunt is dat de zaak op een openbare terechtzitting wordt behandeld. Het college kan evenwel om gewichtige redenen bepalen dat de behandeling geheel of gedeeltelijk met gesloten deuren zal plaatsvinden. Een besloten zitting kan door het college worden bepaald in het belang van de goede zeden, de belangen van minderjarigen, de bescherming van het privéleven van de partijen bij het proces, en de omstandigheid dat openbaarheid de belangen van de rechtspraak zou schaden.

Tijdens de zitting bij het regionaal tuchtcollege kunnen door het college en door partijen getuigen en deskundigen worden gehoord. Het regionaal college dient binnen twee maanden na het sluiten van de zitting schriftelijk uitspraak te doen. De uitspraak kan inhouden het niet ontvankelijk verklaren van de klager, hetzij het afwijzen van de klacht, hetzij tot het opleggen van een maatregel. De beslissing wordt schriftelijk gedaan en is gemotiveerd.

De maatregelen die het college kan opleggen zijn: waarschuwing, berisping, geldboete van ten hoogte van € 4.500,00 (te betalen aan de Staat), schorsing van de inschrijving in het register voor ten hoogste één jaar, gedeeltelijke ontzegging van de bevoegdheid het in het register ingeschreven staande betrokken beroep uit te oefenen en doorhaling van de inschrijving in het register. Sinds 2007 kent het tuchtrecht ook de mogelijkheid van een gegrondverklaring van de klacht zonder oplegging van een maatregel. De maatregelen van geldboete en schorsing van de inschrijving kunnen ook gezamenlijk worden opgelegd. Schorsing van de inschrijving in het register kan voorwaardelijk worden opgelegd. De maatregelen van gedeeltelijke ontzegging van de bevoegdheid en doorhaling van de inschrijving in het register kunnen door het regionaal tuchtcollege onmiddellijk na het opleggen daarvan van kracht worden verklaard. In alle andere gevallen dient de uitspraak van het regionaal tuchtcollege eerst onherroepelijk te worden alvorens deze werking heeft.

Tegen de uitspraak van het regionaal tuchtcollege kan hoger beroep worden ingesteld bij het centraal tuchtcollege. Het beroep dient te worden ingesteld binnen zes weken na het verzenden van de uitspraak. Beroep kan worden ingesteld door de klager, voor zover zijn klacht is afgewezen of voor zover hij niet ontvankelijk is verklaard. Degene over wie hij klaagt kan altijd hoger beroep instellen. Ook de Inspecteur voor de Gezondheidszorg kan (ambtshalve) beroep instellen.

De procedure in hoger beroep houdt in dat degene die beroep instelt in het beroepschrift de gronden van het beroep dient te motiveren. Vervolgens wordt de verwerende partij in beroep in de gelegenheid gesteld een verweerschrift in te dienen. Hierna is de schriftelijke ronde afgerond. Behoudens het geval dat het centraal tuchtcollege het beroep niet ontvankelijk acht dient een openbare zitting plaats te vinden. Deze verloopt in hoofdlijnen op dezelfde wijze als in eerste aanleg. Het centraal tuchtcollege kan degene die beroep heeft ingesteld niet ontvankelijk verklaren, het beroep verwerpen of het beroep gegrond verklaren. Indien het centraal tuchtcollege het beroep gegrond verklaart, vernietigt het de beslissing en doet het de zaak dan zelf af. De wet BIG biedt het centraal tuchtcollege de mogelijkheid op andere dan de in het beroepschrift aangevoerde gronden tot het oordeel te komen dat de in eerste aanleg gegeven beslissing niet kan worden gehandhaafd. Het centraal college dient binnen twee maanden na de openbare zitting uitspraak te doen. (Verder) hoger beroep tegen de uitspraak van het centraal tuchtcollege is niet mogelijk, behoudens cassatie in het belang der wet in te stellen door de Procureur-generaal bij de Hoge Raad.

In geval van intrekken van de klacht wordt de behandeling daarvan gestaakt, tenzij degene over wie is geklaagd, schriftelijk verklaart voortzetting van de behandeling te verlangen dan wel het tuchtcollege beslist dat de behandeling van de klacht om redenen, aan het algemeen belang ontleent, moet worden voortgezet of het tuchtcollege het onderzoek van de zaak op de terechtzitting al heeft beëindigd. Indien degene over wie is geklaagd, overlijdt, wordt de behandeling van de klacht gestaakt.

Een procedure bij het regionaal tuchtcollege duurt vanaf het indienen van de klacht tot aan de uitspraak gemiddeld een jaar. Hetzelfde geldt voor de procedure bij het centraal tuchtcollege.

18.4.3 Civiel recht

Een civiele procedure in medische zaken heeft in de meeste gevallen als doel de gelaedeerde – de patiënt en/of een derde zoals nagelaten betrekkingen – geleden financieel nadeel te vergoeden. In een civiele procedure staat centraal de vraag of de instelling en/of de hulpverlener (bijvoorbeeld gynaecoloog, arts-assistent of verpleegkundige) zijn of haar verplichtingen uit de geneeskundige behandelingsovereenkomst op een behoorlijke wijze is nagekomen dan wel onrechtmatig heeft gehandeld.

De bepaling omtrent de geneeskundige behandelingsovereenkomst zijn neergelegd in de Wet op de Geneeskundige Behandelingsovereenkomst in boek VII van het Burgerlijk Wetboek als bijzondere vorm van overeenkomst. De WGBO is op 1 april 1995 in werking getreden. De WGBO wordt in het algemeen gezien als kwalificatie van de heersende opvattingen die in de jurisprudentie, literatuur en binnen de diverse beroepsgroepen zijn ontwikkeld.

Een belangrijke bepaling is art. 7:462 BW, dat de zogeheten centrale aansprakelijkheid van het ziekenhuis regelt. Deze regeling houdt in dat indien ter uitvoering van een behandelingsovereenkomst verrichtingen plaatsvinden in een ziekenhuis die bij de overeenkomst geen partij is, het ziekenhuis voor een tekortkoming daarbij mede aansprakelijk is, als ware het zelf bij de overeenkomst partij. Deze centrale aansprakelijkheid werd wenselijk geacht in het belang van de patiënt voor wie het vaak moeilijk was vast te stellen wie voor een tegen hem gepleegde beroepsfout aansprakelijk is. De patiënt kan er nu mee volstaan het ziekenhuis te dagvaarden.

Behalve uit hoofde van een toerekenbare tekortkoming in de nakoming van de geneeskundige behandelingsovereenkomst (voorheen ook wel wanprestatie genoemd), kan de patiënt de instelling en/of hulpverlener aanspreken op grond van onrechtmatige daad. Voor aansprakelijkheid op grond van onrechtmatige daad dient te zijn voldaan aan een vijftal vereisten, te weten: onrechtmatige daad (behoudens de aanwezigheid van een rechtvaardigingsgrond), toerekenbaarheid van de daad aan de dader, schade, causaal verband tussen daad en schade en relativiteit. Dit laatste houdt in dat de geschonden norm dient te strekken tot bescherming tegen de schade zoals de benadeelde die heeft geleden.

Het beoordelingscriterium dat in civiele procedures bij de beoordeling van de vordering zowel op grond van toerekenbare tekortkoming als onrechtmatige daad wordt gehanteerd is, of de instelling en/of hulpverlener de zorgvuldigheid in acht heeft genomen die van een redelijk handelend en redelijk bekwaam vakgenoot onder gelijke omstandigheden mag worden verwacht. Er wordt getoetst aan een abstracte figuur: de standaard vakgenoot. De civiele rechter toetst het gedrag van de beroepsbeoefenaar niet slechts marginaal maar volledig aan de civielrechtelijke zorgvuldigheidsnorm.

Voor een juridische toetsing van het professioneel handelen is het gemiddelde gangbaar. Het gaat er niet om of het beroepsmatig handelen achteraf bezien anders of beter had gekund, maar om de vraag of de beroepsbeoefenaar binnen de grenzen van een redelijk bekwame beroepsuitoefening is gebleven, rekening houdend met de stand van de wetenschap ten tijde van het gewraakte handelen en met hetgeen toentertijd binnen de betreffende beroepsgroep te doen gebruikelijk was. Blijft de behandelaar beneden de voor zijn beroepsgroep geldende professionele standaard (bijvoorbeeld een gemiste diagnose of een ondeugdelijke methode van behandelen) of schendt hij de rechten van de patiënt (bijvoorbeeld door het onvoldoende verstrekken van informatie) en leidt dit tot schade, dan is de instelling en/of behandelaar daarvoor in beginsel aansprakelijk.

In de WGBO is vastgelegd dat het ziekenhuis en hulpverlener hun aansprakelijkheid niet mogen beperken of uitsluiten.

In het civiele recht speelt het bewijsrecht een belangrijke rol. In een civiele procedure is de taakverdeling in de regel aldus, dat de eisende partij stellingen aandraagt om zijn vordering tot schadevergoeding te onderbouwen, terwijl de aangesproken instelling/hulpverlener deze feiten gemotiveerd betwist teneinde een vordering te weerspreken. In het Nederlandse (burgerlijke) procesrecht geldt als hoofdregel dat de partij die zich beroept op rechtsgevolgen van de door haar gestelde feiten of rechten, de bewijslast van die feiten draagt. Wie stelt, moet bewijzen.

In medische zaken heeft de jurisprudentie zich als volgt ontwikkeld dat er in zijn algemeenheid geen aanleiding bestaat om bij de vraag of bij een operatie of een hulpverlener een kunstfout is begaan af te wijken van de hoofdregel. Er is in het algemeen geen reden om uit te gaan van een fout van de behandelaar of de instelling. Met andere woorden: ook in medische zaken ligt de bewijslast in beginsel bij de patiënt. Hierin is echter wel een belangrijke nuancering aangebracht: de gedaagde partij heeft een verzwaarde of gekwalificeerde stelplicht. Dit houdt in dat de gedaagde partij voldoende feitelijke gegevens moet verstrekken ter motivering van zijn betwisting van de stellingen van de patiënt ten einde deze aanknopingspunten voor een eventuele bewijslevering te verschaffen. In civiele procedures is het voor de aangesproken instelling en/of hulpverlener van groot belang dat deze zich kan verantwoorden aan de hand van een nauwgezet bijgehouden medische dossier, waarin (duidelijk en leesbaar!) aantekeningen zijn gemaakt over het verloop van de geneeskundige behandeling. Het CTG behoort tot het medisch dossier. Indien een CTG registratie ontbreekt, kan dat leiden tot een omkering van de bewijslast van de patiënte naar de gynaecoloog of het ziekenhuis en in het uiterste geval tot het toewijzen van de vordering. Indien het dossier niet volledig is, kan in sommige gevallen een aanvullende mondelinge of schriftelijke verklaring van de hulpverlener soelaas bieden. Het duidelijk vastleggen van informatie, van besproken risico's en van gegeven toestemming kan bewijsproblemen voorkomen. Hierbij gaat het niet alleen om de vastlegging dat een gesprek is gevoerd, maar ook aangeven wat daarbij aan de orde is gekomen, bijvoorbeeld dat een beleid eventueel wordt gewijzigd.

In het civiele recht gelden met betrekking tot de vordering tot schadevergoeding twee termijnen, te weten een relatieve en een absolute verjaringstermijn. Deze termijnen zijn complementair. De relatieve verjaringstermijn van vijf jaar houdt in dat een vordering tot schadevergoeding binnen vijf jaar na (subjectieve) bekendheid met de schade en met de daarvoor aansprakelijke persoon moet zijn ingesteld. In medische zaken betekent dit dat de verjaringstermijn begint te lopen op de dag na die waarop de benadeelde daadwerkelijk in staat is een rechtsvordering tot vergoeding van de schade dient in te stellen; indien iemand bij een medische ingreep lichamelijk letsel heeft opgelopen door een fout van degene die de ingreep heeft verricht, begint deze verjaringstermijn pas te lopen zodra de benadeelde voldoende zekerheid – die niet een absolute zekerheid hoeft te zijn – heeft gekregen dat het letsel (mede) is veroorzaakt door tekortschietend of foutief medisch handelen.

De absolute verjaringstermijn van 20 jaar is wat betreft het startmoment duidelijk en roept geen discussie op: de vordering tot schadevergoeding verjaart (in ieder geval) 20 jaar na de gebeurtenis waardoor de schade is veroorzaakt.

Deze lange verjaringstermijnen benadrukken het belang van een goede dossiervoering en het goed archiveren van medische dossiers, waaronder CTG registraties.

Een procedure bij de civiele rechter duurt één tot tien jaar.

18.4.4 Strafrecht

Het strafrecht heeft betrekking op vervolging door het Openbaar Ministerie wegens een (vermeend) strafbaar feit. Het strafrecht dient het algemeen belang en hierbij staat een verdachte terecht. Een verdachte kan zowel een natuurlijk persoon als een rechtspersoon (bijvoorbeeld ziekenhuis) zijn. De hulpverlener of het ziekenhuis moet dan opzet of schuld kunnen worden verweten. Bijvoorbeeld bij dood door grove schuld, maar ook bij het onbevoegd verrichten van voorbehouden handelingen. Na aangifte bij de politie of Officier van Justitie bepaalt het openbaar ministerie of vervolging zal worden ingesteld tegen de hulpverlener. De strafrechter doet een bindende uitspraak. Een strafrechtelijke procedure kan leiden tot het opleggen van een straf (bijvoorbeeld geldboete of (on-)voorwaardelijke gevangenisstraf) of een maatregel (TBS). Tegen de uitspraak is hoger beroep mogelijk bij de hogere strafrechter. Het Openbaar Ministerie is altijd bevoegd om tot opsporing en vervolging over te gaan. Het is van belang dat zowel ziekenhuizen als externe toezichthouders als Inspectie en Openbaar Ministerie bij procedures tegen individuele melders of andere betrokkenen géén informatie uit meldingssystemen gebruiken. Zij kunnen uit andere bronnen informatie putten. Dat blijkt uit een onderzoek dat de KNMG heeft uitgevoerd in opdracht van het ministerie van VWS en ZonMw. Deze gedachte is niet nieuw. Ter bescherming van de melder is een duidelijk onderscheid noodzakelijk tussen op algemene kwaliteitsverbetering gerichte meldingssystemen aan de ene kant en systemen gericht op het beoordelen of bestraffen van individuen voor het maken van fouten (arbeidsrecht, tuchtrecht, strafrecht en dergelijke) aan de andere kant.

In verhouding tot tuchtrecht en civielrecht worden er relatief weinig strafrechtelijke procedures over medische zaken gevoerd. Dit komt omdat de tuchtrechter beter geëquipeerd wordt geacht om dit soort zaken te beoordelen en de civiele rechter is toegerust om een financiële schadevergoeding toe te kennen. Bovendien worden in strafrechtelijke procedures – zoals bij dood door schuld – zwaardere eisen gesteld aan een bewezen verklaring dan in tuchtrechtelijke- en civielrechtelijke procedures. Op strafrechtelijke aansprakelijkheid zal in dit hoofdstuk verder niet worden ingegaan.

18.4.5 De rol van de Inspectie Gezondheidszorg bij calamiteiten

Sinds 16 juni 2005 geldt een wettelijke verplichting voor de zorgaanbieder (hulpverlener en instelling) om calamiteiten en seksueel misbruik aan de inspectie te melden (wijziging Kwaliteitswet en WKCZ). De wettelijke definitie van calamiteit is: Iedere niet-beoogde of onverwachte gebeurtenis die betrekking heeft op de kwaliteit van zorg en die tot de dood van of een ernstig schadelijk gevolg voor een patiënt of cliënt van de instelling heeft geleid. Onder ernstig schadelijk gevolg kan bijvoorbeeld worden verstaan een aanzienlijke verlenging van de opnameduur, een niet geplande heropname of heroperatie. Maar, niet elke heropname moet worden gezien als calamiteit.

18.5 DE ROL VAN EEN DESKUNDIGE

Bij het beoordelen van klacht of claim kan door de klachtencommissie van uw ziekenhuis, het Regionaal of Centraal Tuchtcollege, de civiele rechter of de strafrechter gebruik worden gemaakt van een deskundige. Wie of wat de deskundige is, hangt af van de inhoud van de klacht. Bij een medisch-inhoudelijke klacht is het meestal een gynaecoloog. De keuze van deze gynaecoloog wordt meestal in overleg tussen u en uw tegenpartij bepaald. De verzekeraar en diens medisch adviseurs spelen hierbij een belangrijke rol. Ook kan in voorkomende gevallen door u of de tegenpartij een eenzijdig deskundigenbericht worden gevraagd. Dit is het inschakelen van een deskundige zonder de andere partij daarin te betrekken. Een dergelijk eenzijdig deskundigenbericht heeft in de regel niet dezelfde bewijskracht als een in onderling overleg of door de rechter ingewonnen deskundigenbericht. Een rapport van een deskundige neemt tijdens de procedure vaak een belangrijke plaats in. Het is in de praktijk raadzaam om een eenzijdig tot stand gekomen rapport van de wederpartij te pareren met een rapport van een eigen deskundige.

De deskundige oordeelt op basis van het medisch dossier, een eventueel gesprek en/of onderzoek van uw patiënt en uw schriftelijke toelichting. Zo nodig kan de deskundige ook besluiten u voor een gesprek uitnodigen. De algemene basis waarop de deskundige moet oordelen, wordt gevormd door het criterium of u gehandeld hebt conform de norm van een 'redelijk handelend en redelijk bekwaam gynaecoloog onder gelijke omstandigheden'. De deskundige moet een onafhankelijk oordeel verstrekken. Ook moet de deskundige deskundig zijn op het gebied waarover deze oordeelt. De deskundige dient zijn rapport te motiveren en te onderbouwen met literatuur en waar mogelijk ook gebruik te maken van richtlijnen van bijvoorbeeld de Nederlandse Vereniging voor Obstetrie en Gynaecologie (NVOG).

Voor de volledigheid melden wij dat de NVOG een leidraad heeft opgesteld onder welke omstandigheden een deskundige kan en mag oordelen en hoe deze tot zijn oordeel moet komen.[20]

18.6 VUISTREGELS

Op grond van diverse analyses en persoonlijke ervaringen zijn een aantal vuistregels op te stellen omtrent gebeurtenissen waarbij u op uw hoede moet zijn dan wel zaken die kunt ondernemen om zo adequaat mogelijk het beloop en de snelheid van ingrijpen bij een afwijkend CTG en daarmee de kans op een claim te verminderen. Deze zijn:

- Wees op uw hoede als het CTG niet meer optimaal is of als u het CTG niet meer vertrouwt.
- Een suboptimaal CTG kan eigenlijk alleen maar goed beoordeeld worden in de context van de klinische gegevens. Neem de klinische gegevens dan ook altijd mee in de beoordeling van een CTG.
- Doe laagdrempelig een MBO. Alhoewel een MBO niet een geheel risicoloze ingreep is en ook niet altijd even gemakkelijk is uit te voeren, is het toch zinvol om bij twijfel aan de betrouwbaarheid van het CTG dit te verrichten. Dit geeft meer informatie over de eventuele aan- of afwezigheid van een asfyxie.
- Stel postpartum altijd de Apgarscore na 1 en 5 minuten vast. Neem eveneens zo mogelijk altijd een arteriële pH van het navelstrengbloed af. Beide zaken vergemakkelijken achteraf aanzienlijk de discussie of er al dan niet sprake was van een perinatale asfyxie.
- Maak duidelijke en bij voorkeur schriftelijke werkafspraken met een arts-assistent of verpleegkundige in hoeverre zij een CTG mogen interpreteren en/of beoordelen en wanneer u gewaarschuwd dient te worden.
- Besteed aandacht aan de scholing van arts-assistenten en verpleegkundigen in het interpreteren en/of beoordelen van CTG's (zodat ze hun gegeven verantwoordelijkheden hierin ook kunnen waarmaken en u daar ook op kunt vertrouwen)
- In de praktijk is het noodzakelijk om bij iedere arts-assistent na te gaan wat dat kennisniveau is en in een protocol afspraken vast te leggen wanneer u als gynaecoloog gewaarschuwd moet worden.
- Indien er toch sprake is van een ernstig afwijkend kind en wellicht ook mogelijk van een perinatale asfyxie, zorg dan voor het behoud van een goed contact met de ouders. Dit is niet alleen uit humaan oogpunt een verstandige zaak, maar, indien per ongeluk toch een claim ontstaat, kan in ieder geval geen gebrek aan empathie of belangstelling verweten worden.
- Een open omgang met fouten geeft blijk van professionaliteit. Vertel wat er gebeurd is: leef mee, leg uit. Maar, beperk u tot objectieve, vaststaande feiten, kijk uit met speculaties over oorzaken. Het is vaak niet zo zwart-wit als het lijkt en de oorzaken zijn achteraf niet altijd zo duidelijk vast te stellen. Vaak willen patiënten/ouders gewoon weten wat er is misgegaan en wat gedaan is of nog gaat worden om dergelijke incidenten in de toekomst te voorkomen.
- Zorg bij overdracht (ook mondeling of telefonisch) dat eventuele bijzondere afspraken ten aanzien van de begeleiding met de patiënt duidelijk worden overgedragen en vastgelegd. Inclusief eventuele problemen en aandachtspunten van de betreffende patiënt en wat met patiënt is besproken (vooral ook indien u het beleid wijzigt en de toestemming van de patiënt hierin).
- Zorg voor een goede dossiervorming en archivering daarvan, waaronder CTG registraties (niet alleen die een afwijkend beeld vertonen en niet alleen die van tijdens de partus, maar ook die antenaal zijn verkregen). Noteer in het dossier (dus niet (alleen) op de CTG's) de conclusies van

de beoordeling. Patiëntendossiers moeten ingevolge de WGBO 15 jaar worden bewaard. Zie ook NVOG standpunt 8 archivering van CTG's.

18.7 AANBEVOLEN LITERATUUR

Hieronder volgt een aantal referenties naar boeken en literatuur overzichten die van nut kunnen zijn indien u zich meer wil oriënteren medico-legale facetten van foetale bewaking dan wel in het algemeen van de juridische facetten van de verloskundige en gynaecologische beroepsuitoefening.

Berkestijn ThMG van, Doppegieter RMS, Kastelein WR, et al, red. Arts en aansprakelijkheid. Utrecht: Bunge, 1993.

Hubben JH, Gevers JKM, Kastelein WR, et al, red. Arts, patiënt en ziekenhuis; nieuw civiel-, klacht- en tuchtrecht in het gezondheidsrecht. Deventer: Gouda Quint, 1997.

Leenen HJJ, Gevers JKM en Legemaate J. Handboek Gezondheidsrecht deel I. Rechten van mensen in de gezondheidszorg. 5^e druk, Bohn Stafleu van Loghum, 2007.

Leenen HJJ, red Handboek Gezondheidsrecht deel II. Gezondheidszorg en recht. 4^e druk, Bohn Stafleu van Loghum, 2002.

Legemaate J, red. De Wgbo: van tekst naar toepassing. Houten/Diegem: Bohn Stafleu Van Loghum, 1995.

Legemaate J, Verantwoordingsplicht en aansprakelijkheid in de gezondheidszorg. Studiepockets privaatrecht 52, W.E.J. Tjeenk Willink- Deventer, 1997.

Heineman MEF, Hubben JH, red. De gynaecoloog in de medische tuchtrechtspraak: 1980-1992. Reeks Gezondheidsrecht. Katholieke Universiteit, Faculteit der Rechtsgeleerdheid, Nijmegen 1994.

Leusden MB van, Vervest HAM, Hubben JH. De gynaecoloog en tuchtrechtspraak: 1992-2004. Sdu Uitgevers, Den Haag, 2005.

MediRisk brochure dossiervoering, Utrecht, 2007.

NVOG Standpunt nr. 8 Archivering van CTG's, Utrecht, augustus 1997 (In deze nota wordt nog de bewaartermijn van 10 jaar vermeld. Dit zal worden gewijzigd in de thans van kracht zijnde termijn van 15 jaar).

LITERATUUR

Heineman MEF and Hubben JH. De gynaecoloog in de medische tuchtrechtspraak: 1980-1992. Reeks Gezondheidsrecht. Katholieke Universiteit, Faculteit der Rechtsgeleerdheid, Nijmegen, 1994.

Leusden MB van, Vervest HAM, Hubben JH. De gynaecoloog en tuchtrechtspraak: 1992-2004. Sdu Uitgevers, Den Haag, 2005.

Hamersma, AM, Obstetrie & Gynaecologie, Schadecijfers 1993 - september 2007 (interne publicatie). MediRisk, Utrecht, 2007.

Perlman JM. Intrapartum hypoxic-ischemic cerebral injury and subsequent cerebral palsy: medicolegal issues. Pediatrics 1997; 99: 851-859.

Jorch G [Causes of perinatal brain damage]. Zentralbl Gynakol 1995; 117:175 -180.

Nelson KB. Can we prevent cerebral palsy? N Engl J Med 2003; 349: 1765-1769.

Thacker SB, Stroup D, Chang M. Continuous electronic heart rate monitoring for fetal assessment during labor. Cochrane.Database.Syst.Rev. 2001; CD000063

Nelson KB, Dambrosia JM, Ting TY, Grether JK. Uncertain value of electronic fetal monitoring in predicting cerebral palsy. N Engl J Med 1996; 334: 613-618.

Blair E, Stanley FJ. Intrapartum asphyxia: a rare cause of cerebral palsy. J Pediatr 1988; 112: 515-519.

Paneth N, Stark RI. Cerebral palsy and mental retardation in relation to indicators of perinatal asphyxia. An epidemiologic overview. Am J Obstet Gynecol 1983; 147: 960-966.

Torfs CP, van den Berg B, Oechsli FW, Cummins S. Prenatal and perinatal factors in the etiology of cerebral palsy. J Pediatr 1990; 116: 615-619.

ACOG bulletin 2005.

MacLennan A. A template for defining a causal relation between acute intrapartum events and cerebral palsy: international consensus statement. BMJ 1999; 319: 1054-1059.

Greenwald LM, Mondor M. Malpractice and the perinatal nurse. J Perinat Neonatal Nurs 2003; 17: 101-109.

Mahlmeister L. Legal implications of fetal heart assessment. J Obstet Gynecol Neonatal Nurs 2000; 29: 517-526.

McRae MJ. Litigation, electronic fetal monitoring, and the obstetric nurse. J Obstet Gynecol Neonatal Nurs 1993; 22: 410-419.

McRae MJ. Fetal surveillance and monitoring legal issues revisited. J Obstet Gynecol Neonatal Nurs 1999; 28: 310-319.

Goldaber KG, Gilstrap LC III. Correlations between obstetric clinical events and umbilical cord blood acid-base and blood gas values. Clin Obstet Gynecol. 1993; 36: 47-59.

Nota Algemene Kwaliteitsnormen. Nederlandse Vereniging voor Obstetrie en Gynaecologie, Utrecht, 2005.

Leidraad voor (getuige-) deskundigen;. Nederlandse Vereniging voor Obstetrie en Gynaecologie, Utrecht, 2005.

19 Archivering van CTG's. NVOG-standpunt

Vraagstelling
De commissie Gynaecoloog en Recht ontving een aantal vragen over het bewaren van het CTG. Deze zijn als volgt samen te vatten:
- Moet het CTG (altijd) worden bewaard?
- Is elektronische opslag toegestaan?
- Indien dit is toegestaan: kunnen papieren CTG's dan worden vernietigd?
- Kan het CTG aan de patiënt worden meegegeven?

Overwegingen van de commissie

19.1 UITGANGSPUNT

Het CTG bevat informatie met betrekking tot onderzoek en behandeling in een instituut voor gezondheidszorg en valt onder de werking van de wgbo (artikel 454 lid 1):

'[...] de hulpverlener een dossier inricht met betrekking tot de behandeling van de patiënt. Hij houdt in het dossier aantekening van de gegevens omtrent de gezondheid van de patiënt [...] en neemt andere stukken, bevattende zodanige gegevens, daarin op, een en ander voor zover dit voor een goede hulpverlening aan hem noodzakelijk is [...]'

Het CTG kan beschouwd worden als vallend onder 'andere stukken' en maakt als zodanig deel uit van het medisch dossier.

19.2 DOEL

Voor het dossier bepaalt de wgbo een bewaartermijn van tien jaar. Het doel van de bewaarplicht is – naast 'goede hulpverlening' – tweeledig:
a Toetsing kwaliteit. Gegevens voortkomend uit het contact van de patiënt met een instituut dienen beschikbaar te zijn ter toetsing van de in een individueel geval gegeven kwaliteit van zorg.
b Bewijsmateriaal. In geval van enigerlei verschil van mening over de aard van de gegevens of ontvangen zorg (in termen van het klachtrecht, het civiel recht of het tuchtrecht) dient het dossier (mede) als basis waarop de feiten kunnen worden vastgesteld.

19.3 CTG

Uit de punten 2a en 2b volgt dat CTG's moeten worden bewaard. De vraag is of dit voor alle omstandigheden geldt, zowel voor antenatale als voor partale registraties.
a *Antenataal verkregen registratie.* In een langdurige periode van observaties ante partum kan een groot aantal CTG's worden vervaardigd. Daarbij kan onderscheid worden gemaakt tussen CTG's die 'normaal' en die welke 'afwijkend' worden bevonden. Normale CTG's zullen doorgaans van beperkt belang zijn voor de onder 2b genoemde toepassingen. Toch neemt de arts die besluit normale CTG's te vernietigen een risico. Overleg met en toestemming van de patiënt verkleinen dit risico, maar doen het niet dalen tot nul. Ontstaat later een conflict, dan ligt bij afwezigheid van enige documentatie de bewijslast bij de arts. Bij antenataal verkregen CTG-registraties met een afwijkend patroon kan geen twijfel bestaan: deze dienen bewaard te blijven.
b *Durante partu verkregen registratie.* Ongeacht het patroon en de momentane beoordeling zullen CTG's van deze categorie bewaard moeten worden. Op geen enkele manier is na een bevalling te voorspellen of en om welke reden de CTG's later van belang kunnen blijken te zijn. Ook na een langere periode – van bijvoorbeeld een jaar – is een dergelijk gebruik in de toekomst niet uit te sluiten. Durante partu verkregen CTG's moeten als het dossier worden behandeld en bewaard.

19.4 ELEKTRONISCHE OPSLAG

De wijze van bewaren van een dossier is in wezen irrelevant zolang vaststaat dat de van microfilm, computerschijf en dergelijke geproduceerde documenten identiek zijn aan de oorspronkelijke. Hierbij is verder van belang dat een dergelijk document voor partijen herkenbaar is. Het is bijvoorbeeld niet ongewoon een papieren CTG-registratie op de verloskamer te voorzien van aantekeningen ('persdrang', 'vt', 'sedatie', enzovoort); deze aantekeningen gaan bij elektronische opslag verloren. Misverstand is uitgesloten door dit soort notities niet op het CTG maar uitsluitend in het baringsverslag op te nemen, behoudens de situatie waarin ook deze gegevens elektronisch kunnen worden opgeslagen.

19.5 MEEGEVEN AAN DE PATIËNT

In strikte zin verzet de wgbo er zich niet tegen dat de patiënt CTG-registraties meeneemt. Dat laat de bewaarplicht echter onverlet. Moet een arts zich later verantwoorden, dan zal een incompleet dossier in het algemeen niet tot zijn voordeel strekken.

Conclusie

De conclusie van bovenstaande overwegingen is dat het CTG deel uitmaakt van het medisch dossier en dus bewaard moet worden. De categorie 'antenataal normaal' (zie 3a) kan daarop een uitzondering vormen. De bewaarplicht berust zowel op de arts als op het instituut. Het instituut dient de middelen ter beschikking te stellen die nodig zijn om aan de wettelijke verplichtingen te voldoen.

© 1997 Nederlandse Vereniging voor Obstetrie en Gynaecologie. NVOG-standpunten behandelen actuele onderwerpen waarover in het algemeen (nog) geen consensus bestaat door het ontbreken van adequate wetenschappelijke onderbouwing. De gegeven informatie heeft derhalve geen dwingend karakter, maar beoogt slechts een advies te geven gebaseerd op de beschikbare kennis op het moment van publicatie. Dit standpunt is opgesteld door de Commissie Gynaecoloog en Recht. Utrecht, 15 augustus 1997 Nederlandse Vereniging voor Obstetrie en Gynaecologie, Lomanlaan 103, Postbus 20061, 3502 LB Utrecht.

Register

0-flow en reversed einddiastolische flow 156

'acute' variabelen 96
a.uterina 155
A/B-ratio 146
aa.umbilicales 155
abdominale elektrocardiografie 64
acceleraties 51, 77
acidose 54, 84, 97
actief wakker zijn 93
activiteit, tonus, adembewegingen 95
adembewegingen 87
ademhaling 173, 174
adenosinetrifosfaat 39
adrenaline 178
afdrogen 174
afkoeling 174
afname van de hoeveelheid vruchtwater 87
afnavelen 179
afnavelen 172
afnemen van navelstrengbloed 35
agenesie 185
alarmfuncties 76
Alexandria-eenheid 64
amnio-infusie 116, 166
amnio-infusie bij variabele deceleraties 128
amniotomie 134
anaerobe glycolyse 40
anoxie 97
antepartum-cardiotocogram 77
antihypertensiva 99
Apgar-score in utero 95
Apgarscore 179, 180
apoptosis 189
aquaduct stenose 186
archivering van CTG's 217

aritmie 75
Arnold-Chiari 186
asfyxie 23, 35, 97, 171, 183
Ashworthscore 190
ataxie 188
atrium-receptoren 24
autocorrelatie 74
automatic gain 74
autonome controle foetale hartfrequentie 24

'behavioural states' 93
'brain death' 94
Baclofen 190
bandbreedte 98, 104
baroreceptoren 23
baroreceptorreflex 24, 106
basale foetale hartactie 78
basale foetale hartfrequentie 23, 51
basale foetale hartfrequentiepatroon 98
basale ganglia 188
base deficit 37
base excess (BE) 37
beademing 175
beat to beat variability 52
best fit 74
betamethason 88
bètamimetica 90
bewaren van het CTG 217
bicarbonaat 38
bigeminie 51, 57
biofysische profielscore 48, 83, 84, 87
biofysisch profiel 95
biophysical profile 96
Bishop-score 132
bloedarmoede bij de foetus 95
bloeddruk 23
bloedstroomsnelheidscurve 146

Botuline 190
bradycardie 51, 56, 98, 99, 113
Braxton-Hicks-contracties 95

'chronische' variabele 96
Caldeyro Barcia 51
cardiale decompensatie 103
cardiale extrasystolen 69
centrale aansprakelijkheid 211
centrale systemen 76
cerebellum 183, 184
Cerebral Palsy 183
cervixlengte 131
cervixrijping 130
cervix uteri 130
chemoreceptoren 23
chorea-athetose 188
chorioamnionitis 102
circulatie 180
circulatoire maladaptatie 157
circulatoire redistributie 97
circulatoire reservecapaciteit van de placenta 152
citroenzuurcyclus 39
classificatie van het CTG in (niet)-reactief 80
CO^2-transport 37
Cochrane Library 48
compensatoire pauze 75
compliantie 29, 146
configuratie van de apparatuur 75
congenitale afwijkingen 95
continuous wave 144
cordocentese 94
corpus callosum 185
CTG
  classificatie 79
  computeranalyse 81

dag/nachtverschillen 77
foetale groeirestrictie 85
Groningse classificatie 80
intrapartum 113
normale antepartum 77
-patronen 93
-patroon, saltatoir 51, 57, 110
cyanose 175

Dandy-Walker 186
deceleraties 51, 52, 105
definities 51
desoxyhemoglobine 38
dexamethason 88
diabetes mellitus 89
diagnostische test 48
diastolische flow 146
diencephalon 185
diepe slaap 93
diffusie van O2 en CO2 38
Dinoproston 134
diplegie 183, 187
directe elektrocardiografie 65
Doppler-bloedstroomprofiel van de navelstrengarterie 87
Doppler-diagnostiek 151
Doppler-shift 64, 65
droomslaap 93
dropped beat 57
drukkatheter 58
druktransducer 62
ductus venosus 153
dystonie 188

effecten van corticosteroïden 88
einddiastolisch 152
einddiastolische flow 146

einddiastolische nul- of reversed flow 158, 159
Emden-Meyerhof-cyclus 39
encephalocele 183
endotracheale intubatie 177
epilepsie 183, 186
epinefrine 178
ethische 179
expansie 180
externe cardiografie 65
externe cardiotocografie 103
externe tocodynamometrie 62
extrasystolen 56

factor V Leiden 186
FIGO-definities 51, 102
Fischerscore 80
flow-inflating ballon 175
focale necrose 186
foetaal fibronectine 132
foetale anemie 90, 103
foetale aritmie 51, 56
foetale bewaking met CTG 163
foetale bloeddruk 23
foetale circulatie 153
foetale elektrocardiogram 65
foetale gedrag 93
foetale gedragstoestanden 87
foetale hartfrequentiepatroon 64
foetale hartfrequentieregistratie 51
foetale hersendood 94
foetale hersenvaten 157
foetale hypoxemie 85
foetale hypoxie 35
foetale kindsbewegingen 62
foetale nood 95, 97
foetale oxygenatie 23, 163
foetale pH- en bloedgaswaarden 35
foetale reservecapaciteit 113
foetale tachogram 23
foetale verbloeding 95
foetale zuigbewegingen 94
foetale zuur-base-evenwicht 35
foetomaternale transfusie 103
fonocardiografie 64
foramen ovale 171

formule van Henderson-Hasselbach 37
frequentiespectrum 145
fysiologie 171

gasuitwisseling 38, 171, 180
gedragstoestand 77, 93
gepaarde contractie 57, 63
germinale matrix 183, 187
GMFM 190
GRIT-trial 88
groeivertraging 84, 112

H+-homeostase 37
H+-ionen 35
Haldane-effect 38
halvering van de hartfrequentie 75
handicaps 180
hartfrequentie 174
hartfrequentiepatroon 67, 77, 93
hartfrequentievariabiliteit 98
hartmassage 177
hartminuutvolume 97
hartritmevariabiliteit 71
hartslagsignaal 65
HCO3 37
hemiplegie 186
hemoglobine 38
hernia diafragmatica 176, 178
hersenbloedingen 179
hersendood 95
hersensparend effect 153
hersenstam 183
hertz 143
heterotopieën 185
holoprosencephalie 183, 185
Hon 51
Hydrocephalus 185
hyperreflexie 188
hypertonie 51, 58, 63, 64, 188
hyperventileren 38
hypothalamus 185
hypothermie 180
hypoxemie 87, 97
hypoxie 97

indicaties voor intrapartumcardiotocografie 116
indicaties voor mbo 166
infantiele encephalopathie (IE) 183

inflaties 175
interne cardiografie 65
interne cardiotocografie 104
intra-uteriene drukmeting 58, 62, 63
intra-uteriene groeiretardatie (IUGR) 151
intra-uteriene resuscitatie 116
intrafoetale biologische variabiliteit 148
intrapartum foetale 45
Intraventriculaire bloeding 187
intubatie 177

jitter 74
jogging fetus 103

keizersnede,31 137
ketoacidose 39
Kleihauer-Betke 95
kleur 38
kleuren-Doppler 144
koolzuurspanning 38
kortetermijn-variabiliteit 104
kortetermijn-variatie 83
kwalitatieve veranderingen van foetale bewegingen 87
kwantitatieve analyse 76
kwantiteit van foetale bewegingen 87

lactaat 40
langdurige contracties 89
langetermijn-variabiliteit 82, 104
late deceleratie 30, 52, 51, 54, 80, 110
latente fase 64
leptomeningen 185
lichaamsbewegingen 94
lissencephalie 185
littekenruptuur 136
littekenuterus 138
logic off 75
longcirculatie 177
long term variability 52

maladaptie 153
maximaal omhullende kromme, max-kromme 146
meconium 173, 177

meconiumaspiratiesyndroom 178
meconiumhoudend vruchtwater 127, 178
meconiumlozing 113
medicamenten 95
medicatie 177, 178, 179
meerlingzwangerschap 89
Melbourne test 190
memory off 75
mentale retardatie 183, 186
metabole acidose 39
microbloedonderzoek (mbo) 113, 163
microcirculatie 23
migratie 185
minder leven voelen door de zwangere 90
misoprostol 135
moederlijke ecg-complex 75
moederlijke hartfrequentie 74
Montevideo-eenheden (ME) 51, 58, 64
myelinisatie 185
myelomeningocele 186
myocarddepressie 56

Naloxon 178
natriumbicarbonaat 178
navelstreng 172
neonatale beroerte 186
neonatale complicaties bij neonaten met een pH < 7,00 38
neonatale morbiditeit en mortaliteit 40
neuraalbuis 185
neurale buis defect 183
neurologische complicaties 40
neurulatie 184
non-remslaap 93, 95
normale waarden van pH en bloedgassen in navelstrengbloed 40

ontplooiing 180
ontsluitingsperiode 97
organisatie 185
overmatige weeënactiviteit 138
overshoot 109
overstimulatie 138
overstimulatie syndroom 138

oxygenatie 151
oxyhemoglobine 38
oxytocinase 132
oxytocine 129, 130
oxytocinestress-test 158

para-sagitale necrose 186
passagère bradycardie 113
pathologische acidose 40
Pco_2 35, 39
Pco_2-gradiënt tussen foetaal en maternaal bloed 38
PEDI 190
perifere impedantie 146
perifere weerstand 146
persactiviteit 102
pH 35
pH-waarden in het navelstrengbloed 35
pH en bloedgasanalyse 35
PI (pulsatility index, pulsatiliteitsindex = 146
piek-systolische 146
piëzo-elektrisch kristal 62
placenta-insufficiëntie 151
placentacirculatie 151
placentafuncties 151
placentaire capillaire vaatbed, resulterend in een vasculaire reservecapaciteit 153
placentaire diffusiecapaciteit 38
plasticiteit 186
Po_2 39
polysystolie 51, 57, 63
porencephale cyste 186
positief voorspellende waarde 45
positieve eind expiratoire druk (PEEP) 175
positioneren 180
Positioneren, luchtweg 174
posthaemorrhagische ventrikeldilatatie 187
premature 179
primaire apnoe 171
prosencephalon 185
prostaglandine E 129
prostaglandine E2 en E1 130
prostaglandines 64, 133
pseudo-variabiliteit 52

pulsatiliteit 146
pulsed wave 144
pyruvaat 39

randomized clinical trials 48
reanimatie 178
rebound tachycardie 103
recuperatietijd 112
redistributie 23
reflexmechanismen 23
refractoire window 65
Regel van Bayes 45
regular mouthing 95
remslaap 93
reservecapaciteit 151
respiratoire acidose 110
respiratoire alkalose 39
resussensibilisatie 95
reverse flow 147
rhesusantagonisme 90
RI (resistance index) 146
rijpheid van de baarmoedermond 130
ROC-curve 47
ruggenmerg 183
rusttonus 51, 58

samplevolume 144
schaalverdeling 63
schizencephalie 183, 185
schouders 106
secundaire weeënzwakte 64
self-inflating ballon 175
sensitiviteit 45, 158
sepsis 103
septum pellucidum 185
short term variability 52, 83
signaal-ruisverhouding 64
signaalverlies 69
sinusoïdaal foetaal hartfrequentie patroon 51, 94
sinusoïdaal hartritmepatroon 68
sinusoïdaal patroon 57
sinusoidal-like 57
sinusoïdale patroon 95
skewed contracties 63
smoothing 109
sniffing position 174
Sonicaid 8000 & 8002 System 48

spasticiteit 188
specificiteit 45, 158
spiertonus 174
spiraalelektrode 65
status marmoratus 186
steady state-opnamen 148
stimulatietesten 78
stimuleren 174
strafrechtelijke aansprakelijkheid 213
strak hartfrequentiepatroon 80, 93, 95
strippen 134
strippen van de vliezen 135
subependymaal 187
sucking movements 95
supine hypotensive syndrome 99
supraventriculaire extrasystolen 75
supraventriculaire extrasystolie 56
syndroom van West 186

'T-stuk' beademingsapparaat 175
tachycardie 51, 52, 54, 98, 99, 103
tachystolie 63
tachysystolie 51, 58
Tardieuscore 190
telencephalon 185
terminale 113
terminale apnoe 171
terminale bradycardie 54, 99
tetanische contracties 63
tetraplegie 183
thoraxcompressies 177
thoraxexcursies 175
tocolyticum 138
trendanalyse van verschillende foetale variabelen 90
tuchtnormen 210

uitdrijvingsperiode 112
uitzuigen 174
utero-placentaire circulatie 151
utero-placentaire insufficiëntie 112
uterusactiviteit 61

uterusperforaties 62
uterusruptuur 136, 138

validiteit 158
valkuilen 73
variabele deceleratie 51, 52, 71
variabiliteit 51, 52, 82
vasa praevia 95
vena cava inferior syndroom 89
ventilatie 178, 180
ventriculaire extrasystolen 57, 75
ventriculomegalie 183
verdubbeling van de foetale hartfrequentie 74, 75
vermis 184
vertraagde relaxatie 51, 57
volume 178
volume suppletie 178
voorbehouden handelingen 213
vroegdiastolische indeuking ('notch') 155
vroege deceleratie 51, 52, 105

W-vorm 109
wall-filter 146
wandering basislijn 99, 113
warmtebron 174
warmteverlies 174, 179
weeënfrequentie 51, 57
weeënregistratie 51
werkstations 76

zijligging 116
zuurstof 176
zuurstofsaturatie 176
zuurstofspanning 171
zwangerschapsduur 180

MIX
Papier aus verantwortungsvollen Quellen
Paper from responsible sources
FSC® C105338

If you have any concerns about our products,
you can contact us on
ProductSafety@springernature.com

In case Publisher is established outside the EU,
the EU authorized representative is:
**Springer Nature Customer Service Center GmbH
Europaplatz 3, 69115 Heidelberg, Germany**

Printed by Libri Plureos GmbH
in Hamburg, Germany